胸腰椎骨折

Thoracolumbar Fracture

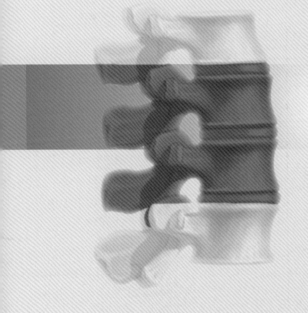

主　审　范顺武　陈其昕　赵　杰

主　编　何登伟

科学出版社

北　京

内 容 简 介

本书介绍了胸腰椎骨折的概况、相关生物力学、体格检查和影像学检查等，详细阐述了胸腰椎骨折的损伤程度评估和损伤分型，以及临床治疗决策选择、手术方法、围手术期加速康复及护理等，重点介绍了胸腰椎骨折微创手术的临床应用和案例分享。本书实用性强，对提升各级医院在胸腰椎骨折治疗规范性方面有很好的促进作用。

本书适用于临床骨科医师、脊柱外科医师等。

图书在版编目（CIP）数据

胸腰椎骨折 / 何登伟主编. -- 北京：科学出版社，2024. 6. -- ISBN 978-7-03-078926-6

Ⅰ. R683

中国国家版本馆CIP数据核字第202459N4F3号

责任编辑：高玉婷 / 责任校对：张　娟
责任印制：师艳茹 / 封面设计：龙　岩

科 学 出 版 社 出版

北京东黄城根北街 16 号
邮政编码：100717
http://www.sciencep.com

三河市春园印刷有限公司印刷
科学出版社发行　各地新华书店经销
*

2024 年 6 月第　一　版　开本：787×1092　1/16
2024 年 6 月第一次印刷　印张：20 3/4
字数：492 000
定价：199.00 元
（如有印装质量问题，我社负责调换）

编者名单

主　审　范顺武　陈其昕　赵　杰

主　编　何登伟

副主编　刘　斌　朱　烨　俞伟杨

编　者（按姓氏笔画排序）

马海伟　方佳伟　卢亚宏　朱　烨　朱科军　朱俊锟

刘　斌　刘飞俊　李　璟　李巧平　李伟青　杨　涛

来贺欢　吴忠伟　何登伟　沈　霖　张业瑾　陈　剑

陈彦霖　陈振中　周治国　郑　瑛　郑　毓　胡星宇

柳世杰　俞伟杨　倪凯南　徐荣健　黄　玲　黄文君

楼　超　潘　斌　潘昌玲　潘闻政

主编简介

何登伟，男，主任医师 / 教授（正高二级岗），浙江大学医学院、温州医科大学硕士生导师。毕业于浙江大学医学院，获外科学博士学位。现任温州医科大学附属第五医院 / 浙江大学丽水医院、丽水市中心医院副院长（主持工作）。兼任浙江省医学会骨科分会委员，浙江省医学会骨质疏松分会常务委员，浙江省康复医学会脊柱脊髓损伤委员会常务委员，丽水市康复医学会会长，丽水市医学会骨科分会主任委员，丽水市医学会骨质疏松与骨矿盐分会主任委员，丽水市骨科医疗质量控制中心主任。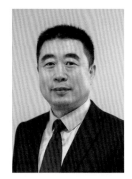

现为浙江省卫健委省市共建重点学科（骨外科学）带头人，获浙江省五一劳动奖章，浙江九三榜样，浙江省科学技术协会"科技追梦人"，浙江省康复医学会"优秀青年科技工作者"。入选浙江省新世纪 151 人才工程第二层次、浙江省医药卫生创新人才，丽水市 138 人才工程第一层次、丽水市第八届拔尖人才。擅长颈椎病、腰椎间盘突出、脊柱脊髓损伤、老年脊柱骨质疏松骨折等疾病的外科治疗。

主持浙江省重点研发项目、省自然科学基金、省科技厅等 9 项科研项目，参与国家自然科学基金 3 项。主持科研成果荣获浙江省科技进步奖三等奖 1 项，浙江省医药卫生科技进步奖二、三等奖各 1 项，丽水市科技进步奖二、三等奖各 1 项。以第一作者身份或通信作者在 *European Spine Journal* 和 *Clinical Biomechanics* 等杂志上发表论文 40 余篇。获发明专利和实用新型专利 10 余项，并成功实施成果转化，研发设计了一套新型脊柱微创内固定系统（Can-Help 系统），应用于临床后获得脊柱外科同行的好评。

序 一

近日，在我案头放置了由丽水市中心医院脊柱外科团队撰写的《胸腰椎骨折》专著初稿，他们邀请我为这本专著写个序言，当时我稍有犹豫，但翻阅后发现该书有许多新意，自然也就应允了。他们以自己长期临床实践中积累总结的经验，根据脊柱外科理论与外科技术的现状，提出了自己的看法，这是难得的一种向上向前的气魄，更是一种不可多得的精神。

"脊柱是多病之源"，不仅仅是脊柱及其所包容的神经系统，还涉及人体诸多重要器官，一旦遭受创伤可能导致骨折或是骨折脱位，甚至引起神经损伤。这种暴力作用的形式、大小和方向及其持续时间有很大差异，而通常情况下是多元暴力联合作用所致。胸腰段是胸椎和腰椎交界部的移行节段，骨折块可直接压迫脊髓而导致脊髓、脊髓圆锥及马尾神经损伤，这是一种灾难性的损伤。

自20世纪60年代开始，国内外的学者们对胸腰椎损伤做了大量的临床和生物力学研究，为其外科手术治疗提供了坚实基础，但是在临床实践中学者们依然存在一些争议，该书出版正当其时。当前在我国高速发展的脊柱外科领域，新技术常能够得以较快速度获得推广和普及，已经不再是仅仅由少数医院才能开展。正因为如此，推广这些理论与临床外科新技术对于救治胸腰椎骨折患者，尤其是合并神经损伤的患者来说，有着十分重要的社会意义。

作为老一代的骨科和脊柱外科医师，我非常高兴地看到，在我国，一代又一代的脊柱外科医师传承着前辈的工作，始终充满青春活力。他们敢于面对脊柱外科领域的难题和挑战，发挥自身的聪明才智，不断破解这些难题，提高自身专业领域疾病的诊断水平和外科手术技术水平，这是一种重大进步，也非常难能可贵。

该专著系撰写者们在长期临床工作实践中，面对大量的胸腰椎损伤患者，持续提升临床诊疗能力的经验总结。作者们所撰写的这部专著深刻表明，地市级医疗团队完全有能力有办法对自身专业领域进行临床探索和研究。只要有比较坚实的理论基础，就一定能够在临床工作中开展自己的临床科学研究，提升自身临床技术水平，造福人民群众。

虽然该专著还存在一些不足，但我还是以科学的态度支持该专著的出版，我愿意推荐从临床中来到临床中去的科学研究基本路径，希望从事脊柱外科的医生们能够喜欢这部专著，阅读后或许会开阔专业视野，或许能够产生新的灵感……

海军军医大学第二附属医院　上海长征医院
2023 年冬月

序 二

在人类历史长河中，胸腰椎骨折的治疗发展历程可以追溯到西方医学之父希波克拉底的时代。当时，他利用牵引的方式治疗脊柱骨折，为后来更为科学的治疗开创了先河、奠定了基础。经过长达两千多年的发展，胸腰椎骨折的治疗虽然取得了一些进展，但进步缓慢。然而，最近的一百年中，随着医学的不断发展，胸腰椎骨折的治疗取得了显著的进步。

自 1929 年 Boehler 首次提出脊柱损伤分型，之后分型和评分系统的改进和提出层出不穷，较有影响的有 Denis 分型、McCormack 的载荷分享评分、Magerl 分型、TLICS 和 AOSpine 分型系统等，这些分型和评分系统的提出虽然存在其历史的局限性，但都很好地指导过临床的规范诊疗，有些至今还被广泛应用。

进入 20 世纪 50 年代，Holdworth 棘突钢板应用于脊柱骨折的手术，成为最早的胸腰椎骨折内固定手术。虽然迄今只有 70 年的历史，但其后随着材料学方面的改进，生物力学方面的提升及微创技术的引入，脊柱内固定技术得到了长足的发展。

尽管如此，在临床实践过程中，学者们针对胸腰椎骨折手术指征的把握和手术方案的选择等方面仍存在分歧和争议。《胸腰椎骨折》的出版对于广大骨科和脊柱外科的临床医师更好地理解胸腰椎骨折的分型和评分系统等理论及更好地应用于临床实践提供了参考，该书全面介绍了胸腰椎骨折的治疗历史、解剖特点、生物力学知识、影像学诊断、各种分型和评分系统、临床手术技术、并发症及加速康复等内容，同时还着重介绍了胸腰椎骨折的诊治方案的制订思路及各种手术技术，尤其是微创的手术技术等。

该书的另一特色是较为详尽地介绍了胸腰椎骨折微创治疗技术，以及作者团队自主研发的后路脊柱微创内固定系统，深入阐述其操作简便、微创安全的实践路径。同时，还介绍了通道下胸腰椎骨折前路微创减压和重建手术，该手术避免了传统前路手术创伤大、出血多等缺点，且临床疗效与传统腰椎前路手术相当。

总体而言，该专著对于年轻骨科和脊柱外科医师来说具有很好的参考意义，对于规范胸腰椎骨折的诊断和治疗具有一定的指导作用。在此，我衷心推荐《胸腰椎骨折》一书，相信它将成为读者学习和实践的宝贵资料，为胸腰椎骨折的规范治疗做出积极贡献。

浙江大学医学院附属第二医院骨科主任

浙江省医学会骨科分会主任委员

2023 年 12 月

前　言

多年来，时常会接到下级医院的一些年轻医师通过邮件或者微信传来胸腰椎骨折的病例资料，询问我关于这类病例的治疗方案，每当此时，我都会尽量给他们提供帮助。所以一直以来，我常想我们何不把团队近些年专注胸腰椎骨折方面的工作写成书呈现给大家，供有需要的临床医师参考呢？

而当我们真正觉得时机已到，决定要写书的时候，才发现这项工程是如此不易，最难的地方莫过于一些看似正确的观点其实却存在争议，而我们又不能简单地以我们的理解去讲述给大家，所以只好去数据库里查找相关的文献，求证有循证医学证据的观点。例如，当前载荷分享评分是否还有很好的临床应用价值；TLICS等于2分的椎管内有占位的爆裂骨折是否需要手术；伤椎置钉是胸腰椎骨折手术的标配吗？类似这样有争议的观点还有不少，我们从各种相关文献出发，综合分析后再表达我们的观点。

本书在编写过程中参阅了大量国内外的专业期刊文献，也参考了很多骨科专著和脊柱外科领域的研究动态及学术成果。本书在全面描述胸腰椎骨折的同时，又重点突出我们认为对临床医师有较大指导意义的内容，一是临床医师如何根据分型和评分系统来制订诊疗方案；二是胸腰椎骨折的临床诊疗技术，尤其是后路和前路的微创治疗技术等。团队近些年一直致力于胸腰椎骨折的诊疗和微创技术研发的相关工作，所以本书所展现的胸腰椎骨折相关内容和诊疗理念特别贴近临床。

浙江大学丽水医院脊柱外科团队参与了本书的编写工作，虽然工作繁忙，依然坚持严谨求是，精益求精地工作。在编写过程中，国内著名的脊柱外科专家范顺武、陈其昕和赵杰等教授给予我们团队悉心的指导和帮助，并担任了本书主审。上海长征医院骨科贾连顺教授、浙江大学医学院附属第二医院骨科叶招明教授为本书作序。在此对他们的辛勤付出表示崇高的敬意和衷心的感谢。

"荆岫之玉，必含纤瑕，骊龙之珠，亦有微颣"。虽本书编者殚精竭思，但由于知识和经验的不足，若有疏漏之处，还望读者不吝赐教，以便再版时改进。

何登伟

温州医科大学附属五院

浙江大学丽水医院

丽水市中心医院

2024年4月

目 录

胸腰椎骨折（thoracolumbar fracture）通常是指胸腰段脊柱骨折，而胸腰段具体是指脊柱哪些节段目前尚无较为统一的定义。我们通过检索 PubMed 数据库，主题词为"thoracolumbar fracture"，检索自 2018 年 1 月至 2023 年 1 月 *The Journal of Bone and Joint Surgery*，*Spine*（*Phila Pa 1976*），*European Spine Journal*，*Journal of Orthopaedic Surgery*，*Journal of Neurosurgery*：*Spine* 5 本期刊中所有类型文献，其中纳入的胸腰椎骨折病例所包括的骨折部位分别为 $T_1 \sim L_5$、$T_6 \sim L_2$、$T_{10} \sim L_2$、$T_{10} \sim L_3$、$T_{10} \sim L_4$、$T_{10} \sim L_5$、$T_{11} \sim L_2$、$T_{11} \sim L_3$、$T_{12} \sim L_1$、$T_{12} \sim L_2$ 及 $T_{12} \sim L_5$，所占比例分别为 36.4%、2.3%、9.1%、13.6%、4.5%、2.3%、29.5%、6.8%、9.1%、4.5% 及 11.4%，其中 $T_1 \sim L_5$ 及 $T_{11} \sim L_2$ 占据绝大部分。此外，我国学者长期以来对脊柱胸腰段也有着不同的定义。通过检索中文数据库，检索主题词为"胸腰椎骨折"，检索自 2018 年 1 月至 2023 年 1 月《中华骨科杂志》、《中华创伤骨科杂志》及《中国脊柱脊髓杂志》3 本期刊中所有类型的文献，其中纳入的胸腰椎骨折病例所包括的骨折节段分别为 $T_9 \sim L_4$、$T_{10} \sim L_2$、$T_{10} \sim L_4$、$T_{11} \sim L_2$、$T_{11} \sim L_3$、$T_{11} \sim L_4$、$T_{12} \sim L_4$ 及 $T_1 \sim L_5$，所占比例分别为 4.2%、8.3%、12.5%、33.3%、4.2%、4.1%、4.2% 及 29.2%，其中 $T_{11} \sim L_2$ 占比最大。从国内相关的专著和教科书来看，《实用骨科学》第 4 版认为脊柱胸腰段一般指 $T_{11} \sim L_1$ 节段；《外科学》第 9 版中胸腰段特指脊柱的 $T_{10} \sim L_2$ 节段；田伟主编的《实用骨科学》第 2 版和陈仲强主编的《脊柱外科学》中，胸腰段被定义为 $T_{11} \sim L_2$。综合国内外文献，我们发现大多数学者描述的胸腰椎骨折为脊柱 $T_{11} \sim L_2$ 节段的骨折。

脊柱的胸腰段是胸椎与腰椎的移行部，也是两个生理性弯曲的交界处，为应力集中的部位。同时胸腰段也是脊柱结构与功能发生变化的关键部位和转折点，主要体现在以下几个方面：肋骨（胸廓）的支撑与保护突然消失；后方小关节的关节面由冠状面过渡为矢状面；椎体、椎间盘的形态和大小发生了改变；自胸椎至腰椎脊柱的活动范围增大；因生理弯曲的缘故，自胸椎至腰椎，人体的重心由脊柱的前方移至脊柱的后方。因此，当有屈曲、旋转、过伸、轴向负荷或混合性暴力作用于人体时，胸腰段成为脊柱骨折的高发部位。

第一节　流行病学

一、致伤因素

胸腰椎骨折的主要致伤因素：交通伤、高处坠落伤、跌倒损伤和重物砸伤等。在不同的国家和地区，人们的工作和生活环境有所不同，生产生活方式也有差异，因此不同地区胸腰椎骨折的致伤因素也不尽相同。

国内樊成虎等于 2014 年报道了甘肃省中医院 2011 ～ 2012 年接诊的 1005 例胸腰椎骨折患者，交通伤和坠落伤是其主要原因。王宏等于 2014 年报道了大连医科大学附属第一医院 2003 ～ 2013 年接诊的 1436 例胸腰椎骨折患者，主要的致伤因素中交通伤占 35.6%，其次是高处坠落伤占 29.6%。此外，2017 年刘军等报道了沈阳军区总医院 2006 ～ 2015 年收治的 527 例胸腰椎骨折患者中，高处坠落伤、跌倒损伤和交通伤所占的比例分别为 43.1%、23.3% 和 14.6%。因为这一病例组包含了部分高龄老人，可能将骨质疏松性胸腰椎骨折的患者纳入其中，导致了摔伤成为第二致伤因素。

与创伤性胸腰椎骨折不同，在骨质疏松性胸腰椎骨折的多篇文献研究中我们发现低能量损伤是其受伤的主要因素。如张海平等报道了 2014 ～ 2016 年在西安交通大学附属红会医院住院的 4083 例骨质疏松性胸腰椎骨折患者，主要的致伤因素为低能量损伤（94.0%），如摔伤和扭伤等。

国外 Jansson 等收集了 1997 ～ 2010 年瑞典医院收住的 13 496 例胸腰椎骨折患者的临床资料，分析显示最常见的致伤因素是交通伤（38.7%）和高处坠落伤（23.8%）。Reinhol 等统计了德国和奥地利的 8 个创伤中心 2002 ～ 2003 年收治的 865 例胸腰椎骨折患者的致伤因素，位列前三位的为高处坠落伤（31.9%）、交通伤（22.4%）和跌倒损伤（14.4%）。此外，Alfredo 等统计了 2014 ～ 2019 年在拉丁美洲 21 个脊柱中心治疗的 547 例胸腰椎骨折患者，分析显示致伤因素主要是跌倒损伤（44.4%）和交通伤（24.5%）。Andrew 等对来自加拿大和美国多个中心的注册数据进行回顾性研究，收集了 2009 ～ 2013 年 390 例胸腰椎骨折患者，骨折的主要致伤因素为高处坠落伤（39.5%）和交通伤（27.2%）。

通过不同国家和地区的数据显示，国外和国内，国内不同地区之间胸腰椎骨折的致伤因素大致相同，即高处坠落和交通事故是胸腰椎骨折排名前两位的致伤因素，而骨质疏松性胸腰椎骨折主要是由低能量的损伤如平地跌伤所致。

二、年龄与性别

唐一龙等报道的大连医科大学附属第一医院 2003 ～ 2013 年收治的 1436 例胸腰椎骨折患者中男性占 59.3%，女性占 40.7%，骨折年龄主要集中在 30 ～ 59 岁，其中 60 岁以上的患者中女性明显多于男性。杨宗酉等分析了河北医科大学第三医院接诊的 11 437 例成人胸腰椎骨折患者，发现胸腰椎骨折的高发年龄段为 51 ～ 60 岁，其中女性多于男性。王兴斌等回顾性分析了 2006 ～ 2015 年沈阳军区总医院收治的 527 例创伤性胸腰椎骨折患者的临床资料，发现 40 ～ 59 岁患者是创伤性胸腰椎骨折的主要人群，约占总数的 45.2%，其次为 20 ～ 39 岁患者，约占总数的 35.1%，并且男性伤者明显多于女性伤者，可能与该年龄段男性在危险环境中工作比率较高有关。冯皓宇等回顾性分析了山西白求恩医院 2014～2019 年接诊的共 1096 例胸腰椎骨折患者，发现男性和女性的年龄分布存在较大差异，男性和女性最易发生胸腰椎骨折的年龄分别为 46～60 岁和 61～75 岁，男性和女性病例的平均年龄分别为 50.5 岁 ±17.4 岁和 64.9 岁 ±14.2 岁。国外 Reinhold 等分析了德国和奥地利共 8 个创伤中心的胸腰椎骨折患者的临床资料指出，患者发病的年龄段主要集中在 41～60 岁（32.6%），男性患者占 62.7%，女性患者占 37.3%。Jansson 等报道的一组 13 496 例胸腰椎骨折患者中，其胸腰椎骨折的年发病率为 30/100 000 名居民，其中年龄 < 60 岁受伤比率为 0.013%，男女比例为 2∶1，男性明显多于女性，而年龄 > 60 岁伤者中女性明显多于男性。

虽然不同地区的流行病学统计分析结果存在差异，但不难发现，高能量损伤导致的胸腰椎骨折患者中男性多于女性，多发年龄段大致为 30～60 岁。低能量损伤导致的骨质疏松性胸腰椎骨折患者大多超过 60 岁，伤者中女性多于男性。

三、骨折受累节段

王学梅等在 2021 年报道了内蒙古医科大学附属第二医院 2015 年 1～10 月收治的 221 例胸椎和腰椎骨折患者，发现胸腰段 T_{11}～L_2 占 76.4%，T_1～T_{10} 与 L_3～L_5 分别占 9.1% 和 14.4%，此外，T_{12} 及 L_1 骨折的发病率分别为 15.4% 及 45.2%。此外，2004 年马慧等的一份报告中显示，1994～2003 年解放军 304 医院收治的 661 例胸椎及腰椎骨折患者中，胸腰段（T_{11}～L_2）占 79.5%，T_{10} 及以上节段占 9.3%，L_3 及以下节段占 11.2%，骨折多发部位主要集中在 L_1 和 T_{12}，分别占 38.7% 和 20.0%。2012 年周跃等报道的重庆新桥医院和重庆西南医院 2001～2010 年收治的 2460 例胸椎和腰椎骨折患者中，胸腰段（T_{11}～L_2）占 69.4%，其中 T_{12} 及 L_1 骨折分别占 18.5% 和 30.7%。在冯皓宇等的报道中，骨折多发部位依次为 L_1 占 41.9%，T_{12} 占 31.3%，L_2 占 20.9% 及 T_{11} 占 5.8%。刘宝戈等于 2013 年报道了首都医科附属北京天坛医院的 76 例胸腰椎骨折患者中 L_1、T_{12}、L_2 及 T_{11} 的发病率分别占 52.6%、25%、18.4% 及 3.9%。Reinhold 等的研究中显示胸腰椎骨折 T_{11}～L_2 占 68.7%，其中骨折多发部位依次为 L_1 和 T_{12}，分别占 31.2% 和 19.6%。Enrico 等报道了意大利 A. Gemelli 大学医院收治的 107 例胸腰椎骨折患者中，L_1、T_{12} 和 L_2 分别占 39.2%、35.5% 和 25.2%。

通过不同国家和地区的病例数据显示，胸椎及腰椎骨折主要集中在胸腰段（T_{11}～L_2），占 69.4%～79.5%，其中 T_{12} 和 L_1 又是胸腰段骨折中最常见的节段。

（潘闻政　马海伟）

第二节　损伤机制

1960 年，Roaf 等较早提出了胸腰椎骨折的损伤机制，即脊柱在受到高能量轴向压缩载荷时，能量主要被椎体吸收，受到轴向压缩力后的终板向椎体侧膨隆，最后终板破裂使椎间盘组织进入椎体，当髓核进入椎体的速度大于椎体内骨髓、脂肪等物质流出速度时则会发生椎体爆裂。

1963 年，Holdsworth 认为脊柱损伤时主要遭受 4 种外力：屈曲、旋转、伸展和压缩，这些类型的暴力导致的骨折类型取决于后方韧带复合体是否破裂。而且他首次提出了脊柱爆裂骨折的概念，认为脊柱爆裂损伤主要是由轴向负荷导致的，造成了一侧终板破裂，椎间盘组织被压入椎体内而引发椎体向四周的破裂。

结合 AO 分型，从生物力学角度分析致伤因素，胸腰椎损伤时受到的外力主要分为 3 种。①压缩外力：可引起压缩或爆裂骨折，如胸腰椎骨折 AO 分型中 A 型损伤主要是由压缩外力引起的，表现为仅前柱损伤，无后柱损伤。根据前柱损伤的程度又分为 A1、A2、A3 和 A4 四型。②牵张外力：可引起横向结构的损伤，如 B 型骨折主要是由牵张损伤引起的，累及前柱、后柱，且以相邻椎体间的牵张损伤为特点，多表现为椎体间解剖结构分离和间距增大。③轴向扭转外力：可引起旋转性损伤。C 型骨折是由旋转暴力引起的，可同时合并多种损伤机制。

（潘闻政　马海伟）

第三节　胸腰椎骨折治疗发展简史

一、非手术治疗

胸腰椎骨折治疗的主要目标是保障患者生命安全，防止神经进一步损伤，重建脊柱序列并使其获得稳定，通过早期活动与康复锻炼使患者恢复正常的日常生活。其治疗方式主要分为非手术治疗与手术治疗。尽管近些年对胸腰椎骨折的分型和治疗逐步达成共识并形成规范，但在某些领域仍存在争议，需要临床医师继续开展临床研究。回顾胸腰椎骨折的治疗历史，可以更好地了解胸腰椎骨折的治疗现状和亟待解决的问题，以便更好地开展临床和科研工作。当前胸腰椎骨折非手术治疗的主要措施包括体位复位、卧床治疗、石膏或支具固定、功能康复及对症治疗等。

根据书籍的记载，胸腰椎骨折非手术治疗最早可追溯至古埃及时代。古埃及医者让脊柱骨折患者俯卧，使其脊柱过伸，并在脊柱疼痛部位用足踩踏来复位脊柱骨折（图 1-1）。后来西方医学之父希波克拉底在过伸复位治疗的基础上，采用牵引方式治疗脊柱骨折（图 1-2）。

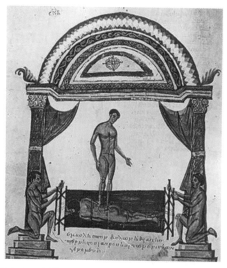

图 1-1　古埃及医者足踩踏复位脊柱骨折
引自：Naden S, Andalkar N, Benzel EC, 2007. History of Spine biomechanics: Part Ⅰ-the pre-Greco-Roman, Greco-Roman, and medieval roots of spine biomechanics[J]. Neurosurgery, 60(2):382-390.

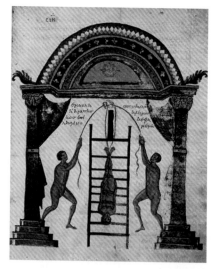

图 1-2　希波克拉底利用牵引方式治疗脊柱骨折
引自：Naderi S, Andalkar N, Benzel EC, 2007. History of Spine biomechanics: Part Ⅰ-the pre-Greco-Roman, Greco-Roman, and medieval roots of spine biomechanics[J]. Neurosurgery, 60(2):382-390.

在我国胸腰椎骨折非手术治疗方面历史也很悠久，从现有书籍中我们查阅到最早的相关记载是元代危亦林所著的《世医得效方》。《世医得效方》中记载"凡剉脊骨，不可用手整顿，须用软绳从脚吊起，坠下身直，其骨使自归窠，未直则未归窠，须要坠下，待其骨直归窠，然后用大桑皮一片，放在背皮上，杉树皮两三片，放在桑皮上，用软物缠夹固定，莫令屈，用药治之。"该书明确叙述了采用悬吊复位法治疗脊柱骨折的具体步骤，其原理是充分利用人体自身的重量作为牵引，在脊柱伸展的情况下，使移位的脊柱骨折得以复位，在理论层面与近代脊柱骨折的复位理念基本一致（图 1-3）。

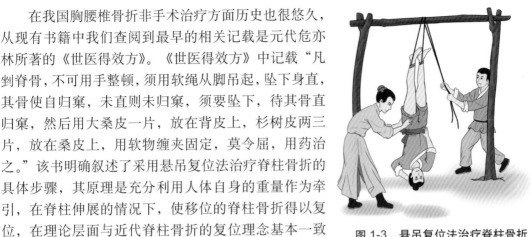

图 1-3　悬吊复位法治疗脊柱骨折

明初编修的《回回药方》，介绍了俯卧位过伸牵引复位治疗脊柱损伤，首次描述了脊柱骨折伴脊髓损伤的治疗，主张杠抬按压法对脊柱骨折进行复位，复位后用夹板固定或腰背垫枕保持过伸位（图 1-4A）。

同时期，李仲南撰写的《永类钤方》首次提出"凡捽进颈骨，用手巾一条，绳一茎，系与枋上，垂下来，以手巾兜缚颏下，系于后脑绞绕接绳头却以瓦罂一个五六寸高，看捽入浅深，斟酌高低，令患人端正坐于其罂，令伸脚坐定。医用手采捺平正，说话不觉，以脚踢去罂子。"清代太医吴谦编修的《医宗金鉴》汇集两者之长，将《世医得效方》中的从脚悬吊改为以手悬吊，而且借鉴了《永类钤方》所述牵引整复的优点，形成了独特的攀牵叠砖法，复位后以竹帘围裹，腰下以枕垫之，充分利用了生物力学原理进行复位治疗（图 1-4B）。此外，《医宗金鉴·正骨心法要旨》记载了将杉木用于腰椎损伤时的固定。

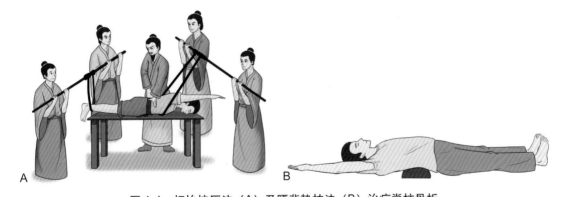

图 1-4　杠抬按压法（A）及腰背垫枕法（B）治疗脊柱骨折

根据书籍的记载，早前的国外和国内胸腰椎骨折的非手术治疗，其体位复位和牵引复位的治疗方法在一定程度上体现了胸腰椎骨折的复位理念。

1927 年，美国 Arthur Davis 在麻醉下对患者进行过伸和牵引复位，并用石膏背心固定，这种过伸位的石膏背心使患者可以早期下床活动，避免了长期卧床的并发症，开启了人类治疗脊柱骨折的新时代（图 1-5）。

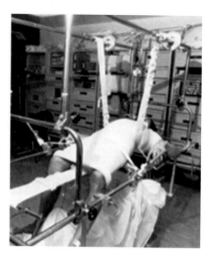

图 1-5　过伸位的石膏背心

1934 年，英国 Watson Jones 在此基础上进行了推广和改良，制订了胸腰椎骨折非手术治疗的一系列标准流程。

传统的石膏已经逐渐被功能性支具所取代，包括十字形的前方脊柱过伸支具、Jewett 过伸支具或者定制的聚丙烯材料胸腰骶（TLSO）支具（图 1-6）。

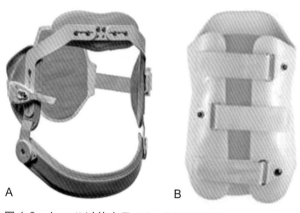

图 1-6　Jewett 过伸支具（A）和定制的 TLSO 支具（B）

其中 TLSO 支具的各项稳定性均更好，且易于穿脱及清洗，是目前推荐使用的支具。

但非手术治疗也存在一定的不足之处，如可能导致晚期神经功能的损伤，尤其对于前中柱损伤或伴有后方韧带复合体损伤的患者，易致骨折节段不稳和继发神经损伤的风险，从而需要进行手术治疗。非手术治疗的患者住院时间及康复时间较长，出现因长期卧床导致的深静脉栓塞、压疮、泌尿系感染、坠积性肺炎及畸形加重导致神经损伤症状等并发症。

二、手术治疗

与非手术治疗相比较，胸腰椎骨折手术治疗的优势在于有效矫正后凸畸形，恢复伤椎高度和脊柱正常序列，重建脊柱稳定性，进行直接或间接神经解压，为脊髓或神经的功能恢复创造条件。能更早恢复功能活动，减少因长时间卧床制动而引起的并发症。目前，胸腰椎骨折的手术方法主要包括后路手术、前路手术和前后路联合手术，临床工作中需根据患者的病情特点选取不同的手术方式。

（一）后路手术

后路手术利用胸腰椎后方入路进行手术，解剖简单，操作方便，显露充分，创伤较小，不易伤及肺、内脏及血管结构，对技术要求相对较低。

20 世纪 50 年代，Holdworth 棘突钢板应用于脊柱骨折。设计初衷是希望后柱固定后即可达到脊柱稳定性重建，但实践证明由于棘突钢板的生物力学方面的明显缺陷，对骨折后的后凸畸形不但没有矫正作用，而且常进一步加重后凸畸形，所以早已被临床医师所淘汰（图 1-7）。

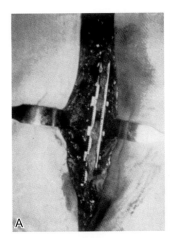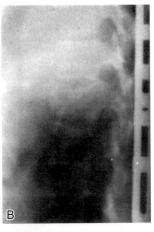

图 1-7 棘突钢板

引自：Kelly RP, Whitesides TE Jr, 1968. Treatment of lumbodorsal fracture-dislocations[J]. Ann Surg, 167（5）：705-717.

1962 年由美国 Harrington 医师发明的 Harrington 棒，其撑开杆有独特的动力装置，作用点在脊柱后柱，对前柱、中柱有间接的撑开作用，能将压缩的椎体恢复到正常高度，并能通过脊柱后纵韧带的张力将脊髓腹侧的骨折块复位实现间接减压。Harrington 棒对恢复伤椎高度、矫正移位及恢复椎管容积等方面发挥了一定的作用，但复位力量主要以后柱为主，复位前柱、中柱的力量并不大，在恢复生理前凸方面作用不大，且易引起后凸畸形（图 1-8）。

20 世纪 70 年代初发明了 Luque 棒，用穿过椎板下面的钢丝将两根"L"形金属棒固定于棘突两侧的椎板上，对脊柱进行多节段单纯后柱固定，可用于治疗不稳定的胸腰椎骨折。Luque 棒具有矫正骨折脱位，保持正常胸腰椎生理弯曲，后入路手术可以切除侵入椎管的骨块等优点。但因其无纵向撑开作用，所以对脊柱的轴向压缩恢复效果较差。术中从椎板下穿钢丝的操作存在损伤脊髓和硬膜的风险，术后也易出现一些并发症，如钢丝断裂和复位矫正丢失等（图 1-9）。

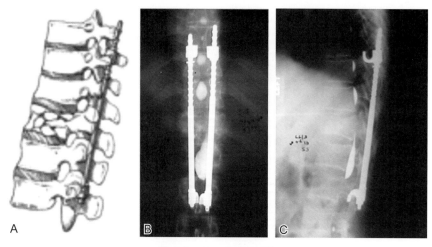

图 1-8　Harrington 棒

引自：Oren JH，Verma K，Houten JK，et al，2017. History of spinal instrumentation[M]// Benzel's Spine Surgery，1：28-36.

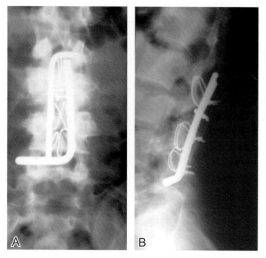

图 1-9　Luque 棒

引自：Oren JH，Verma K，Houten JK，et al，2017. History of spinal instrumentation[M]// Benzel's Spine Surgery.z-volume set. Amsterdam：Elsevier，28-36.

　　20 世纪 50 年代后期 Boucher 等设计了椎弓根螺钉，随着相关生物力学研究的深入，后路内固定植入物得以快速发展。脊柱内固定植入物大致有两种类型：一种是以 Roy-Camille 和 Steffee 系统为代表的钉板系统。由于钢板紧贴两侧椎板和关节突，因此有较强的抗旋转作用，但撑开或压缩力量较弱。另一种是以 Dick 系统为代表的钉棒系统。特点是椎弓根螺钉植入后，使用连接棒进行了坚强的三维固定。其撑开或压缩力量较强，但抗旋转力较弱，如两侧纵棒之间加以横连杆，则能增强抗旋转力量。

　　1963 年法国医师 Roy Camille 等发明了椎弓根螺钉的钉板系统，它由一组长度可变的钉板组成，这些钉板上有相隔固定距离的孔，大多数情况下这一距离对应上下两椎弓根之间的长度，因此钉板可允许 2 个、3 个甚至是 4 个节段的固定。该钉板系统的出现对椎弓根螺钉内固定术发展起到了极大的推动作用（图 1-10）。

1985 年 Dick 发明了一种类似的内固定装置，使用 Schanz 螺钉进行外部的 4 点固定，他将其称之为"fixateur interne"。该系统使用 5mm Schanz 螺钉来制造长杠杆臂，以方便手动复位。螺钉通过夹子连接到 7mm 螺纹纵棒上，夹子可在各个方向移动（图 1-11）。

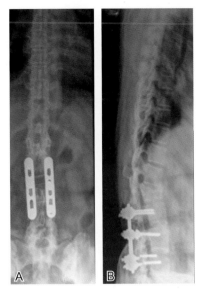

图 1-10 Roy Camille 等发明的椎弓根螺钉及钉板系统

引自：Hadgaonkar S，Vincent V，Rathi P，et al，2021. Revision of Steffee plate instrumentation-challenges and technical tips[J].Interdisciplinary Neurosurgery，24.

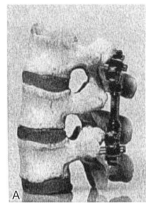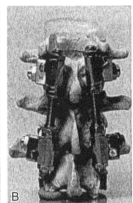

图 1-11 fixateur interne

引自：Dick W，1987. The "fixateur interne" as a versatile implant for spine surgery[J]. Spine （Phila Pa 1976），12 （9）：882-900.

1987 年法国 Cotrel-Dubousset 改良了 Harrington 棒系统，研制出了一种主要用于治疗脊柱侧弯的钩棒系统。增加了上下钩的数量，同时具有横向连接装置，钩棒间改用螺丝钉固定，而不用其分节部分，以防止应力集中和断棒（图 1-12）。因其稳定性较好且不易脱钩，其短棒亦可治疗胸腰椎骨折，更有学者把上下钩改为椎弓根螺钉，但手术较复杂，影响其推广应用。

20 世纪 80 年代后期美国得克萨斯州的 Scottish Rite 医院推出一种新型的脊柱三维矫形器械，即 TSRH （texas scottish rite hospital instrumentation） 内固定系统。TSRH 三维矫形器械最初设计是长节段固定器，主要用来矫正脊柱畸形，可用于前路矫形，也可用于后路固定（图 1-13）。

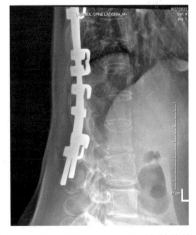

图 1-12 Cotrel-Dubousset 改良的钩棒系统

引自：Mueller FJ，Gluch H，2012. Cotrel-Dubousset instrumentation for the correction of adolescent idiopathic scoliosis. Long-term results with an unexpected high revision rate[J]. Scoliosis，7 （1）：13.

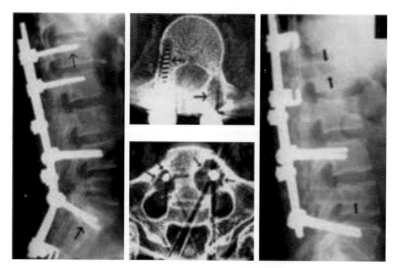

图 1-13　TSRH 三维矫形器械

引自：Benzel EC，Kesterson L，Marchand EP，1991. Texas Scottish Rite Hospital rod instrumentation for thoracic and lumbar spine trauma[J]. J Neurosurg，75（3）：382-387.

　　减压固定（reduction fixation，RF）系统是 20 世纪 90 年代由我国学者首次提出，其特点在于螺钉的"U"形头部与螺钉杆部有一定角度，并根据椎体高度丢失的程度选用 0°、5°、10° 和 15° 四种不同型号的螺钉。置入纵棒，当后侧螺帽旋紧时，螺钉前部呈扇形张开，从而能够产生沿胸腰段生理前凸的纵向撑开力，使前纵韧带、纤维环和后纵韧带等慢慢伸展，牵动创伤后移位的骨折块复位，从而达到理想的椎管减压及复位作用（图 1-14）。

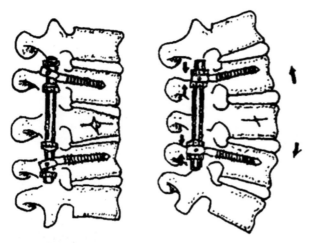

图 1-14　RF 系统

引自：俞宏亮，许超，1997. 经椎弓根 RF 手术治疗胸腰椎骨折的临床报告 [J]. 中国矫形外科杂志（3）：10-12，88.

　　AF（atlas fixation）系统是在 RF 系统的基础上研制而成并于 1995 年首次报道的，它保留了 RF 系统角度螺钉重建脊柱生理弧度的准确性及坚固性，又无角度螺钉"U"形口与纵棒结合这一操作困难的结构，同时具备了 AO 和 RF 两个系统的优点。其先凭借纵棒两端连接预制的 6°或 12°螺栓孔及半球形的自旋螺帽，当拧紧螺帽时即迫使椎弓根螺钉分别向上、下呈扇形张开，从而使固定节段的脊柱恢复并固定在 6°或 12°的生理前凸。然后通过调节纵棒中部的正反螺纹角度螺栓提供均匀恒定的撑开力，从而达到生理前凸和伤椎前中柱的同步恢复，通过复位骨折从而达到椎管内减压（图 1-15）。

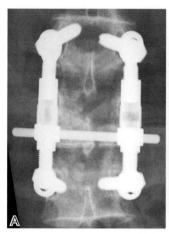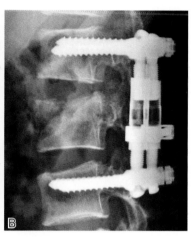

图 1-15 AF 系统

USS 系统是 Synthes 公司于 20 世纪 80 年代后期推出的椎弓根钉 - 固定棒系统。采用 Schanz 螺钉、固定杆及精致的铰链式连接夹钳组合而成，这种连接夹钳在椎体矢状面有 36°的调节角度，与其他后路椎弓根器械相比，在机械结构上完全改变了烦琐、复杂的固定模式。器械植入、复位和固定等所有操作都在器械后方进行，符合骨科医师的操作习惯。固定节段短，能最大限度地保留脊柱的运动功能（图 1-16）。

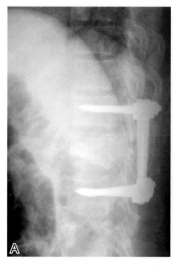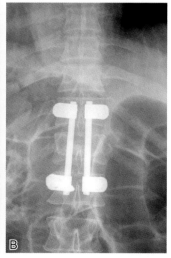

图 1-16 USS 系统

（二）前路手术

随着影像学检查技术的改进，学者们发现后路手术并不一定能完全将压迫椎管或神经根的骨折块复位，而前路手术可在直视下操作，能更好地对椎体后方骨折块实施清除减压，其前路内固定支撑效果良好，能更好地维持脊柱高度。

胸腰椎骨折前路手术的探索始于 20 世纪 70 年代，胸腰椎前路内固定技术包括钉棒系统和钉板系统。钉棒系统有 Kaneda 内固定系统和 Ventrofix 内固定系统等，钉板系统有 Z-plate 钉板内固定系统和 University 钉板系统等。

1. 钉棒系统　1984 年由日本北海道大学 Kaneda 设计的 Kaneda 内固定系统，该前路内固定系统属于钉棒系统，固定在椎体的侧方，避免了器械与腹主动脉的摩擦，使用比较安全，但该器械对胸腰椎骨折复位能力差，难以完全恢复伤椎椎体高度和脊柱的生理弯曲，同时缺乏锁定效应而导致其存在一定的假关节发生率。该系统操作中撑开和加压需通过不断拧动螺帽来完成，由于前路手术部位深，术野有限，加之椎体的各种解剖突起和膈肌阻挡等因素，使手术操作困难，手术时间及出血量增加（图 1-17）。

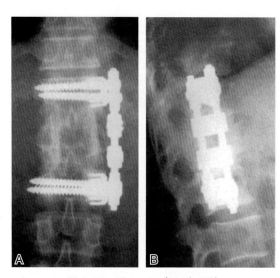

图 1-17　Kaneda 内固定系统

引自：Kaneda K，Taneichi H，Abumi K，et al，1997. Anterior decompression and stabilization with the Kaneda device for thoracolumbar burst fractures associated with neurological deficits[J]. J Bone Joint Surg Am，79（1）：69-83.

20 世纪 90 年代发明的 Ventrofix 内固定系统包括固定卡、连接棒及自攻带锁螺钉，连接棒在固定卡中可伸缩移动以调节长度来适应不同的椎体高度。它可以撑开椎间隙以矫正后凸畸形，恢复脊柱矢状位序列，同时对椎间植骨可以加压。其设计较简单，组装容易，有利于缩短手术时间，减少出血量。该系统的不足之处在于螺钉的植入方向受到严格的限制，手术体位不当也会影响进钉角度及深度，严重的可能导致脊髓、神经根及对侧大血管损伤（图 1-18）。

此外，TSRH 三维矫形器械也可用于前路固定，其操作技术比 Kaneda 内固定系统简单，但其稳定性较差。

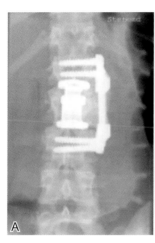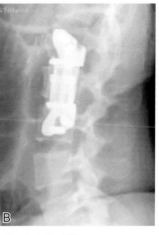

图 1-18　Ventrofix 内固定系统

引自：Knoeller SM，Huwert O，Wolter T，2012. Single stage corpectomy and instrumentation in the treatment of pathological fractures in the lumbar spine[J]. Int Orthop，36（1）：111-117.

2. 钉板系统　1994 年美国威斯康星大学临床医学中心 Zdeblick 研制的 Z-plate 钉板内固定系统。具有钢板较薄、光滑、结构简便、安置方便和节省时间等优点，该器械仅限制侧屈运动，在行椎间植骨融合时有较好的稳定作用。但 Z-plate 钉板外形的设计决定其不能适应于椎体形状较不规则的患者，板与椎体侧面很少能够完全贴合，通常留有空隙。这可能导致应力集中于螺钉与板的锁定处，容易造成内固定失效，使晚期患者后凸畸形风险增加（图 1-19）。

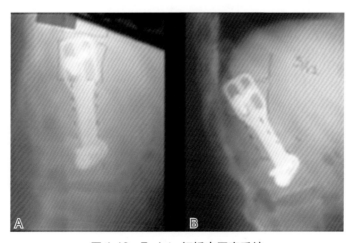

图 1-19　Z-plate 钉板内固定系统

引自：Park JK，Kim KS，Su K，2007. Follow-up comparison of two different types of anterior thoracolumbar instrumentations in trauma cases：Z-plate vs. Kaneda Device[J]. Journal of Korean Neurosurgical Society，41:77-81.

1997 年有文献报道了胸腰椎前路带锁钢板（anterior thoracolumbar locking plate，ATLP）的临床应用，该装置由 Thalgott 研制，稳定性明显增强，但锁定设计通常还同时存在不易撑开和加压及不易调整锁定螺钉方向等缺陷（图 1-20）。

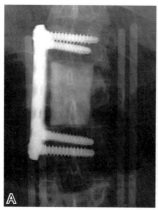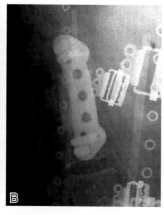

图 1-20　ATLP 钉板内固定系统

引自：Wilson JA，Bowen S，Branch CL Jr，et al，1999. Review of 31 cases of anterior thoracolumbar fixation with the anterior thoracolumbar locking plate system[J]. Neurosurg Focus，7（1）：e1.

2002 年 K-plate 钛钢板系统是由国内金大地研制并首先报道的一种新型脊柱前路钢板系统，由滑槽钢板、螺栓、螺钉组成，具有良好的压缩及撑开功能，这两项功能对脊柱前路的矫形及恢复伤椎高度均非常重要，钢板上、下位置的螺钉均采用自锁防松动技术（图 1-21）。后来国内一些学者也设计和改良了几种前路内固定系统，国产前路内固定系统逐步开始应用于临床。

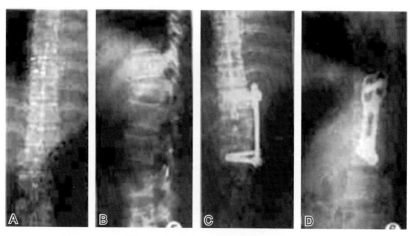

图 1-21　K-plate 钛钢板系统

引自：江建明，金大地，陈建庭，等，2002. 胸腰椎前路 K 形钛钢板在爆裂性骨折中的应用 [J]. 中国矫形外科杂志（3）：25-28.

随着前路手术技术的发展，VANTAGE、CDHORIZON ANTARES 等胸腰椎前路内固定系统后来相继出现。

CDHORIZON ANTARES 脊柱前路内固定系统包含椎体垫片、固定角度的螺钉、直径为 5.5mm 的棒及横连接板。独特外形的椎体垫片能与椎体低切迹紧密贴合，不仅符合椎体矢状面曲度，也适合上下终板间椎体的凹度。垫片腹面的双钉结构使其与椎体结合得更加稳定牢固，垫片背面光滑对血管及软组织起到保护作用。椎体前部螺钉和后部螺钉有 10°

的汇聚角度，不仅可以避免螺钉植入时误入椎管，还可防止螺钉拔出等并发症。低切迹的横连接板亦采用顶部锁紧设计，使其安装更加简单（图 1-22）。

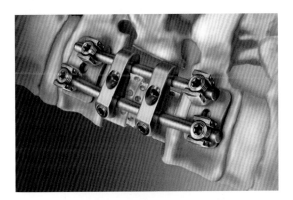

图 1-22　CDHORIZON ANTARES 内固定系统

（三）前后路联合手术

20 世纪 90 年代德国学者 Mutschler W 较早地提出了胸腰椎骨折中需要前后路联合的手术方式。一些椎体严重塌陷的胸腰椎爆裂骨折，如伴有局部节段不稳，甚至存在脱位和关节突交锁者，单纯后路椎弓根固定或前路植骨融合内固定手术已不能满足临床需要。所以越来越多的学者提出利用前后路联合手术来治疗这些复杂的胸腰椎爆裂骨折，即先行后路内固定，再行前路减压植骨内固定。从治疗此类复杂的胸腰椎骨折病例来看，前后路联合比单纯前路或后路的内固定更牢固，术后随访矫正丢失较少。

然而 Been 等在一项回顾性研究中指出，在长达 6 年的随访过程中，前后路联合手术虽然在维持后凸畸形矫正方面效果可观，但在神经功能恢复方面与单纯后路手术相当。Danisa 等也指出联合手术时间长，术中出血多，且较单纯前路或后路手术，联合手术在椎体畸形矫正、融合率、疼痛缓解和椎体功能恢复等方面无明显优势。因此，严格把握前后路联合手术的指征，需要充分考虑患者的骨折稳定性及神经损伤情况，再决定是否采用前后路联合手术治疗的方案。

（潘闻政　马海伟）

第四节　胸腰椎骨折微创手术发展简史

一、后路微创手术

自 1972 年 Roy Camille 等首次报道运用椎弓根螺钉治疗胸腰椎骨折以来，后路椎弓根螺钉内固定技术在脊柱外科中逐渐得到了广泛应用，并且取得了较好的治疗效果。传统内固定技术采用后正中入路进行伤椎复位后，将椎弓根螺钉置入，可维持脊柱三柱的稳定性，畸形矫正效果可靠，一直被认为是治疗胸腰椎骨折的重要手段之一。

但术后长期随访发现，有部分患者出现术后腰背部疼痛和局部僵硬等症状，严重者影响日常生活，这些术后并发症逐渐引起临床医师的重视。研究发现，传统开放性手术大范围地剥离棘旁肌群和术中长时间牵拉棘旁肌，容易引起腰背部肌肉血供不足，导致部分肌肉缺血坏死。术中的操作也极易使处于张力状态下的脊神经后支损伤，引起其支配的腰背深层肌肉出现失神经营养病变，导致腰背肌无力和肌肉萎缩，甚至出现迟发性脊柱不稳定。有效治疗胸腰椎骨折的同时最大限度地减少开放性手术的医源性创伤一直是脊柱外科医师追求的目标。

为了解决这一问题，1984 年 Magerl 首先报道了经皮椎弓根螺钉固定（percutaneous pedicle screw fixation，PPSF）技术（图 1-23），这是胸腰椎后路微创技术的第一次应用，最初主要用于脊柱创伤的治疗，但是其缺点也显而易见：钉棒的连接装置位于皮外，易导致局部感染；临时使用外固定支架固定常会使患者入睡困难；术后容易出现滑杆、断杆和矫正丢失等并发症。

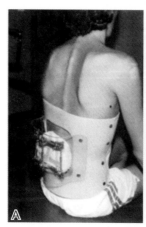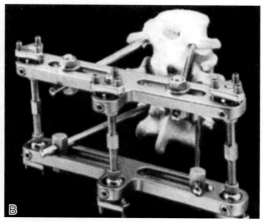

图 1-23　Magerl 报道的经皮椎弓根螺钉外固定系统

引自：Magerl FP，1984. Stabilization of the lower thoracic and lumbar spine with external skeletal fixation[J]. Clin Orthop Relat Res，189：125-141.

随后，1985 年 Dick 对其进行改进，使用了长力臂的螺钉（图 1-24）以达到坚强复位的要求，增强了固定支架本身的稳定性以减少术后椎体高度的畸形矫正丢失，且术后可通过切割钉棒完成切口封闭，使支架固定在皮下。

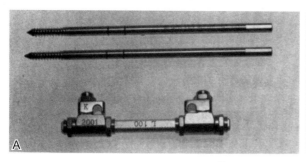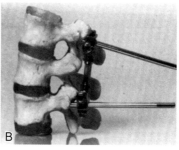

图 1-24　Dick 等研究的长臂椎弓根螺钉

引自：Dick W，Kluger P，Magerl F，et al，1985. A new device for internal fixation of thoracolumbar and lumbar spine fractures：the 'fixateur interne' [J]. Paraplegia，23（4）：225-232.

之后，Magerl 和 Krag 等将经皮穿刺椎弓根钉内固定技术进一步改进，使微创内固定技术得到进一步发展。

1995 年，Mathews 和 Long 等在 X 线透视下进行了经皮腰椎椎弓根螺钉内固定术，术中使用皮下板进行纵向连接，该技术真正意义上实现了脊柱微创内固定。此后，Lowery 和 Kulkarni 将原先的皮下板改为皮下纵棒内固定，但这样仍然存在缺点，如由于将椎弓根螺钉的连接棒置入太浅，很多患者术后会出现伤口愈合不良，甚至出现皮肤破溃、感染；另外，由于连接棒离椎体过远，导致后柱力矩过长，连接棒承受的应力变大，容易出现钉棒断裂情况，所以该技术在当时并未得到广泛应用。

直至 2002 年，Foley 等在前人的基础上提出了筋膜下放置内固定棒的观点，并研究出新的椎弓根螺钉内固定操作系统，即 Sextant 椎弓根螺钉内固定系统，为现有的微创脊柱内固定奠定了基础。Sextant 椎弓根螺钉内固定系统（图 1-25）包含新型的套筒、多轴椎弓根螺钉、扩张器与连接棒。先用螺钉延长套筒辅助置钉，再用特制的持棒装置将预弯的纵棒经小切口插入，置于筋膜下，拧紧螺帽完成钉棒固定，最后拆除扩张装置。该系统实现了连接棒在筋膜下的固定，克服了因连接棒放置过浅所带来的术区疼痛、皮肤破溃和生物力学不稳定等问题。Sextant 系统的发明使椎弓根螺钉内固定技术得到了重大的改进，微创技术在脊柱手术中的优势也逐渐得到体现，并在临床中得到广泛应用。微创技术已逐渐成为当今脊柱手术的主旋律，Sextant 系统的出现表明经皮椎弓根螺钉内固定技术逐渐走向成熟。此后，临床中还出现了其他各种经皮椎弓根螺钉固定系统，包括史赛克公司的 Mantis 系统，强生公司的 Viper 系统及 Zina 经皮微创钉棒系统。

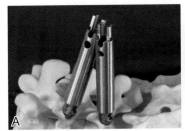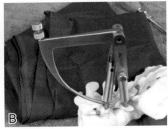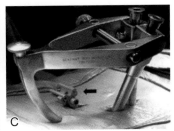

图 1-25　Foley 等提出的 Sextant 椎弓根螺钉内固定系统

引自：Foley KT，Gupta SK，2002. Percutaneous pedicle screw fixation of the lumbar spine：preliminary clinical results[J]. J Neurosurg，97（1）：7-12.

此外，国内也出现了一些脊柱微创内固定系统。温州医科大学附属第二医院池永龙教授于 2004 年报道了其自行设计的经皮穿刺和操作器械，以及中空椎弓根螺钉固定器械（图 1-26），可有效避免螺钉置入时发生移位。临床研究结果显示，微创内固定组患者的切口长度、椎旁肌肉损伤程度、术中出血量、术后引流量、术后疼痛程度和住院天数等指标均优于开放手术组。

笔者团队在多年的临床研究基础上，在原有的经皮椎弓根螺钉内固定器械上进行设计改良，研发了新型的 CAN-HELP 微创经皮椎弓根螺钉内固定系统，由于采用特别设计的通道拉钩，微创置钉变得更简单，其特殊设计的复位系统，可对较严重的椎体前中柱压缩骨折进行有效复位（图 1-27）。

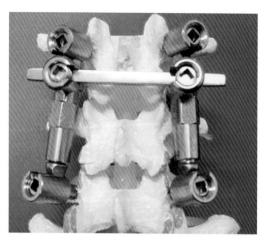

图 1-26　池永龙教授发明的中空椎弓根螺钉固定器械

引自：池永龙，徐华梓，林焱，等，2004. 微创经皮椎弓根螺钉固定治疗胸腰椎骨折的初步探讨 [J]. 中华外科杂志，42（21）：29-33.

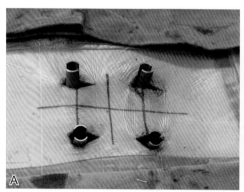
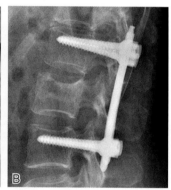

图 1-27　CAN-HELP 微创经皮椎弓根螺钉内固定系统

　　近年来，随着科技的不断发展，当代的脊柱外科医师的微创手术技术已经发生了很大的变化，微创手术由于其创伤小、术后疼痛轻和恢复快，越来越受到患者青睐。经皮椎弓根螺钉内固定手术作为一种微创手术，在近年备受推崇。随着计算机辅助导航技术和机器人技术的发展，其优势更加显现，能明显减少手术损伤，并取得与开放手术同样优秀的复位效果，并获得可靠的生物力学支持以维持脊柱稳定。

二、前路微创手术

　　近年来脊柱外科微创手术得到了较快的发展，其中胸腔镜、腹腔镜和脊柱内镜等微创技术已先后被应用于脊柱疾病治疗。目前，脊柱前路微创技术包括腔镜技术、小切口通道技术和脊柱内镜技术。

（一）腔镜技术

　　1993 年 Mack 等首次报道将胸腔镜（图 1-28A）应用于脊柱前路手术中，他们利用胸腔镜在猪的胸椎进行诊断性组织活检和椎旁脓肿引流。Mack 等于 1995 年又报道了应用胸腔镜技术进行了脊柱畸形矫正的治疗，包括胸椎间盘切除、神经松解、椎体切除、椎体间植骨融合及前路矫形内固定。随后，胸腔镜辅助下的脊柱前路微创手术得到了一定的开展，并取得了良好的效果。Oskouian 等报道了 46 例胸腔镜下胸椎间盘切除术，其中 39% 的患者术后 Frankel 分级得到 2 级以上改善；75% 的患者术后 ODI 指数得到改善。Khoo 等回顾分析了胸腔镜下治疗 $T_3 \sim L_3$ 节段骨折的患者临床资料，发现胸腔镜下使用专用 MACS-TL 内固定系统的病例中 1 年融合率为 91%，与内镜技术相关的并发症发生率为 5.4%。Huang 等比较了 26 例胸腔镜下手术和 14 例开放性经胸腔脊柱松解融合，发现胸腔镜组手术时间更短，失血量更少。这些研究表明，胸腔镜手术是一种安全、有效的技术，与传统开胸术比较，具有手术时间短，出血量少，胸腔引流管放置时间短，镇痛药使用时间短和住院时间短等优势。此外，有许多研究将腹腔镜（图 1-28B）应用于脊柱前路微创手术，但几乎都是用于治疗脊柱的退行性疾病，在胸腰椎骨折治疗中的应用尚未见报道。

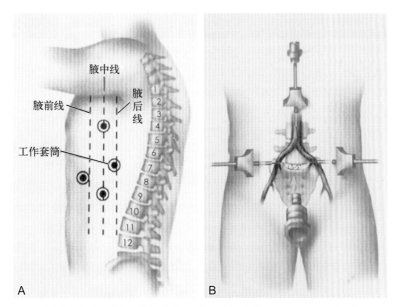

图 1-28　胸腔镜（A）与腹腔镜（B）套管的摆放位置示意图

引自：Robert G.Watkins Ⅲ，Robert G.Watkins Ⅳ，2018. 脊柱外科手术入路 [M]. 3 版. 田伟，孙宇庆，译. 北京：北京大学医学出版社：99.

（二）小切口通道技术

小切口通道技术是对传统开放性手术方式的改良，它利用对软组织和骨性结构破坏更少的手术入路，以减少手术创伤，加快术后康复。Ozgur 于 2006 年首次提出了通过极外侧经腰大肌入路的椎体间融合技术（extreme lateral interbody fusion，XLIF）（图 1-29）。随后，使用经腰大肌入路进行椎体切除和重建治疗不稳定胸腰椎爆裂骨折的报道逐渐增多。笔者团队在一项 68 例的回顾性研究中评估了一种小切口经前外侧入路 / 经腰大肌前下方入路（anteroinferior psoas approach，AIPA）（图 1-30，图 1-31）在腰椎爆裂骨折前路减压重建中的效果，并与小切口经腰大肌外侧入路（lateral transpsoas approach，LTPA）的临床疗效、影像学结果和入路相关并发症进行比较，结果发现，AIPA 组手术时间优于 LTPA 组，AIPA 组在临床功能恢复方面表现更优，这表明与 LTPA 相比，在前路减压重建治疗不稳定性腰椎爆裂骨折方面，AIPA 技术较 LTPA 技术安全性更高、创伤更小和入路相关并发症更少。

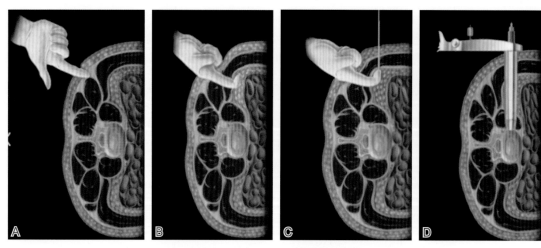

图 1-29　极外侧、经腰大肌入路椎体间融合术示意图

A. 识别椎旁切口部位；B. 探及腹膜后间隙；C. 引导初始扩张器到位；D. 牵开器插入腹膜后间隙，穿透腰大肌，直接定位在外侧椎间盘间隙，完成扩张器定位

引自：Ozgur BM，Aryan HE，Pimenta L，et al，2006. Extreme Lateral Interbody Fusion（XLIF）：a novel surgical technique for anterior lumbar interbody fusion[J]. Spine J, 6(4):435-443.

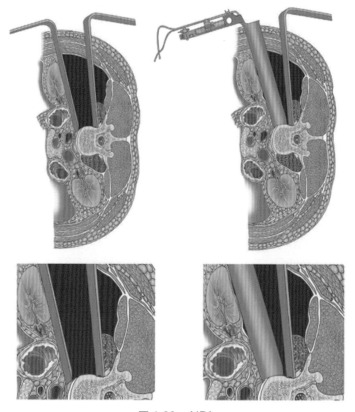

图 1-30　AIPA

使腰肌从边缘向后回缩，然后将牵开器系统斜置，再侧转固定于伤椎邻近节段

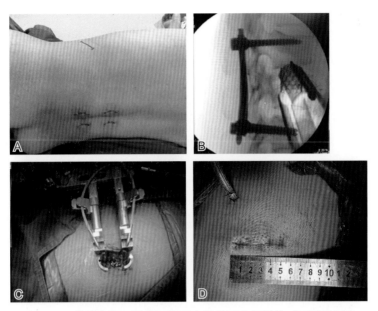

图 1-31　前路小切口通道下经腰大肌前下方行椎体减压重建手术

A. 经后路椎弓根螺钉固定后做前外侧切口；B. 术中侧位片显示前路减压后椎体重建钛网植入照片；C. 工作通道位置和显露；D. 前外侧切口长度仅 5cm 左右

Smith 和 Uribe 等已多次报道采用微创经胸膜外腹膜后入路（anterior minimally invasive extrapleural retroperitoneal approach，AMIER）（图 1-32，图 1-33）实现神经减压和前路椎体重建。在胸腰椎骨折患者中，椎体的显露过程中可能需要切除肋骨及放置牵开器。其报道的 52 例接受胸腰椎单节段椎体切除术的患者，均采用钛网和侧方钢板固定，小部分患者还需要行后路椎弓根螺钉内固定加强支撑。所有患者在术后均有一定的神经功能改善。这表明了微创经胸膜外腹膜后入路用于胸腰椎骨折椎体切除和重建是安全有效的，可降低开放入路或内镜下胸腰椎椎体切除后的并发症发生率。

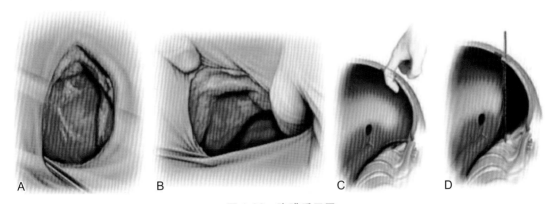

图 1-32　胸膜后显露

A. 初始显露；B、C. 膈肌偏转；D. 使用逐级扩张器通道显露椎体及椎间盘

引自：Smith WD，Dakwar E，Le TV，et al，2010. Minimally invasive surgery for traumatic spinal pathologies：a mini-open，lateral approach in the thoracic and lumbar spine[J]. Spine（Phila Pa 1976），35：S338-S346.

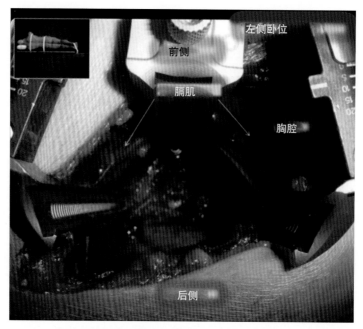

图 1-33   使用经胸膜外腹膜后入路将可扩张牵开器放置在膈肌的左侧

引自：Uribe JS，Dakwar E，Cardona RF，et al，2011. Minimally invasive lateral retropleural thoraco-lumbar approach：cadaveric feasibility study and report of 4 clinical cases[J]. Neurosurgery，68：32-39；discussion 39.

（三）脊柱内镜技术

20 世纪 90 年代后期，内镜下腰椎间盘切除技术发展迅猛。它能使术者在显像系统放大作用下更清晰地辨别各种组织，了解硬膜囊、神经根及椎间盘的空间关系，在有效解除神经根压迫的同时避免损伤神经根和硬膜囊。一些学者将此技术应用于胸腰椎骨折的治疗，内镜下行减压手术可以防止脊髓损伤进一步加重，促进急性脊髓损伤后神经功能的恢复。Wang 等报道了第一例后路内固定联合经椎间孔内镜技术下椎管减压治疗胸腰椎爆裂骨折的病例。该术式适用于椎管内骨块的横径和矢状径分别小于 15mm 和 10mm 且椎管受压区域≤ 50% 的胸腰椎骨折患者。Huang 报道了一例利用经皮椎弓根螺钉内固定联合内镜下椎管减压技术来治疗腰椎爆裂骨折且椎管压迫程度大于 50% 的患者，并取得了良好的效果。这些结果都证明了内镜技术治疗胸腰椎骨折具有应用前景。但是目前后路椎弓根内固定联合内镜减压手术治疗胸腰椎骨折的临床报道仅限于个案病例，其治疗效果和安全性有待于更多的多中心临床研究来证实。

综上所述，几种微创前路手术技术均具有切口小，出血量少，手术时间短和术后恢复快等优点，未来将越来越多地被脊柱外科医师应用于胸腰椎骨折治疗中。但目前胸腰椎骨折手术治疗中微创技术的应用还非常有限，研究方向还比较局限，微创技术亟待更多临床探索。

（周治国　潘　斌）

主要参考文献

池永龙, 徐华梓, 林焱, 等, 2004. 微创经皮椎弓根螺钉内固定治疗胸腰椎骨折的初步探讨 [J]. 中华外科杂志, 42(21):29-33.

江建明, 金大地, 陈建庭, 等, 2002. 胸腰椎前路 K 形钛钢板在爆裂性骨折中的应用 [J]. 中国矫形外科杂志, 10(3):233-236.

李盛华, 张绍文, 樊成虎, 2014. 1005 例胸腰椎骨折住院患者流行病学特征分析 [J]. 西部中医药, 27(5):70-73.

唐一龙, 2014. 1436 例胸腰椎骨折的临床特点分析 [D]. 大连: 大连医科大学.

王浩, 刘宝戈, 2013. 胸腰段椎体骨折的手术治疗 [J]. 实用骨科杂志, 19(1):4-7.

王兴斌, 王洪伟, 陈语, 等, 2017. 创伤性胸腰椎骨折的临床特点分析 [J]. 局解手术学杂志, 26(2):110-114.

韦兴, 侯树勋, 史亚民, 等, 2004. 661 例胸腰椎骨折患者的流行病学分析 [J]. 中国脊柱脊髓杂志, 14(7): 19-21.

尉鑫慧, 赵小娟, 王学梅, 2021. 呼和浩特市 221 例胸腰椎骨折患者流行病学特征分析 [J]. 内蒙古医科大学学报, 43(2):123-128.

杨雷, 李家顺, 贾连顺, 等, 2004. 经皮椎弓根螺钉技术的解剖学基础及其临床意义 [J]. 中国临床解剖学杂志, 22(1):58-59, 62.

杨宗西, 刘磊, 孙家元, 等, 2015. 2003 年至 2012 年河北医科大学第三医院成人胸腰椎骨折的流行病学分析 [J]. 中华创伤骨科杂志, 17(3):243-247.

章雪芳, 杨小彬, 郝定均, 等, 2019. 胸腰椎骨质疏松性骨折患者流行病学特点研究 [J]. 中国全科医学, 22(11):1288-1292.

赵卿, 邢晓媛, 周德贵, 等, 2016. 北京市顺义区胸腰椎骨折患者流行病学特点分析 [J]. 中国保健营养, 26(11):127-128.

邹德威, 海涌, 马华松, 1995. AF 三维椎弓根螺钉系统的研制及其临床应用 [J]. 中华外科杂志, (4):219-221.

Adkins DE, Sandhu FA, Voyadzis JM, 2013. Minimally invasive lateral approach to the thoracolumbar junction for corpectomy[J]. J Clin Neurosci, 20(9):1289-1294.

Anand N, Regan JJ, 2002. Video-assisted thoracoscopic surgery for thoracic disc disease[J]. Spine (Phila Pa 1976), 27(8):871-879.

Baaj AA, Dakwar E, Le TV, et al, 2012. Complications of the mini-open anterolateral approach to the thoracolumbar spine[J]. J Clin Neurosci, 19(9):1265-1267.

Been HD, Bouma GJ, 1999. Comparison of two types of surgery for thoraco-lumbar burst fractures:combined anterior and posterior stabilisation vs. posterior instrumentation only[J]. Acta Neurochir (Wien), 141(4):349-357.

Benzel EC, Kesterson L, Marchand EP, 1991. Texas Scottish Rite Hospital rod instrumentation for thoracic and lumbar spine trauma[J]. J Neurosurg, 75(3):382-387.

Danisa OA, Shaffrey CI, Jane JA, et al, 1995. Surgical approaches for the correction of unstable thoracolumbar burst fractures:a retrospective analysis of treatment outcomes[J]. J Neurosurg, 83(6):977-983.

Dick W, 1987. The "fixatuer interne" as a versatile implant for spine surgery[J]. Spine (Phila Pa 1976), 12(9):882-900.

Dick W, Kluger P, Magerl F, et al, 1985. A new device for internal fixation of thoracolumbar and lumbar spine fractures:the 'fixateur interne'[J]. Paraplegia , 23(4):225-232.

Eck JC, 2011. Minimally invasive corpectomy and posterior stabilization for lumbar burst fracture[J]. Spine J, 11(9):904-908.

Ferrero E, Compagnon R, Pesenti S, et al, 2020. Surgical management of burst fractures in children and adolescents:a multicentre retrospective study[J]. Orthop Traumatol Surg Res, 106(1):173-178.

Foley KT, Gupta SK, 2002. Percutaneous pedicle screw fixation of the lumbar spine:preliminary clinical results[J]. J Neurosurg, 97(1):7-12.

Gandhoke GS, Tempel ZJ, Bonfield CM, et al, 2015. Technical nuances of the minimally invasive extreme lateral approach to treat thoracolumbar burst fractures[J]. Eur Spine J, 24(3):353-360.

Gavira N, Amelot A, Cook AR, et al, 2022. Thoracolumbar spinal fracture in children:conservative or surgical treatment?[J]. Neurochirurgie, 68(3):309-314.

Glennie RA, Ailon T, Yang K, et al, 2015. Incidence, impact, and risk factors of adverse events in thoracic and lumbar spine fractures:an ambispective cohort analysis of 390 patients[J]. Spine J, 15(4):629-637.

Guiroy A, Carazzo CA, Zamorano JJ, et al, 2021. Time to surgery for unstable thoracolumbar fractures in Latin America—a multicentric study[J]. World Neurosurg, 148:e488-e494.

Hadgaonkar S, Vincent V, Rathi P, et al, 2021. Revision of Steffee plate instrumentation–Challenges and technical tips[J]. Interdisciplinary Neurosurgery, 24:101095.

He D, Wu L, Sheng X, et al, 2013. Internal fixation with percutaneous kyphoplasty compared with simple percutaneous kyphoplasty for thoracolumbar burst fractures in elderly patients:a prospective randomized controlled trial[J]. Eur Spine J, 22(10):2256-2263.

Huang EY, Acosta JM, Gardocki RJ, et al, 2002. Thoracoscopic anterior spinal release and fusion:evolution of a faster, improved approach[J]. J Pediatr Surg, 37(12):1732-1735.

Huang Z, Hu C, Tong Y, et al, 2020. Percutaneous pedicle screw fixation combined with transforaminal endoscopic spinal canal decompression for the treatment of thoracolumbar burst fracture with severe neurologic deficit[J]. Medicine, 99(21):e20276.

Jansson KÅ, Blomqvist P, Svedmark P, et al, 2010. Thoracolumbar vertebral fractures in Sweden:an analysis of 13, 496 patients admitted to hospital[J]. Eur J Epidemiol, 25(6):431-437.

Kaneda K, Taneichi H, Abumi K, et al, 1997. Anterior decompression and stabilization with the Kaneda device for thoracolumbar burst fractures associated with neurological deficits[J]. J Bone Joint Surg Am, 79(1):69-83.

Kelly RP, Whitesides TE Jr, 1968. Treatment of lumbodorsal fracture-dislocations[J]. Ann Surg, 167(5):705-717.

Keun PJ, Su KK, 2007. Follow-up comparison of two different types of anterior thoracolumbar instrumentations in trauma cases:Z-plate vs. Kaneda device[J]. J Korean Neurosurg Soc, 41(2):77-81.

Khoo LT, Beisse R, Potulski M, 2002. Thoracoscopic-assisted treatment of thoracic and lumbar fractures:a series of 371 consecutive cases[J]. Neurosurgery, 51(5 Suppl):S104-S117.

Knoeller SM, Huwert O, Wolter T, 2012. Single stage corpectomy and instrumentation in the treatment of pathological fractures in the lumbar spine[J]. Int Orthop, 36(1):111-117.

Krag MH, Van Hal ME, Beynnon BD, 1989. Placement of transpedicular vertebral screws close to anterior vertebral cortex. Description of methods[J]. Spine(Phila Pa 1976), 14(8):879-883.

Litré CF, Duntze J, Benhima Y, et al, 2013. Anterior minimally invasive extrapleural retroperitoneal approach to the thoraco-lumbar junction of the spine[J]. Orthop Traumatol Surg Res, 99(1):94-98.

Lowery GL, Kulkarni SS, 2000. Posterior percutaneous spine instrumentation[J]. Eur Spine J, 9(1):S126-S130.

Mack MJ, Regan JJ, Bobechko WP, et al, 1993. Application of thoracoscopy for diseases of the spine[J]. Ann Thorac Surg, 56(3):736-738.

Magerl FP, 1984. Stabilization of the lower thoracic and lumbar spine with external skeletal fixation[J]. Clin Orthop Relat Res, 189:125-141.

Mayer TG, Vanharanta H, Gatchel RJ, et al, 1989. Comparison of CT scan muscle measurements and isokinetic trunk strength in postoperative patients[J]. Spine (Phila Pa 1976), 14(1):33-36.

Mueller FJ, Gluch H, 2012. Cotrel-Dubousset instrumentation for the correction of adolescent idiopathic scoliosis. Long-term results with an unexpected high revision rate[J]. Scoliosis, 7(1):13.

Naderi S, Andalkar N, Benzel EC, 2007. History of Spine biomechanics: Part Ⅰ-the pre-Greco-Roman, Greco-Roman, and midieval roots of spine biomechaics[J]. Neurosurgery, 60(2):382-390.

Oren JH, Verma K, Houten JK, et al, 2017. History of spinal instrumentation[M]//Benzel's Spine Surgery, 2-Volume Set. Amsterdam:Elsevier:28-36.e2.

Oskouian RJ, Johnson JP, 2005. Endoscopic thoracic microdiscectomy[J]. J Neurosurg Spine, 3(6):459-464.

Ozgur BM, Aryan HE, Pimenta L, et al, 2006. Extreme Lateral Interbody fusion (XLIF):a novel surgical technique for anterior lumbar interbody fusion[J]. Spine J, 6(4):435-443.

Pan B, Yu W, Lou C, et al, 2022. Comparison of mini-open, anteroinferior psoas approach and mini-open, direct lateral transpsoas approach for lumbar burst fractures:a retrospective cohort study[J]. Front Surg, 9:995410.

Payer M, Sottas C, 2008. Mini-open anterior approach for corpectomy in the thoracolumbar spine[J]. Surg Neurol, 69(1):25-31; discussion 31-32.

Pizanis A, Mutschler W, 1998. Dorsal stabilization of fractures of the thoracic and lumbar spine by external fixator:technique and outcome[J]. Zentralbl Chir, 123(8):936-943.

Regan JJ, Mack MJ, Picetti GD, 1995. A technical report on video-assisted thoracoscopy in thoracic spinal surgery. Preliminary description[J]. Spine (Phila Pa 1976), 20(7):831-837.

Reinhold M, Knop C, Beisse R, et al, 2009. Operative behandlung traumatischer frakturen der brust- und lendenwirbelsäule[J]. Unfallchirurg, 112(1):33-45.

Roy-Camille R, Roy-Camille M, Demeulenaere C, 1972. Plate fixation of dorsolumbar vertebral metastases[J]. Nouv Presse Med, 1(37):2463-2466.

Smith WD, Dakwar E, Le TV, et al, 2010. Minimally invasive surgery for traumatic spinal pathologies[J]. Spine (Phila Pa 1976), 35:S338-S346.

Taylor H, McGregor AH, Medhi-Zadeh S, et al, 2002. The impact of self-retaining retractors on the paraspinal muscles during posterior spinal surgery[J]. Spine (Phila Pa 1976), 27(24):2758-2762.

Theologis AA, Tabaraee E, Toogood P, et al, 2016. Anterior corpectomy via the mini-open, extreme lateral, transpsoas approach combined with short-segment posterior fixation for single-level traumatic lumbar burst fractures:analysis of health-related quality of life outcomes and patient satisfaction[J]. J Neurosurg Spine, 24(1):60-68.

Uribe JS, Dakwar E, Cardona RF, et al, 2011. Minimally invasive lateral retropleural thoracolumbar approach:-cadaveric feasibility study and report of 4 clinical cases[J]. Neurosurgery, 68:32-39;discussion 39.

Walker CT, Xu DS, Godzik J, et al, 2018. Minimally invasive surgery for thoracolumbar spinal trauma[J]. Ann Transl Med, 6(6):102.

Wang HW, Zhang Y, Xiang Q, et al, 2012. Epidemiology of traumatic spinal fractures:experience from medical university–affiliated hospitals in Chongqing, China, 2001–2010[J]. J Neurosurg Spine, 17(5):459-468.

Wang Y, Ning C, Yao L, et al, 2017. Transforaminal endoscopy in lumbar burst fracture[J]. Medicine, 96(46):e8640.

Wilson JA, Bowen S, Branch CL Jr, et al, 1999. Review of 31 cases of anterior thoracolumbar fixation with the anterior thoracolumbar locking plate system[J]. Neurosurg Focus, 7(1):El.

Zhang S, Thakur JD, Khan IS, et al, 2015. Anterior stabilization for unstable traumatic thoracolumbar spine burst fractures[J]. Clin Neurol Neurosurg, 130:86-90.

第 2 章

胸腰椎的局部解剖

第一节 椎 骨

脊柱由椎骨及椎间盘构成，具有一定的柔软度和活动范围。随着身体的运动及体重的载荷，脊柱的形状可有很大程度的改变。脊柱的活动取决于椎间盘的完整，而相邻椎骨关节突间的和谐运动也是很重要的因素（图 2-1）。

脊柱的前部由众多椎体排列而成，前与胸腹内脏邻近，仅隔一层较薄的疏松组织，可同时保护器官本身及器官的神经和血管。脊柱的后部由各椎骨的椎弓、椎弓板、横突及棘突组成。彼此借韧带互相联结，其浅面仅覆盖肌肉，比较接近体表，易于扪触，因此脊柱后部的病变易穿破皮肤。

在脊柱前、后部之间为椎管，内为脊髓或马尾神经。其周围的骨性结构如椎体、椎弓和椎弓板，因骨折或其他病变而侵入椎管时，即可引起脊髓和神经的压迫。

脊柱的长度，3/4 由椎体构成，1/4 由椎间盘构成。

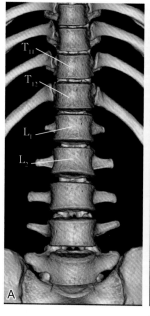
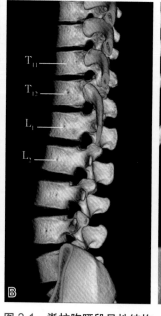
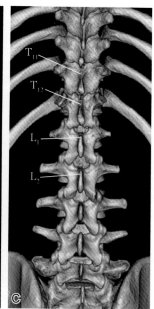

图 2-1 脊柱胸腰段骨性结构

一、典型椎骨的构造

每个椎骨可分为椎体和椎弓两部分。椎体在前，是椎骨最大、也是负重的部分，由颈椎至 S_1 椎体负重逐渐增加，椎体亦逐渐增大，$L_4 \sim S_1$ 椎体最大，亦最坚固。自此以下，因负重力线转至盆骨和下肢，骶尾椎的椎体逐渐变小（图 2-2）。

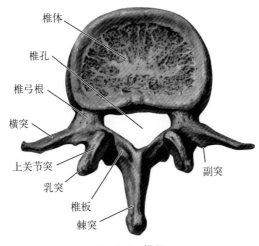

图 2-2　椎骨

椎体内部为纵、横两种成 90° 交叉排列的骨小梁，是承受压应力最大的部位，骨小梁呈垂直方向走行，厚度大，能有效防止椎体塌陷。承受拉应力最大的部位骨小梁呈水平方向走行，能有效防止椎体崩裂。

椎体前面有许多小孔，内有滋养血管通过，椎体的后面即椎管的前壁，上下平，左右稍凹，居中有 1 ～ 2 个大孔，椎体静脉由此通过。椎体的上、下面扁平粗糙，周围稍隆起，椎间盘的纤维环附着其上。

椎弓根起于椎体两侧上端，向后突出，构成椎管的侧壁，椎弓根的上、下缘各有一小切迹，称为椎上、下切迹，与相邻上、下椎切迹相连形成椎间孔，脊神经根即由此离开椎管。椎间孔含有脂肪，骶椎、腰椎及下胸椎部脂肪较多且疏松，上胸椎部较少并混有纤维组织，颈椎部几乎全部为纤维组织，脂肪很少。

椎板构成椎管的后壁，两侧和椎弓根相连，相邻椎板之间借黄韧带相连。

每个椎弓有 7 个附属突起，即 1 个棘突、4 个关节突及 2 个横突。棘突起于椎板的中部，向后突出，为肌肉和韧带附着处，彼此借棘上韧带和棘间韧带相连。脊柱过度伸展或竖脊肌过度收缩时可发生棘突骨折。4 个关节突中，上关节突向上后，下关节突向下前，关节突位于椎弓根和椎板相连处，构成关节突关节。横突起于椎弓根及椎板汇合处，向两侧突出，位于上、下关节突之间，也是肌肉的附着处。腰椎横突由于损伤或附着于其上的肌肉过度收缩可发生骨折。

腰椎关节突峡部的骨皮质之间只有少量骨小梁，较坚固，骨皮质最厚部最窄。关节突峡部主要承受来自关节突间的剪力，力的作用随位置而发生变化，慢性积累性损伤可以导致峡部崩裂。

二、腰椎的构造

(一) 椎体

腰椎椎体因为负重关系，在所有椎骨中体积最大，呈肾形，上下扁平，腰椎曲度前凸。腰椎椎体横径、矢径数值见表 2-1。

表 2-1　腰椎椎体横径、矢径数值表

	L_1		L_2		L_3		L_4		L_5	
	男性	女性	男性	女性	男性	女性	男性	女性	男性	女性
横径	37.67	35.11	39.46	36.26	41.56	38.87	43.97	41.23	47.21	43.87
矢径	28.85	26.63	30.01	27.93	31.19	29.35	31.88	30.10	30.94	29.45
横径－矢径	9.27	8.50	9.41	8.56	10.38	9.52	12.02	11.13	16.27	14.42
矢径∶横径	0.76∶1	0.76∶1	0.76∶1	0.77∶1	0.75∶1	0.76∶1	0.73∶1	0.73∶1	0.67∶1	0.67∶1

腰椎椎体横径及矢径自 $L_1 \sim L_4$ 逐渐增大，与椎体负重自上向下逐渐增加相一致，但重力到达 L_5 下部时，部分经腰骶椎间关节传至骶髂关节，L_5 椎体下部承受的重力小于上部，其下部横径、矢径与 L_4 椎体相应部位相比也变小。

每个椎体的上、下横径及矢径均大于中横径、矢径。每个腰椎椎体的下横径除女性 L_5 外均大于上横径，每个椎体的下矢径除 L_5 外亦均大于上矢径。各椎体矢径均较横径小，L_5 更小，两径相差达 15mm，椎体矢径与横径之比依次下降，L_5 男女性为 0.67∶1。

腰椎椎体前缘高度自 $L_1 \sim L_5$ 逐渐递增，而后缘高度逐渐递减。国人男性腰椎前缘平均高度 L_1 为 25.2mm，L_2 为 26.5mm，L_3 为 27.4mm，L_4 为 27.7mm，L_5 为 28.0mm；女性 L_1 为 24.7mm，L_2 为 26.3mm，L_3 为 27.0mm，L_4 为 27.1mm，L_5 为 27.5mm。L_1 和 L_2 椎体前低后高，L_3 前后高低大致相等，L_4 和 L_5 前高后低。姚仕康等测量腰椎椎体前缘高度自 $L_1 \sim L_3$ 依次递增 1mm，而 $L_3 \sim L_5$ 等高。男性各个腰椎椎体前缘高度比女性相应椎体大 1mm，男性 L_1 后高与 L_2 相等，自 $L_3 \sim L_5$ 依次递减 2mm；女性 $L_1 \sim L_3$ 后高相等，自 $L_3 \sim L_5$ 也依次递减 2mm。

(二) 椎板

腰椎椎板较厚，并略向后下倾斜，因此椎孔在下部比上部大。L_2 和 L_3 最厚，L_5 最薄。

(三) 椎弓根

椎弓根切面呈扁圆形或椭圆形伸向后外，周围为骨皮质，中间为骨松质，较为疏松。椎弓根后端最为致密，是最大负荷区，由此置入椎弓根钉可获得牢固的三维固定。

腰椎椎弓根基本为前后直向，L_5 略向下倾斜，S_1 倾斜 35°～45°。根据 Saillant 等对椎弓根方向的测定：① e 角（椎弓根纵轴与椎体矢状轴所形成的夹角）：自后向前接近中线者为（+），远离中线者为（－）。正常下胸椎为 0°～10°，但在腰椎逐渐增加，下腰椎为 15°（图 2-3）。② f 角（椎弓根纵轴与椎体水平面所形成的夹角）：自后向前指向上方者为（+），指向下方者为（－）。$T_9 \sim T_{12}$ 的 f 角斜向前下方，下胸椎的 f 角为 10°～25°，腰椎的 f 角基本呈水平方向（图 2-4）。

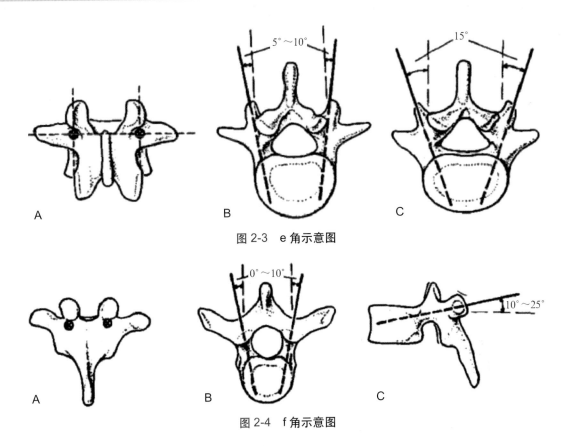

图 2-3　e 角示意图

图 2-4　f 角示意图

　　自关节突后方经椎弓根轴到椎体后缘的长度加上进椎体内的延长线即椎弓根置钉入径，下胸椎为 40～42mm，上腰椎为 43～45mm。在胸腰段椎弓根穿钉大致可沿椎体的矢状轴和水平轴进入。在胸椎进钉点宜选择自上关节突纵轴与横突中线交点，自后向前内 15°，由于腰段脊柱前凸，为使穿钉与椎体水平面一致，在 L_4 钉尾向上 10°，L_5 向上 30°～35°。

（陈彦霖　朱　烨）

第二节　椎　　管

　　各脊柱椎骨的椎孔相连成椎管，其前壁为椎体、椎间盘及后纵韧带，后壁为椎板及黄韧带，侧壁为椎弓根，后外侧为关节突关节。在观察椎管时，不仅要注意其骨性管壁，也要注意其软组织部分。椎管可分为中央椎管及侧椎管，前者主要指硬脊膜囊占据的部位，后者为神经根通道，即神经根管，经椎间孔（管）与外界相通。

　　椎管不仅容纳脊髓及其被膜，而且还容纳神经根、动脉、静脉及脂肪等疏松组织，各段椎管由于所含内容物多少不等，其形状及大小亦各不相同。

　　各腰椎椎孔形状：L_1 和 L_2 多呈卵圆形，L_3 和 L_4 多呈三角形，L_5 多呈三叶形，部分尚可呈钟形或橄榄形等（图 2-5）。

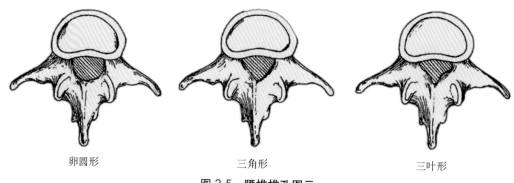

卵圆形　　　　　　　　三角形　　　　　　　　三叶形

图 2-5　腰椎椎孔图示

因退变或其他病变，椎孔形状还可有不同的改变。腰椎椎管自 $L_{1,2}$ 以下包含马尾神经根，其被硬脊膜包围的部分形成硬膜囊，各神经根自硬膜囊发出后在椎管内的一段称为神经根管，以后分别自相应椎间孔穿出。

在 X 线片上，腰椎椎管的正中矢径（前后径）为自椎体后缘中点至棘突基底部的距离。棘突基底部在 $L_1 \sim L_3$ 相当于上、下关节突尖的连线，在 L_4 为此连线向后 1mm，在 L_5 为棘突透明影的前缘向前 1mm。男女椎管矢径差别不大，平均为 17mm（14 ～ 20mm），最短为 13 ～ 15mm。横径（弓根间径）为两侧椎弓根内面连线，男性椎管横径平均值较女性大 1.12mm，平均为 24mm（19 ～ 29mm），最短为 18 ～ 20mm，在 $L_2 \sim L_4$ 最窄。

对腰椎椎管的测定，可分别在椎体中部做横切面及矢状面。椎管矢径（AP）为椎体后缘中点至上、下关节突顶点连线或至棘突基底部的距离。椎管横径（IP）为两侧椎弓根内缘间距。关节突间距（IF）为两侧上关节突内缘间距。自棘突基底部分别连接 IP 及 IF 的两端可形成等腰三角形。椎上切迹矢径（SVN）可用以测定三叶形椎管。上关节突内缘间距与椎弓根内缘间距的比值（IF ∶ IP）可反映关节突增生程度，正常情况下 $L_3 \leqslant 65\%$、$L_4 \leqslant 67\%$、$L_5 \leqslant 74\%$。

（陈彦霖　朱　烨）

第三节　胸腰椎动静脉系统

一、动脉系统

腰椎的血供来自腰动脉，由腹主动脉的后壁发出，沿椎体的中部向后外侧走行，沿途发出一些小支进入椎体前方，以营养椎体。腰动脉至椎间孔前缘分为前支、后支及中间支（图 2-6）。

前支：分为升支和降支，其分支与相邻上下分支形成纵行弓形网，吻合支的尖部与对侧相交通。由此发出至少 1 支骨滋养动脉，与由椎体前面进入的前正中动脉吻合，形成纵轴动脉。

后支：在硬脊膜囊后外方供应硬脊膜及硬脊膜外间隙组织，其分支尚供应椎弓根、椎板、横突、关节突和棘突。

中间支：供应神经根。

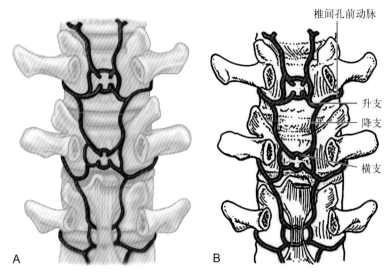

图 2-6 腰椎动脉系统示意图

上述 3 个分支又称为脊前支、横突前支及背侧支，形成椎管外、内血管网两组。前者以横突为界又分为：①椎管外血管网前组，由横突前支（横突前动脉）形成。此支比较粗大，沿途在横突前方发出许多肌支，还有许多交通支与相邻横突前动脉吻合。此动脉位置较深，破裂可产生巨大腹膜后血肿，随后可发生顽固性肠麻痹。②椎管外血管网后组，由背侧支的关节间动脉及上、下关节动脉组成。关节间动脉绕过椎弓根峡部向后方延伸，走行于椎板与肌筋膜之间，然后向中线走行，沿途发出许多肌支，最后分布于椎板间韧带及棘突。椎管内血管网包括脊前、后支（椎间孔前、后动脉）：①脊前支，先分出一个小支供应神经根，然后经椎间孔的前缘进入椎管内，随即分为升、降支，由升支再分出横支，在中线汇合，经椎体后面的静脉窦孔进入椎体，相邻节段脊前支的升、降支彼此吻合，形成纵行的血管网。动脉分支、神经支与椎管内窦椎神经沿脊椎上下伴行。②脊后支，较前支细，呈网状分布于椎板和黄韧带内侧，然后穿入椎板，以微细小支在硬脊膜外脂肪中走行，与硬脊膜动脉丛相连。

腰椎椎体的滋养动脉中央支数目较少而恒定，由椎体前外侧面进入的有 1～3 支，由背侧面进入的有 1～2 支，为椎体的主要滋养动脉。中央支位于椎体中 1/3 平面，主干向心直行，分支小，末端在椎体中心部形成螺旋状弯曲，而后呈树枝样分支，分别伸向椎体上、下端。周围支数目较多，但不恒定。周围支短而分支早，向椎体上、下端伸展，分布于椎体周围骨质。椎弓的滋养动脉数量较少，管径较细。椎骨滋养动脉的终动脉只存在于骨化期的软骨区内。

利用血管造影和人体解剖方法研究成年和新生儿尸检时的椎体动脉，发现由肋间后动脉发出的脊支又发出多数前支，此乃椎体的主要动脉，前支从每侧发出升支和降支，与相邻椎骨的相应支在椎管前面相吻合。此外，还形成横行吻合支，从此吻合支发出椎骨中央动脉和骶上、下动脉。由主动脉发出的胸、腰节段动脉沿着椎管全长，在后纵韧带的深面形成动脉丛，动脉丛分支由椎体的后面进入发育中的椎体内，作为主要的供血来源。

在椎管前部椎体的背正中面有一个主要的动脉进入，在两侧还有小的左、右前外侧动脉，在节段动脉自主动脉发出不远处进入椎体侧面，这 3 根动脉最后均终止于发育中的椎体骨松质中心，形成不规则的血管管道，其周围软骨区可见弥散的薄壁管道，有极小的血管穿入软骨板，另有纤细的毛细血管进入纤维环。脊椎后部大都是骨皮质，仅中央有少量骨松质，血液循环不良，同时负重较小，感染率远较椎体低。在脊椎后部，横突基底部因富含骨松质，结核发病率较高。

二、静脉系统

Batson 等于 1940 年首先提出椎静脉系统是一个独立的静脉系统，是人体除了腔静脉系统、肺静脉系统和门静脉系统以外的第 4 个静脉系统。此系统由椎管内静脉、椎管外静脉及位于两者之间的椎骨内静脉三部分互相交通构成（图 2-7）。

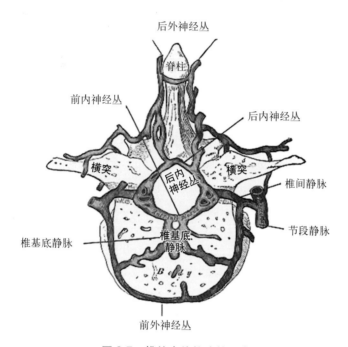

图 2-7　椎管内外静脉丛示意图

引自：Marshman LA，David KM，Chawda SJ，2007. Lumbar extradural arteriovenous malformation：case report and literature review[J]. Spine J，7（3）：374-379.

（一）椎骨内静脉

椎体周围静脉注入椎体中央静脉，然后在后纵韧带及骨膜的深面经椎体后部滋养孔汇入静脉窦内，与椎管内静脉相交通。

（二）椎管内静脉

椎管内静脉分为 3 组：①椎管内后静脉，离椎间盘较远。②椎管内前静脉，在椎管横突冠状线之前，沿椎管前面有两个纵行静脉系统，此静脉在椎弓根部弯行向内，在椎间盘部弯行向外。在椎弓根内侧，这个静脉在滋养孔与椎骨内静脉相交通。椎管内前静脉紧贴椎间盘后面，位于硬脊膜及马尾神经之前。③根静脉：为节段静脉，每一个腰椎有两对椎间静脉，分别在两侧椎弓根的上下，与神经根伴行。根静脉经椎间孔穿出。

（三）椎管外静脉

椎管外静脉主要为两侧的腰升静脉,在椎体、横突及椎弓根交界处形成的沟内纵行向上。在远侧,此静脉与髂总静脉相交通,在近侧,左腰升静脉注入半奇静脉,右侧的一般较小,可以在 $L_{4,5}$ 椎间隙汇合为一个根静脉,向上与其他根静脉重新汇合,最后汇入奇静脉。

在骶骨,椎管内前静脉不明显,代之以根静脉,与相当的骶神经根伴行,经骶孔向前与髂内静脉相交通。S_1 根静脉也称骶升静脉。

椎基底静脉系统在椎体中部与放射动脉伴行,形成一根大的静脉,呈水平方向向后从椎体穿出,汇入椎管内前静脉丛。

脊椎的静脉没有瓣膜,血流呈双向性,一般注入下腔静脉。Cooper 等指出,硬脊膜外静脉丛位于疏松网状脂肪组织内,若胸腹腔压力增高,血流可向相反方向流动,使硬脊膜外静脉压升高,静脉壁发育异常的患者,可能出现静脉壁破裂,引起硬脊膜外血肿。行胸腰椎手术时,由于俯卧位可使下腔静脉压力升高,宜架空患者腹部,防止静脉血逆流至椎管内。

椎静脉系统可调节和平衡身体不同静脉系统的压力差,当其他静脉发生梗阻时,可起代偿循环作用。当心力衰竭或门静脉高压时,椎静脉系统可因血量增加而引起慢性充血,对神经系统造成损害。气栓、瘤栓和菌栓均可由此途径蔓延,一些盆腔的肿瘤或化脓感染容易引起椎骨转移或发生化脓性脊柱炎,均可由此解剖基础得到解释。

了解腰椎血管的解剖特点,在手术时可以避免大量出血,如进行腰部软组织手术,不宜扩大至横突前方。做全椎板切除时,椎板上下有椎间静脉通过,其前内侧有椎管内前静脉丛,外侧有腰升静脉,只有后方为安全区。

（陈彦霖　朱　烨）

第四节　脊柱邻近软组织解剖

一、后方软组织

脊柱肌肉分两大类,一类直接作用于脊柱,其浅层包括背阔肌和下后锯肌,深层含竖脊肌、夹肌和横突棘肌。脊柱两侧的短肌能协调和稳定各椎骨间运动,使整个脊柱按自上而下的顺序做链状运动。脊柱后伸开始时由背肌产生动力,进一步后伸时,背肌收缩减弱而腹肌出现收缩,以控制和调节后伸活动,脊柱腰背肌的收缩能减少脊柱前面的压应力和后面韧带的张应力。另一类间接作用于脊柱的肌肉包括胸肌及腹肌,腹内压增加能减少腰椎载荷的 40%。脊柱周围肌肉可控制脊柱运动,增强脊柱的稳定性和承受作用于躯干的外力。

1. **胸腰段背部浅层肌**　包括背阔肌和下后锯肌等,这些肌肉均起自脊柱的棘突,下后锯肌止于肋骨,背阔肌止于肱骨小结节嵴。

2. **胸腰段背部深层肌**　分为 3 层:第 1 层肌肉为夹肌、竖脊肌(又分为髂肋肌和最长肌)和棘肌;第 2 层肌肉为横突棘肌,包括半棘肌、多裂肌及回旋肌;第 3 层肌肉有棘间肌、横突间肌和肋提肌等。

3. **胸腰筋膜**　保护肌肉,加强对腰部的支持。前层即腰方肌筋膜,最弱,覆盖于腰方肌的前面，其中、后两层分别包被竖脊肌的后面和前面。在竖脊肌外缘，前、中、后三层相连作为腹横肌的起始部。

4. 腰神经后支　较细，于椎间孔处在脊神经节外侧从脊神经发出，向后经椎间孔，在下位关节突与横突根部的上缘之间，至横突间肌内侧缘，立即分为后内侧支及后外侧支。

5. 窦椎神经　或称 Luschka 神经，由脊神经和交感神经复合形成。窦椎神经在后纵韧带处发出升支、降支和横支，与来自上、下节段和对侧的分支有广泛重叠分布。窦椎神经的末梢可呈丛状或树枝状。

二、前方及外侧软组织

1. 胸腰段脊柱的前侧　为腹膜后间隙，有腹主动脉、下腔静脉和腰交感神经干等。

2. 胸腰段脊柱的外侧　即腰部的深层，有腰方肌、腰大肌、腹横肌的起始部和腰丛的神经支。

(1) 腰部深层肌肉：①腰方肌，起自下方的髂嵴和髂腰韧带，向上逐渐变窄并止于第12肋，其上端有腰肋韧带增强，腰方肌位于胸腰筋膜前层及中层之间，前层即腰方肌筋膜，是腹内筋膜的一部分。②腰大肌，位于腰椎椎体与横突之间的沟内，起自T_{12}及全部腰椎的侧面、椎间盘、横突根部及横过腰动脉的腱弓，此肌向下沿骨盆缘向下外侧走行。在腹股沟韧带之下进入大腿，并止于股骨的小转子。覆被髂肌与腰大肌前面的筋膜，总称为髂腰肌筋膜。

(2) 腰丛及其分支：①腰丛的组成，即腰丛由第 1～3 腰神经前支和第 4 腰神经前支的一部分组成。第 4 腰神经的另一部分下行，与第 5 腰神经组成腰骶干。腰丛位于腰大肌的肌质内，在腰椎横突之前。②腰丛的分支，即在腰大肌的内、外及前侧有腰丛各支穿出，自其内缘穿出者为闭孔神经，自其外缘穿出者自上而下为髂腹下神经、髂腹股沟神经、股外侧皮神经及股神经，自其前侧肌腱中穿出者为生殖股神经，各神经皆位于髂腰筋膜之后。

(3) 腰交感干神经节：多位于相应椎骨水平，或在同位椎骨与上下位椎骨之间，其位置及数目变异较多。

（陈彦霖　朱　烨）

第五节　椎体间关节及韧带

椎体之间的连接由前纵韧带、后纵韧带和椎间盘构成。

一、前纵韧带、后纵韧带

前纵韧带位于椎体的前面，起至枕骨的咽结节和寰椎前结节，止于 S_1 和 S_2，在其行程中借纤维束紧密附着于各椎体边缘，但与椎体连接疏松。此韧带在最上部为一束带，附着于寰椎前结节，并延至枕骨基底。前纵韧带是人体最长的韧带，较宽，非常坚韧，尸检试验证实其在 300kg 的压力下也不致断裂。前纵韧带由 3 层纵行纤维构成，浅层跨越 3～4 个椎体，中层跨越 2～3 个椎体，而深层仅连接相邻两个椎体。

后纵韧带比较薄弱，位于椎体的后部，起至枢椎，止于骶骨，最上延展为覆膜。后纵韧带宽窄不齐，不能完全遮盖椎体的后部和椎间盘。其在椎体后较窄，与椎体之间有疏松结缔组织填充，其内有静脉丛通过，至椎间盘部位则明显变宽，呈菱形，与椎间盘的纤维相互交织。在后纵韧带两侧，有两条较粗大的纵行静脉干走行，术中容易撕破出血。椎内静脉干在 CT 片上多呈类圆形或椭圆形，最大外径平均为 2.6mm。

前纵韧带、后纵韧带在胸部较腰部更宽且坚韧，韧带内层纤维与椎间盘的层纤维环和椎体的骺环相连。在强直性脊柱炎时，脊柱附近的韧带骨化，其中前纵韧带骨化最早，继之后纵韧带、黄韧带、棘上韧带及棘间韧带，在正位 X 线上呈"竹节状"脊柱。腰部后纵韧带也可单独发生骨化，但较颈部为少（图 2-8）。

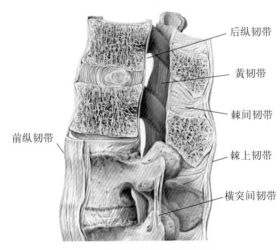

图 2-8　脊柱韧带示意图

二、椎间盘

椎间盘即椎间盘纤维软骨，除 C_1 和 C_2 之间外，其他椎体包括 L_5 与 S_1 之间均有这种结构，因此成人的椎间盘总数为 23 个。

椎间盘在横断面上与其所连接的椎体形状一致。椎间盘的厚薄在脊柱不同部位有所不同，一般来说，凡是运动较多的地方椎间盘较厚，在颈部和腰部就是如此。

椎间盘的构成：

（1）软骨终板：位于椎体上下，厚约 1mm，中心区更薄，呈半透明状。

（2）纤维环：为同心性环状多层结构，分为内、中、外 3 层。内层主要为纤维软骨，中层和外层为胶原纤维。

三、关节突关节

关节突关节属于滑膜关节，由上下相邻关节突构成。上腰椎关节面的方向近似矢状，在腰骶部近似冠状。上关节突从侧面观呈凹面，而从上下观呈平面；下关节突从侧面观呈凸面，上下观亦呈平面，关节面覆以透明软骨。关节囊很松，借薄弱的纤维束加强其稳定性。关节囊韧带主要为胶原纤维，前部几乎全部由黄韧带构成，背侧较薄。在下腰部其下部加强，借纤维结构连接至椎板，并部分被棘间韧带所代替。

（陈彦霖　朱　烨）

第六节 脊髓的血供

了解脊髓的血供在处理脊髓损伤及脊柱手术时极为重要。多年来对脊髓血供的研究，意见尚不一致，但大致可归纳为：①脊髓的血供储备较少，仅能满足其最低的代谢需要。②供应脊髓的中央穿动脉（沟动脉）及软脊膜动脉属于终动脉，各自供应某一特定部位，其分支虽有重叠，但其毛细血管床之间并无吻合。③在胸腰椎手术中结扎节段动脉，如肋间动脉或腰动脉一般不会引起脊髓缺血，但在胸腰段应特别注意，前大根动脉常在此处发出。

一、脊髓的动脉

脊髓的血供可分为七级，一级为主动脉，末级为脊髓内毛细血管网。中间级包括节段动脉、根动脉、滋养动脉、脊髓前后纵行动脉干、穿支、脊髓内小动脉和前毛细血管。任何一级血供中断都会引起脊髓缺血，严重者可导致脊髓坏死（图2-9）。

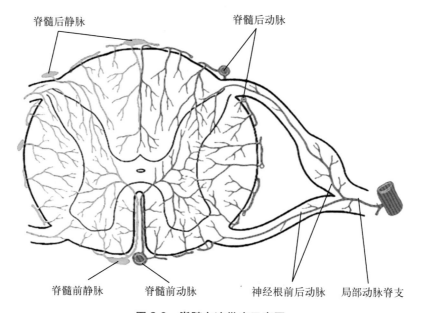

图2-9 脊髓血液供应示意图

引自：Marshman LA，David KM，Chawda SJ，2007. Lumbar extradural arteriovenous malformation：case report and literature review[J]. Spine J，7（3）：374-749.

脊髓的动脉主要有脊髓前、后动脉，形成血管链。左、右椎动脉颅内段各发出1条脊髓前动脉，多数都起自椎动脉的内侧或背侧，少数也来自左、右椎动脉的汇合部，然后在椎体交叉附近，即脊髓头端前正中裂处合成一干，经枕骨大孔进入椎管。脊髓前动脉沿脊髓前正中裂纵行纡曲向下到达脊髓圆锥，多分为2支，向后与脊髓后动脉相吻合。

脊髓后动脉有2条，起自于小脑下后动脉的脊支或在延髓侧面从椎动脉发出，沿脊髓后外侧沟，在脊神经后根之前、后下行直达脊髓末端。脊髓前、后动脉起始部均很小，随着下行而逐渐加大，沿途有许多自节段动脉发出的根动脉加入。

在胸段，上肋间动脉及肋间动脉的后支发出一条脊支经椎间孔进入椎管，供应胸段脊髓及其被膜。在腰段，腰动脉后支发出脊支，供应腰段脊髓及其被膜。

各节段动脉进入相应的椎间孔，在该处分为腹外侧支、背侧支和脊前后支，供应椎骨和椎内外组织。根动脉和由其发出的脊髓滋养动脉也在此处起始。每个椎间孔是供应脊髓营养的交通部位，在进行手术操作时要特别注意。

根动脉在颈部来自椎动脉、颈深动脉及颈升动脉，在胸部来自肋间动脉，在腰部来自腰动脉，在骶部来自骶外侧动脉、第 5 腰动脉、髂腰动脉及骶正中动脉。其中骶外侧动脉发出的滋养血管随圆锥远侧发出的神经根进入，参与脊髓前后动脉在圆锥部位的"十"字吻合。脊髓的滋养动脉或根动脉的大小及数目变化很大，有的仅供应神经根及脊髓被膜。在胚胎期，根动脉有 60 ～ 62 条，随后大部分退化，仅分布于脊神经节和脊神经根。在成人平均只有 8 条（2 ～ 17 条）前根动脉加入脊髓前动脉，其主要属支一般在 C_3、C_5（或 C_6）、T_4、下部胸椎或上部腰椎水平。平均有 12 条（6 ～ 25 条）后根动脉加入脊髓后动脉，最大的根动脉位于腰部。

脊髓前动脉及前根动脉约供应脊髓横断面的前 2/3，即供应灰质前柱、中间带及后柱的底，以及白质前索和外侧索深部。脊髓后动脉及后根动脉供应后索全部、外侧索浅部及灰质后柱大部分。

根最大动脉（Adamkiewicz 动脉）一般发自左侧 T_6 平面以下 1 个肋间动脉或上 3 个腰动脉之一。动脉向上走行一段较长距离后达脊髓前面，可上升至 T_5 或 T_6 平面再下降，走行呈发卡状。Dommisse 等于 1974 年在尸体解剖研究中发现，Adamkiewicz 动脉 80% 起自左侧 T_7 ～ L_4 水平，最常见于 T_9 ～ T_{11} 水平。第 4 胸段脊髓节段（T_1 平面）和腰髓节段（T_{10} 平面）是两个脊髓血供危险区，任何操作如果累及相应供血动脉易发生截瘫。

脊髓前正中纵行动脉比任何单独营养脊髓的动脉更为重要，而 Adamkiewicz 动脉单独亦不能供应脊髓足够的营养，因此对 Adamkiewicz 动脉的重要性不能低估，手术中仍应尽可能地保留此动脉，它在保证脊髓连续充分的血供方面有一定的意义。当附近无其他脊髓滋养支，结扎 Adamkiewicz 动脉引起脊髓缺血的危险性明显增大；当附近血管丰富时，则危险性较小。手术中应注意局部电灼、过度牵拉或止血压迫过紧而无意中切断或阻塞 Adamkiewicz 动脉。

就脊髓滋养血管来说，颈段和腰段要比胸段优越。这两个部位的纵行动脉干和穿支动脉也较为丰富，脊髓灰质的血供比白质要好，颈、腰段因灰质较多，其血供也较充分。

二、脊髓的静脉

脊髓的静脉属于椎静脉系，其分布大致与动脉相似。脊髓静脉流入 Batson 静脉丛，后者由脊椎内、脊椎外和椎管内硬脊膜外三部分组成。脊髓静脉如同脊髓滋养动脉伴脊神经走行，流入 Batson 静脉丛的椎管内硬脊膜外部分。

脊髓静脉比较丰富，在不同平面均比脊髓滋养动脉多，其直径虽在有些平面较大，但一般比滋养动脉小。

（陈彦霖　朱　烨）

主要参考文献

单云官，李俊祯，杨少华，等，1988. 椎弓根形态学观测及其临床意义 [J]. 中国临床解剖学杂志，6(4):219-221, 248.

单云官，魏焕萍，张金波，等，1998. 椎间关节滑膜嵌顿综合征的解剖学基础 [J]. 中国临床解剖学杂志，16(1):54-56.

董忻，潘志轩，1994. 棘间韧带腰段的形态特点及年龄变化 [J]. 中国临床解剖学杂志，12(1):3-7.

高文彬，秦东京，于苏国，等，1998. 脊柱腰段的断层解剖及 CT 研究 [J]. 中国临床解剖学杂志，16(2):148-151.

郭世绂，1995. 椎间盘的解剖与理化性能（二）[J]. 中国脊柱脊髓杂志，5(3):140-142.

郭世绂，1995. 椎间盘的解剖与理化性能（一）[J]. 中国脊柱脊髓杂志，5 (2):93-95.

郭世绂，2001. 骨科临床解剖学 [M]. 济南：山东科学技术出版社 .

郭世绂，陈仲欣，邱敬清，等，1987. 腰神经通道与腰腿痛的关系 [J]. 中华骨科杂志，7(4):241-246.

郭世绂，1984. 腰椎管有性结构的测量与椎管狭窄 [J]. 中华外科杂志，22:623-626.

侯树勋，史亚民，1994. 国人下胸椎及腰椎椎弓根形态学特点及其临床意义 [J]. 中华骨科杂志，(4):222-225.

侯希敏，崔海岩，陈德喜，等，1997. 提高自动经皮穿刺腰椎间盘切吸术成功率的作法和体会 [J]. 中华骨科杂志，(5):325-327.

胡有谷，1995. 腰椎间盘突出症 [M]. 2 版 . 北京：人民卫生出版社 .

廖庆平，1982. 国人腰椎的测量 [J]. 解剖学通报，5:114

刘淼，臧家欣，张一铭，等，1983. 腰椎椎管大小和下腰椎椎管形状的 X 线测量 [J]. 中华骨科杂志，3(2):65-68.

苗华，严麟书，黄恭康，1984. 腰神经后支的解剖及其临床意义 [J]. 解剖学报，15(1):19-27.

彭裕文，郑思竞，于彦铮，1981. 腰椎管和神经根管的形态观察和应用解剖 [J]. 解剖学通报，4(4):330.

孙广林，孙义清，吴玉琳，等，1994. 后天性腰椎峡部不连发生机制的解剖学分析 [J]. 中国临床解剖学杂志，12 (1):21-23.

陶甫，秦学敏，郭世绂，等，1982. 从腰部脊神经后支的解剖探讨腰腿痛的机制 [J]. 中华骨科杂志，2(6):328-332.

张发惠，宋一平，刘凯，等，1998. 腰椎弓峡部裂多孔面螺钉内固定术的解剖学基础 [J]. 中国临床解剖学杂志，16(1):35-37.

张光健，1981. 人体腰椎血液供给的观察 [J]. 中华外科杂志，19(5):546-549.

郑平，朱青安，吕安峰，等，1998. 过伸复位治疗胸腰椎骨折脱位的生物力学实验研究 [J]. 中国临床解剖学杂志，16(3):270-272.

郑平，朱青安，吕家峰，等，1998. 胸腰椎脊柱韧带拉伸性能的实验研究 [J]. 中国临床解剖学杂志，16(2):171-173.

朱晞，俞寿民，韩永坚，1983. 人体腰椎骨的营养动脉 [J]. 解剖学报，14(1):8-14, 113-114.

Ayad S, Weiss JB, 1986. The lumbar spine and back pain[M]. Edinburgh:Churchill-Livingstone:100-137.

Batson OV, 1957. The vertebral vein system[J]. Am J Roentgenol Radium Ther Nucl Med, 78(2):195-212.

Bogduk N, Engel R, 1984. The menisci of the lumbar zygapophyseal joints. A review of their anatomy and clinical significance[J]. Spine, 9(5):454-460.

Brown MF, Hukkanen MV, McCarthy ID, et al, 1997. Sensory and sympathetic innervation of the vertebral endplate in patients with degenerative disc disease[J]. J Bone Joint Surg Br, 79(1):147-153.

Crock HV, 1976. Isolated lumbar disk resorption as a cause of nerve root canal stenosis[J]. Clin Orthop Relat Res, (115):109-115.

Crock HV, Yoshizawa H, Kame SK, 1973. Observations on the venous drainage of the human vertebral body[J].

J Bone Joint Surg Br, 55(3):528-533.

Denis F, 1983. The three column spine and its significance in the classification of acute thoracolumbar spinal injuries[J]. Spine, 8(8):817-831.

Dubousset J, 1994. Congenital kyphosis and lordosis[J]. Spine:245-258.

Eisenstein S, 1977. The morphometry and pathological anatomy of the lumbar spine in South African negroes and caucasoids with specific reference to spinal stenosis[J]. J Bone Joint Surg Br, 59(2):173-180.

第3章

胸腰椎相关生物力学

第一节　正常胸腰椎的生物力学

正常胸腰椎的生物力学研究是探讨胸腰椎骨折发生机制及选择治疗决策的依据。

胸腰椎承受轴向载荷时，主要由椎体与椎间盘承担应力，同时椎弓根、峡部及小关节也承担部分应力。戴力扬等构建了人腰椎有限元模型并对其进行了应力解析，结果显示椎体骨松质应力大部分聚集于最靠近终板中心的区域，而终板应力则集中于中央靠后，此外，部分载荷由椎间盘特别是髓核部分来传递，髓核发生退变后腰椎的载荷传递方式会发生重要变化。Kasra 等对人体腰椎活动节段的有限元分析表明，一定量值的轴向载荷会使得椎体终板及相邻的骨松质首先发生损坏。刘雷等用有限元法构建了人胸腰椎活动节段的力学模型，其分析认为在高强度垂直压缩载荷下，胸腰椎的上、下终板会首先发生断裂。若载荷过大造成椎间盘损伤，可使椎间盘内髓核等进入骨折的椎体内从而形成施莫尔结节。由于胸腰椎对轴向载荷的分享特点，在发生胸腰椎骨折后，前、中柱骨折的解剖复位与承担载荷功能的恢复密切相关。

胸腰椎接受屈曲牵张应力时，后方韧带复合体（posterior ligamentous complex，PLC）对维持脊柱的稳定具有重要作用。PLC 包括棘上韧带、棘间韧带、黄韧带及小关节囊，可限制脊柱的过屈、旋转、移位及分离，也被称为"后张力带"。正常情况下，在胸段人体的重心位于脊柱前方，所以静息时胸腰椎前方椎体受压力，PLC 受张力；在受到垂直压缩载荷时各韧带不承受拉伸载荷，压缩屈曲及分离屈曲时，PLC 等韧带受张力，且以后纵韧带、棘上和棘间韧带处受力最大。Vaccaro 等提出量化评分的胸腰椎损伤分类和损伤程度评分系统（thoracolumbar injury classification and severity score，TLICS），该评分系统总结了骨折的损伤机制、损伤形态、PLC 的完整性和神经功能状态，他们认为 PLC 是脊柱稳定的重要因素。Panjabi 等研究表明，棘上韧带、棘间韧带和黄韧带在屈曲状态下对脊柱起稳定作用，并将 PLC 视为"内源性的韧带稳定系统"的重要结构之一。王向阳等利用 12 个人类 $T_{11} \sim L_3$ 脊柱标本，顺序切除小关节囊、棘上韧带、棘间韧带和黄韧带，并构建屈曲 - 压缩骨折模型，发现随着 PLC 的序贯切除，运动范围（ROM）呈现增加的趋势，表明 PLC 是保持胸腰椎稳定性的关键结构。

（胡星宇　俞伟杨）

第二节　胸腰椎骨折相关生物力学

一、爆裂骨折的生物力学机制

大量研究表明，椎体承受轴向暴力作用产生的椎体内高压，促使椎体发生爆裂，爆裂的骨块侵入椎管、髓核进入椎体，这与该区域的解剖特点及生物力学特性是紧密相关的。1963 年，Holdsworth 最早提出了爆裂骨折的概念，并定义为由轴向压缩暴力作用于略微前屈的脊柱，致使椎间盘穿破上终板所导致的椎体损伤。他认为爆裂骨折后 PLC 保持完整，属于稳定性骨折，并在此基础上提出了著名的"两柱理论"。其后随着对胸腰椎生物力学研究的不断深入，有学者研究发现，在靠近椎弓根处的椎体后缘，骨皮质明显变薄，认为这一解剖学特征与胸腰椎爆裂骨折有密切关系。而 Hongo 等则在力学研究中证实了椎弓根基底部为应力集中区域，并认为胸腰椎爆裂骨折时损伤始于椎弓根基底部。戴力扬等表示，邻近上终板的椎体后上缘由于紧靠椎弓根基底部，其应力集中较椎体后下缘更为明显，由此可从生物力学角度解释为何胸腰椎爆裂骨折多表现为上终板骨折。同时，较大的能量在应变处发生爆裂并导致椎体粉碎性骨折，因而胸腰椎爆裂骨折时椎体的粉碎程度常提示致伤暴力的能量大小。

二、椎基静脉孔与爆裂骨折

有观点认为，椎基静脉孔（basivertebral foramen）可能是与胸腰椎爆裂骨折发生相关的重要解剖点。在椎体后缘的正中位置，椎弓根水平之间有一天然的滋养孔，为椎基血管和神经进出椎体的通道，称为椎基静脉孔。Atlas 等对 75 例脊柱爆裂骨折患者进行了回顾性影像学分析，其中 66 例存在椎体垂直方向骨折，骨折累及椎体下部并延伸至椎基静脉孔区域。赵凤东等认为椎基静脉孔的存在改变了椎体内部骨小梁的分布，使此处骨小梁稀疏，在该椎体区域形成了一个力学薄弱区。该团队应用 10 具尸体的脊柱标本模拟胸腰椎爆裂骨折状态并对 162 例胸腰椎爆裂骨折伴骨碎片的患者进行了显微计算机断层扫描（micro-CT），发现尸体模拟实验中爆裂骨折的骨折线通过椎基静脉孔或其表面，而 micro-CT 分析结果显示椎体最脆弱的区域位于椎基静脉孔内或上方。从已有研究来看椎基静脉孔与胸腰椎爆裂骨折的发生与骨折块形态密切相关（图 3-1）。

三、爆裂骨折后的稳定性研究

关于胸腰椎骨折后在各个方向的稳定性的研究，Panjabi 等利用 13 具新鲜尸检脊柱标本（$T_{11} \sim L_1$）受高速轴向创伤制造爆裂骨折模型，在标本完好无损时和创伤后分别测量其多向灵活性，结果显示爆裂骨折在前屈、后伸、左右侧弯和左右轴向旋转均表现出显著失稳。Slosar 等通过尸体实验来研究爆裂骨折引起的腰椎节段负荷 - 位移变化的相关性，发现爆裂骨折在前屈、侧弯和轴向旋转方向的刚度均较正常节段减少。钟世镇等利用 7 具新鲜成人尸检 $T_8 \sim L_5$ 节段胸腰椎标本，建立 L_1 单椎体爆裂骨折模型并测试损伤后标本的三维运动范围，结果显示损伤椎体上下两节段的屈伸、侧弯和轴向旋转的 ROM 均显著增大。

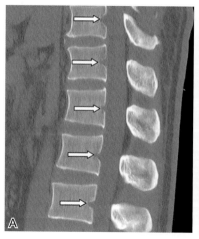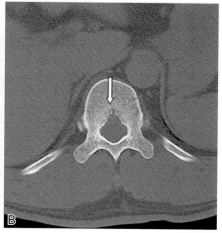

图 3-1 椎基静脉孔示意图（箭头所示）

因此证实了爆裂骨折后的胸腰段在前后屈伸、侧弯和轴向旋转等各方向上的活动度均有所增加，易导致脊柱节段创伤后失稳。

四、椎体后方骨折块术中间接复位机制

后纵韧带及椎间盘纤维环与胸腰椎爆裂骨折侵入椎管骨折块的复位密切相关。Harrington 通过直接测量后纵韧带在骨折复位过程中的紧张度，间接证明了后纵韧带在胸腰椎爆裂骨折中对侵入椎管的骨块起到牵拉复位的间接作用。王飞等的实验研究表明，椎间盘纤维环及后纵韧带在椎管内骨折块复位过程中起着决定性作用，在整个复位过程中，两者之间存在一定的叠加作用，从而有利于骨块更好地复位，且只要后纵韧带或纤维环其中之一保持完整，纵向拉伸力仍可使椎管内骨折块获得较好的复位。Fredickson 等通过 6 具新鲜成人尸检标本得出结论：在椎管内骨折块复位的过程中，相邻上位椎间盘的纤维环后部比后纵韧带所起的作用要大，纤维环的斜行纤维是帮助椎管内骨折块复位的主要效应韧带。

五、其他骨折类型的形成机制研究

（1）胸腰椎屈曲牵张骨折：在损伤机制上，屈曲牵张骨折被认为是脊柱在屈曲情况下受到向前的剪力造成后柱过大的牵张力作用所致，常与汽车安全带有关，故又称为安全带骨折。当旋转轴位于前纵韧带前方时，椎体前柱高度可以完全没有丢失或仅有轻度压缩。但当屈曲旋转轴位于前纵韧带后方、椎体前部时，除中后柱发生牵张分离性损伤外，前柱亦发生屈曲压缩性损伤，表现为中后柱结构的分离伴椎体前部压缩骨折或椎体前上缘向前下方推挤形成楔形骨块。

（2）不同载荷速度、不同方向的载荷或多种载荷的组合作用导致了不同形态的胸腰椎骨折。Fradet 等应用有限元脊柱安全和手术模型（SM2S）的胸腰段（$T_{12} \sim L_2$），模拟了包括 Magerl 提出的 AO 分型的大部分损伤类型在内的多种损伤形态。该研究应用有限元定量分析方法模拟了不同载荷下的多种胸腰椎骨折类型，从生物力学上验证了 Magerl 等对胸腰椎损伤类型的描述，但该研究中未能再现对应于后方骨性断裂的 B2 型，椎间盘破坏

的 B3 型骨折及扭转机制引起的多椎骨折等部分骨折类型。

（胡星宇　俞伟杨）

第三节　胸腰椎内固定的生物力学

一、正常胸腰椎载荷分布

在生理状态下，胸腰椎前、中柱为载荷的主要承担部位。Kummer 等研究认为，当脊柱结构完整的情况下，直立时前中柱受力为 83%～90%，后柱受力为 10%～17%。据 Biedermann 等研究报道，在有良好前柱的完整结构中，约 80% 的力通过前柱，约 20% 的力通过后柱。三柱承载时存在动态变化，前中柱是脊柱侧方及前方剪切、轴向压缩和屈曲载荷的主要承载结构。后柱是后方剪切和旋转载荷的主要承载结构。当发生胸腰椎爆裂骨折时，前中柱受损后对载荷的承载能力会发生明显变化。在一项对胸腰椎骨折载荷分布的定量研究中，Rohlmann 等实验结果表明，前中柱损伤后屈曲载荷容量丧失 67.7%，轴向载荷容量丧失 67.2%，发生爆裂骨折后前中柱载荷转移为由后柱承载（图 3-2）。

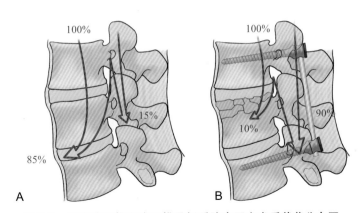

图 3-2　正常胸腰椎和胸腰椎骨折后路内固定术后载荷分布图

二、胸腰椎内固定后的载荷分布

后路内固定系统在胸腰椎骨折中主要起到载荷分享和张力带作用。胸腰椎骨折内固定术后，植入物与固定节段共同组成了新的力学系统，力和力矩由脊柱自身结构和植入物结构共同承担。合理的应力分享既能有效分担前中柱载荷，利于骨折愈合，又不至于使内固定疲劳和松动，甚至断裂。Duffield 等的测试结果提示，对于完整脊柱，约 10% 的应力通过内固定系统，但切除前中柱之后，则近 100% 的应力会通过后路内固定器械，易造成断钉断棒等并发症。而在前柱有效重建后，约 80% 的力通过前中柱，仅较小的轴向应力及牵张应力通过后路器械，可显著提高内固定成功率，因此临床上对严重胸腰椎爆裂骨折进行良好的前柱修复重建对减少后路内固定失败至关重要。当脊柱前方结构可以承受压力时，后路内固定器械提供了张力带作用，可有效抵抗牵张载荷，并通过对脊柱的动力加压促进骨折愈合（图 3-3）。

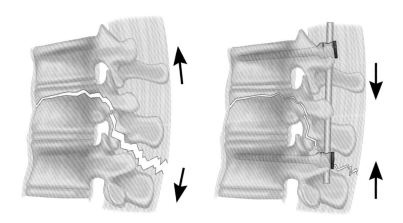

图 3-3　后路内固定系统发挥后方张力带作用

三、伤椎蛋壳样改变

胸腰椎骨折行后路内固定手术是临床常用的手术方案，能使伤椎高度和后凸畸形得到不同程度的恢复和改善，但椎体内的骨小梁结构却常难以复位。许多患者在伤椎复位后出现不同程度椎体内空腔，被称为"蛋壳样"改变。这一改变会使伤椎承受载荷能力下降，前中柱有效支撑不足，以至于无形中增加了内固定物所承担的生物力学负荷，是导致随访期间，尤其是在骨折愈合前内固定失败和伤椎高度丢失等的原因之一（图 3-4）。

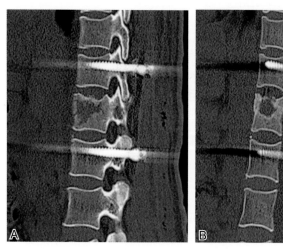

图 3-4　术后蛋壳样改变

A. 患者术后 1 天 CT 影像；B. 患者术后 8 个月时 CT 影像

四、伤椎置钉的生物力学研究

在应用传统跨伤椎四钉置钉技术治疗胸腰椎骨折的过程中，学者们发现虽然术中撑开邻椎使伤椎高度得到间接复位，但术后内固定松动、断裂及矫正丢失等并发症仍时有发生。文献报道，这与内固定方式密切相关。①悬挂效应：即伤椎的上、下邻椎椎体前缘趋于靠近，而伤椎趋于后移，使伤椎易产生后凸畸形，从而增加了内固定松动与断裂的风险。②四边形效应：伤椎上下椎体行四钉固定时，钉棒系统具有类似平行四边形的运动不稳定性，即侧向不稳，且抗旋转性较差。③载荷应力集中，内固定承受的负荷较大，易疲劳（图 3-5）。

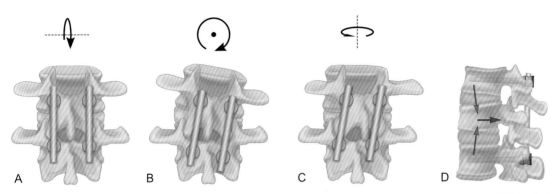

图 3-5　A ～ C.四边形效应；D.悬挂效应；蓝色、绿色箭头表示四钉系统撑开时，上、下邻椎椎体前缘趋于靠近，而伤椎趋于后移

　　近年来有不少经伤椎椎弓根螺钉内固定的研究出现，且结果表明伤椎置钉具有良好的生物力学特性：①伤椎置钉对伤椎有直接复位作用；②附加的椎弓根螺钉能够维持骨折椎椎弓根与关节突和横突的连续性，产生"三平面效应"，改善载荷的分布，减小螺钉应力，增加了内固定系统抗轴向载荷、屈曲载荷和旋转载荷的能力；③伤椎的椎弓根螺钉与上下邻椎的椎弓根螺钉在撑开复位时可发挥更坚强的张力带作用。

五、长 / 短节段内固定的生物力学研究

　　学者们在不稳定胸腰椎爆裂骨折的长节段或短节段后路内固定的治疗选择上仍有争议，因此，过去针对不同长度内固定的治疗效果做了许多比较研究。从生物力学的角度来说，部分学者研究后认为长节段内固定要比短节段更可靠。McDonnell 等在不稳定的胸腰椎爆裂骨折模型中，评估了应用短节段和长节段椎弓根螺钉内固定的生物力学特征，结果显示在骨折处置入椎弓根螺钉并不能改善长 / 短节段内固定结构的稳定性，而长节段内固定结构刚度明显强于短节段，甚至要强于完整脊柱，但会增加相邻节段退变的风险。

　　但近年来越来越多的研究报道，长节段与短节段的固定效果类似。Recep 等应用了 $T_9 \sim L_3$ 节段的有限元模型来评估腰椎长 / 短节段内固定后的生物力学水平，结果提示短节段内固定足以创建一个安全而坚固的稳定系统。此外，短节段内固定相比长节段还具备手术时间短，出血量少，保留更多运动节段和减少邻椎退变等优点。我们认为除了一些很不稳定的 AO 分型为 C 型和部分 B 型骨折，对于大部分的胸腰椎骨折，短节段内固定已具备足够的抗载荷能力。

六、与椎弓根螺钉相关的生物力学研究

（一）螺钉直径

　　在临床应用中，许多学者建议在测量椎弓根内径的前提下选择较粗的椎弓根螺钉。对不同直径的椎弓根螺钉在椎体中受力的一项研究表明，随着椎弓根螺钉直径从 4 ～ 6.5mm 的增加，其抗拔出能力也不断地增加。张钰等纳入 20 例胸腰椎骨折患者，通过研究椎弓

根螺钉对胸腰椎椎体强度的有限元分析，提出椎体内螺钉的存在会增强整个椎体的抗载荷能力，且其研究结果显示随着螺钉孔径的逐渐增大，椎体模型能够承受的载荷也逐渐增大。Matsukawa 等通过有限元分析定量研究螺钉尺寸对骨质疏松性椎骨螺钉固定的影响，发现直径较大和较长的螺钉能够显著提高抗拔出强度和椎体固定强度。Sensale 等通过基于受试者 CT 建立的胸腰椎有限元模型评估椎弓根螺钉的尺寸和几何形状对螺钉 - 椎骨结构机械性能的影响。结果表明，通过增加螺钉的直径和长度，抗拔出强度和椎体固定强度均有增加，与 Matsukawa 的研究结果是一致的。因此，临床上根据患者情况尽量选取直径较大的椎弓根螺钉置入，会获得更加可靠的固定强度。

（二）螺钉钉尾

治疗胸腰椎骨折，早期应用的椎弓根螺钉系统是固定轴螺钉内固定系统（FAPS），其钉尾的固定轴设计使其能够提供足够可靠的力学强度以抵抗轴向载荷，但手术过程中钉棒的置入与钉棒连接较为困难，在多节段手术时尤为明显，也较难通过经皮微创的手术方式完成。随后多轴螺钉内固定系统（PAPS）的出现有效解决了这一问题，但是随时间推移PAPS 的术后矫正丢失等并发症问题也逐渐凸显。FAPS 和 PAPS 两种椎弓根螺钉的区别主要在于钉尾结构上的差异。与传统的 FAPS 螺钉相比，PAPS 螺钉钉尾可在矢状位上向各个方向转动，方便置棒与钉棒连接，但同时生物力学研究也表明，PAPS 的可活动性使其在轴向力学强度与抗扭转刚度方面均弱于 FAPS。在长节段固定治疗胸腰椎骨折中，可根据骨折的具体类型选择 FAPS 和 PAPS 联合应用的治疗方案，既达到固定可靠，又利于长棒的置入。

（三）置钉方向与骨水泥强化置钉

对于胸腰椎椎弓根螺钉的置入方向，目前尚无统一标准，临床医师大多根据团队经验或自身习惯进行置钉，因此置钉的方向差异较大。杜心如等总结了以往文献中提到的椎弓根螺钉置钉点定位方法和置钉方向，除 Krag 法钉尖偏上达上终板下外侧，其余方法螺钉的矢状位走向多以平行上终板为准，而这样钉尖所达位置为椎体中骨松质的较薄弱区域。袁强等利用计算机导航技术进行不同方向椎弓根螺钉的置入，发现 Margerl 法（平行上终板）置入的椎弓根螺钉在稳定性上明显低于 Krag 法和尾向法，分析原因可能是由于 Krag 法和尾向法接触到更多的椎弓根骨皮质并且螺钉头端能够避开椎体内骨松质薄弱处，从而获得更大的把持力（图 3-6）。

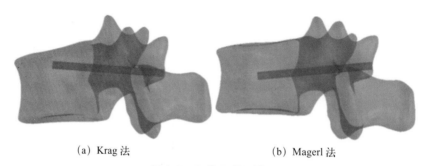

(a) Krag 法　　　　　　　　　　(b) Magerl 法

图 3-6　腰椎骨进钉模型

引自：Krag MH，Beynnon BD，Pope MH，et al，1986. An internal fixator for posterior application to short segments of the thoracic，lumbar，or lumbosacral spine. Design and testing[J]. Clin Orthop Relat Res，(203)：75-98.

在对提高椎弓根螺钉把持力的研究过程中，可注射骨水泥的中空椎弓根螺钉的应用发挥了重要作用。置钉后可通过中空管道向椎体中注入骨水泥，骨水泥从侧孔中弥散于椎体骨小梁间隙中，使螺钉在骨质疏松的椎体中达到稳定的固定。一般认为，随着骨水泥注入量的增加，"钉 - 骨水泥骨混合物 - 骨"复合物界面越大，锚定增强作用越明显，即骨水泥用量与椎弓根固定强度之间成正比。聚丙烯酸甲酯（PMMA）是传统的椎弓根螺钉强化材料，其优点是固定强度高和凝固迅速，干硬后即可达最高的固定强度。研究表明，PMMA能显著提高不同注射量的椎弓根螺钉在骨质疏松性椎体中的固定强度，螺钉固定的强度与PMMA 的分布和体积显著相关（图 3-7）。

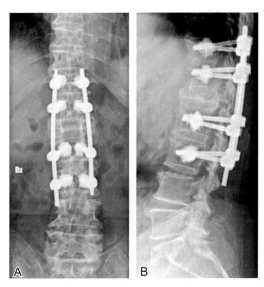

图 3-7　骨质疏松性胸腰椎压缩性骨折患者术后 X 线片显示，使用带 PMMA 增强的椎弓根螺钉和 $T_{11} \sim L_3$ 的钉棒稳定 L_1 椎体

引自：Girardo M，Cinnella P，Gargiulo G，2017. Surgical treatment of osteoporotic thoraco-lumbar compressive fractures：the use of pedicle screw with augmentation PMMA[J]. Eur Spine J，26：546-551.

（四）置钉深度

对于椎弓根螺钉置入深度，即骨 - 螺钉通道长度的比例多年来各家观点不一。在早期报道中，Roy-Camille 等建议将螺钉深入到通道长度的 50% ~ 60%，而 Margerl 等则建议将螺钉置入达椎体前皮质下。从理论上来说，增加椎弓根螺钉长度有助于增加螺钉固定的强度，但进钉过深又可能损伤椎体前方的血管和器官，产生并发症。

Krag 等对进入骨 - 螺钉通道的 50%、80% 和 100% 的螺钉分别进行生物力学测试，发现进入骨 - 螺钉通道 80% 深度的较 50% 深度的抵抗加载强度增加了 32.5%，差异有统计学意义，而 100% 深度较 80% 的深度的强度虽然有所增加，但差异无统计学意义。唐天驷等也主张以 80% 深度的骨 - 螺钉通道长度为置入深度。

在置钉深度的选择上，综合考虑内固定强度及手术安全性，结合上述研究结果，笔者认为，在置钉过程中螺钉置入深度应达骨 - 螺钉通道长度的 80%，既提供足够的固定强度，又可免去穿破椎体前方皮质的风险。

（胡星宇　俞伟杨）

主要参考文献

毕大卫，王伟，费骏，等，2010. 人体胸腰椎体冲击损伤的生物力学研究 [J]. 中国骨伤，23(10):772-775.

曹正霖，刘宏，陈志维，2009. 胸腰椎骨折椎改良椎弓根钉置入方法的解剖学研究 [J]. 中国骨与关节损伤杂志，24(11):975-977.

戴力扬，2000. 胸腰椎爆裂性骨折损伤机理的生物力学研究 [J]. 医用生物力学，15(1):19-21.

戴力扬，屠开元，徐印坎，等，1991. 腰椎椎体应力分布的三维有限元分析 [J]. 中国临床解剖学杂志，9(1):46-48, 61-62.

杜心如，叶启彬，1998. 经椎弓根胸腰椎内固定应用解剖学研究的进展 [J]. 中国矫形外科杂志，(5):446-448.

韩今华，马德春，白淼，等，2011. 腰椎椎弓根螺钉进钉点的个体化定位 [J]. 中国组织工程研究与临床康复，15(48):9066-9069.

黄荷，张兆飞，刘栋华，等，2018. 低骨量胸腰段椎体骨折椎弓根螺钉置入深度的作用 [J]. 中国矫形外科杂志，26(14):1283-1287.

李雨辰，邹任玲，孙元良，等，2022. 胸腰椎骨内固定手术仿真模型优化研究 [J]. 上海理工大学学报，44(2):172-176, 212.

刘建坤，孙志明，赵合元，等，2009. 椎弓根螺钉置钉深度在胸腰椎骨折矢状面重建中的生物力学作用 [J]. 天津医药，37(10):843-845.

刘雷，沈根标，1995. 胸腰椎损伤的三维有限元模型的应力分析 [J]. 中华创伤杂志，(6):343-344.

刘瑶瑶，孙东，张泽华，等，2011. 用于骨质疏松椎体固定的椎弓根螺钉进展 [J]. 中国矫形外科杂志，19(23):1982-1986.

欧阳钧，翟文亮，朱青安，等，1998. 胸腰段脊柱爆裂型骨折机理及实验模型 [J]. 中华骨科杂志，(5):282-285.

王飞，2005. 胸腰椎爆裂型骨折生物力学研究及临床分析 [D]. 长春：吉林大学.

叶斌，2017. 单平面椎弓根螺钉生物力学研究及在胸腰椎骨折复位治疗中的应用 [D]. 西安：第四军医大学.

袁强，行勇刚，陶剑锋，等，2009. 骨质疏松腰椎椎弓根螺钉方向对内固定稳定性的影响 [J]. 山东医药，49(20):19-22.

袁强，田伟，张贵林，等，2006. 骨折椎垂直应力螺钉在胸腰椎骨折中的应用 [J]. 中华骨科杂志，(4):217-222.

张钰，刘家明，周扬，等，2017. 椎弓根螺钉钉道对椎体强度影响的有限元分析 [J]. 中国矫形外科杂志，25(2):158-162.

Atlas SW, Regenbogen V, Rogers LF, et al, 1986. The radiographic characterization of burst fractures of the spine[J]. AJR Am J Roentgenol, 147(3):575-582.

Basaran R, Efendioglu M, Kaksi M, et al, 2019. Finite element analysis of short- versus long-segment posterior fixation for thoracolumbar burst fracture[J]. World Neurosurg, 128:e1109-e1117.

Duffield RC, Carson WL, Chen LY, et al, 1993. Longitudinal element size effect on load sharing, internal loads, and fatigue life of tri-level spinal implant constructs[J]. Spine (Phila Pa 1976), 18(12):1695-1703.

Fradet L, Petit Y, Wagnac E, et al, 2014. Biomechanics of thoracolumbar junction vertebral fractures from various kinematic conditions[J]. Med Biol Eng Comput, 52(1):87-94.

Fredrickson BE, Edwards WT, Rauschning W, et al, 1992.Vertebral burst fracture:an experimental, morphologic and radiographic study[J]. Spine, 17(9):1012-1021.

Girardo M, Cinnella P, Gargiulo G, et al, 2017. Surgical treatment of osteoporotic thoraco-lumbar compressive fractures:the use of pedicle screw with augmentation PMMA[J]. Eur Spine, 26(4):546-551.

Harrington RM, Budorick T, Hoyt J, et al, 1993. Biomechanics of indirect reduction of bone retropulsed into the spinal canal in vertebral fracture[J]. Spine, 18(6):692-699.

Heggeness MH, Doherty BJ, 1997. Short Report. The trabecular anatomy of thoracolumbar vertebrae:implications for burst fractures[J]. J Anat, 191:309-312.

Hongo M, Abe E, Shimada Y, et al, 1999. Surface strain distribution on thoracic and lumbar vertebrae under axial compression[J]. Spine (Phila Pa 1976), 24(12):1197-1202.

Hung CW, Wu MF, Hong RT, et al, 2016. Comparison of multifidus muscle atrophy after posterior lumbar interbody fusion with conventional and cortical bone trajectory[J]. Clin Neurol Neurosurg, 145:41-45.

Kasra M, Shirazi-Adl A, Drouin G, 1992. Dynamics of human lumbar intervertebral joints[J]. Spine, 17(1):93-102.

Krag MH, Beynnon BD, Pope MH, et al, 1986. An internal fixator for posterior application to short segments of the thoracic, lumbar, or lumbosacral spine design and testing[J]. Clin Orthop Relat Res, (203):75-98.

Kummer B, 1992. Biomechanische probleme der aufrechten haltung[J]. Ann Anat, 174(1):33-39.

La Maida GA, Luceri F, Ferraro M, et al, 2016. Monosegmental vs bisegmental pedicle fixation for the treatment of thoracolumbar spine fractures[J]. Injury, 47:S35-S43.

Lam FC, Groff MW, Alkalay RN, 2013. The effect of screw head design on rod derotation in the correction of thoracolumbar spinal deformity[J]. J Neurosurg Spine, 19(3):351-359.

Li Y, Shen Z, Huang M, et al, 2017. Stepwise resection of the posterior ligamentous complex for stability of a thoracolumbar compression fracture[J]. Medicine, 96(35):e7873.

Liu D, Sheng J, Wu HH, et al, 2018. Biomechanical study of injectable hollow pedicle screws for PMMA augmentation in severely osteoporotic lumbar vertebrae:effect of PMMA distribution and volume on screw stability[J]. J Neurosurg Spine, 29(6):639-646.

Liu J, Yang S, Lu J, et al, 2018. Biomechanical effects of USS fixation with different screw insertion depths on the vertebrae stiffness and screw stress for the treatment of the L1 fracture[J]. J Back Musculoskelet Rehabi, 31(2):285-297.

Magerl F, Aebi M, Gertzbein SD, et al, 1994. A comprehensive classification of thoracic and lumbar injuries[J]. Eur Spine, 3(4):184-201.

Magerl FP, 1984. Stabilization of the lower thoracic and lumbar spine with external skeletal fixation[J]. Clin Orthop Relat Res, (189):125-141.

Matsukawa K, Kato T, Yato Y, et al, 2016. Incidence and risk factors of adjacent cranial facet joint violation following pedicle screw insertion using cortical bone trajectory technique[J]. Spine, 41(14):E851-E856.

Matsukawa K, Yato Y, Imabayashi H, 2021. Impact of screw diameter and length on pedicle screw fixation strength in osteoporotic vertebrae:a finite element analysis[J]. Asian Spine J, 15(5):566-574.

Matsukawa K, Yato Y, Kato T, et al, 2014. In vivo analysis of insertional torque during pedicle screwing using cortical bone trajectory technique[J]. Spine, 39(4):E240-E245.

McDonnell M, Shah KN, Paller DJ, et al, 2016. Biomechanical analysis of pedicle screw fixation for thoracolumbar burst fractures[J]. Orthopedics, 39(3):514-518.

Panjabi MM, Hoffman H, Kato Y, et al, 2000. Superiority of incremental trauma approach in experimental burst fracture studies[J]. Clin Biomech, 15(2):73-78.

Panjabi MM, Oxland TR, Lin RM, et al, 1994. Thoracolumbar burst fracture. A biomechanical investigation of its multidirectional flexibility[J]. Spine, 19(5):578-585.

Qi W, Yan YB, Zhang Y, et al, 2011. Study of stress distribution in pedicle screws along a continuum of diameters:a three-dimensional finite element analysis[J]. Orthop Surg, 3(1):57-63.

Rohlmann A, Claes LE, Bergmann G, et al, 2001. Comparison of intradiscal pressures and spinal fixator loads for different body positions and exercises[J]. Ergonomics, 44(8):781-794.

Roy-Camille R, Saillant G, Mazel C, 1986. Internal fixation of the lumbar spine with pedicle screw plating[J]. Clin Orthop Relat Res, (203):7-17.

Sensale M, Vendeuvre T, Schilling C, et al, 2021. Patient-specific finite element models of posterior pedicle screw fixation:effect of screw's size and geometry[J]. Front Bioeng Biotechnol, 9:643154.

Slosar PJ Jr, Patwardhan AG, Lorenz M, et al, 1995. Instability of the lumbar burst fracture and limitations of transpedicular instrumentation[J]. Spine, 20(13):1452-1461.

Szkoda-Poliszuk K, Załuski R, 2022. A comparative biomechanical analysis of the impact of different configurations of pedicle-screw-based fixation in thoracolumbar compression fracture[J]. Appl Bionics Biomech, 2022:3817097.

Vaccaro AR, Lehman RA Jr, Hurlbert RJ, 2005. A new classification of thoracolumbar injuries:the importance of injury morphology, the integrity of the posterior ligamentous complex, and neurologic status[J]. Spine, 30(20):2325-2333.

Weinstein JN, Rydevik BL, Rauschning W, 1992. Anatomic and technical considerations of pedicle screw fixation[J]. Clin Orthop Relat Res, (284:34)-46.

Wray S, Mimran R, Vadapalli S, et al, 2015. Pedicle screw placement in the lumbar spine:effect of trajectory and screw design on acute biomechanical purchase[J]. J Neurosurg Spine, 22(5):503-510.

Ye B, Yan M, Zhu H, et al, 2017. Novel screw head design of pedicle screw for reducing the correction loss in the patients with thoracolumbar vertebral fractures[J]. Spine, 42(7):E379-E384.

Zhang X, Li S, Zhao X, et al, 2018. The mechanism of thoracolumbar burst fracture may be related to the basivertebral foramen[J]. Spine, 18(3):472-481.

第 4 章

病史与体格检查

第一节　病　史

胸腰椎骨折的流行病学显示其更容易发生在高能量创伤中，如高处坠落、交通事故等。因此，急诊首诊医师通过向院前急救人员、患者本人和家属及现场目击者询问事故发生时的情况，记录具体的病史，这能为临床医师诊断及处置提供重要依据。当然，进一步还应询问患者的既往病史，如骨质疏松、糖尿病、长期服药史等。医师充分了解创伤发生的具体细节可减少隐匿性损伤的漏诊概率，因此，急诊首诊医师应尽可能多地了解以下情况。

一、受伤过程

医师需详细询问患者受伤过程，受伤当时的意识、呼吸和四肢肌力感觉情况，询问患者疼痛部位、程度及性质，评估创伤发生时暴力的大小和患者胸腰椎骨折发生的可能性及严重程度，评估合并伤发生概率及高能量损伤中需重点关注的情况。

二、现场环境

医师应向患者本人（若昏迷或对答欠佳者，则向院前急救人员或目击者）询问受伤当时以下环境因素：①患者是否暴露于高温或低温环境；②患者是否接触到有毒气体或溶剂；③事故地点是否有玻璃碎片；④患者是否接触其他可能的污染源，如污物、动物粪便、淡水或海水等。急诊医师分析这些环境因素有助于预测可能出现的病情变化及为外伤患者选择合适的抗生素。

三、既往史及患者基础状态

了解患者在创伤发生前的既往史和基础状态对治疗非常重要，这些资料能让我们更好地了解患者的病情，决定治疗方案和评估预后。在询问病史时应注意了解以下情况。①患者的日常生理状态和运动耐量；②患者是否有骨质疏松、强直性脊柱炎、弥漫性特发性骨肥厚症、糖尿病、类风湿关节炎、长期服用激素史、心脑血管疾病等相关疾病史，以及是否有脊柱手术病史及骨骼肌肉损伤情况；③患者是否长期吸烟、饮酒和服用某种药物；④患者是否有精神或情感障碍。

四、特殊患者

对于神志清楚且情绪稳定的患者，通过上述问诊，在急诊首诊时可以初步判断患者是否有胸腰椎骨折的可能，以及计划进一步的检查和治疗方案。然而对于醉酒、昏迷状态或伴有精神疾病的患者，尤其是多发伤可能合并有胸腰椎骨折的患者，除了对受伤现场的家属、其他目击者及院前急救人员进行问诊外，在保证生命体征稳定的前提下还需尽快完善相关体格检查及影像学检查。

五、初步评估与处理

（一）全身评估
评估患者的生命体征和意识情况，评估头部、胸部、腹部等是否存在合并伤。

（二）专科损伤情况评估
根据患者主诉及查体结果评估专科损伤情况。按颈椎、胸椎、腰椎、骨盆及四肢的顺序进行体格检查，要重点关注四肢神经功能情况。怀疑脊柱骨折的患者须按照脊柱骨折损伤的制动原则处理。

（三）急诊完善各项检查
急诊完善各项检查包括 X 线、CT，必要时给予 B 超和相关血液学检查等，以明确脊柱、骨盆、四肢及器官损伤情况，做好病情的告知，通知相关科室会诊。

（陈彦霖　吴忠伟）

第二节　体　格　检　查

胸腰椎骨折的体格检查应包括临床评估和神经功能评估两方面，仔细辨别相关的脊柱和非脊柱损伤征象，需明确脊柱的稳定性和潜在不稳定性，进行骨折的初步分类并制订相关的诊治计划。

一、临床评估

首先对患者进行初步的视诊：观察患者的一般情况、意识及精神状态。观察脊柱外形，是否存在畸形、保护性姿势、皮肤擦伤或肿胀瘀斑等。在患者生命体征平稳，意识清醒的前提下，对患者进行全脊柱的触诊与叩诊：阳性表现为在体格检查中发现腰背部棘突、棘间及棘旁的压痛、叩击痛，在背部触及台阶或增大的间隙。然后对患者进行动诊与量诊：胸腰椎骨折患者的典型临床表现为腰背部疼痛症状及活动障碍，在翻身、起身、躺下等体位变化时症状加重，平卧制动后得到缓解。另对髋关节、膝关节、踝关节、足趾关节的伸屈活动也需进行初步的检查。在以上检查时，需遵循先主动后被动、先健侧后患侧的原则，以避免患者因为先天性疾病或其他损伤而影响检查结果。

二、神经功能评估

通过上述的体格检查对胸腰椎骨折患者的临床情况有了初步的评估之后，还必须对神经系统进行全面检查。应评估下肢所有关键肌群，进行肌力分级并记录在表格中。与此同时，应检查患者的感觉，包括轻触觉、针刺觉、本体觉和震动觉。所有神经支配区的运动、感觉和腱反射都应双侧同时检测，应记录感觉、运动和腱反射的异常情况及其动态变化情况。临床上对于脊髓损伤患者应该持续监测重要的生命体征，包括脉搏、血压、呼吸及血氧饱和度等。

（陈彦霖　吴忠伟）

第三节　合并伤的诊断

一、合并颅脑损伤

判断胸腰椎骨折是否合并颅脑损伤必须仔细分析病史及受伤机制，关注患者受伤后意识及瞳孔变化，还需结合体格检查及影像学检查。

（一）重视病史

了解受伤经过、着力部位、受伤后意识及肢体活动障碍等详细情况，这对判断伤情、受伤机制及明确诊断能提供有力依据。

（二）临床症状与体征

应重视观察患者意识状态、生命体征、瞳孔反应、眼球活动和肢体运动等动态变化，如发生以下临床表现及体征的变化应引起临床医师注意。

(1) 患者意识障碍深且持续时间长，提示脑损伤比较严重。

(2) 患者受伤后出现昏迷、清醒后再昏迷，或出现意识障碍加深，进行性偏瘫，且一侧瞳孔散大，则提示颅内血肿。

(3) 患者受伤后出现血压偏低，脉率增快时，应考虑有内脏出血或血管合并伤。

(4) 患者受伤后出现血压升高，脉搏变慢和呼吸深而慢时，提示颅内压增高。

(5) 患者出现去大脑强直、瞳孔及眼球运动异常、高热、尿崩症、消化道出血和神经源性肺水肿时，提示脑干和视丘下部损伤。

（三）辅助检查

1. 头颅平片　初步判断有无颅骨骨折和骨折的形状，但因为容易漏诊，所以临床上不常用，几乎被 CT 检查所取代。

2. 头颅 CT　是早期诊断颅内血肿（包括多发性颅内血肿）及脑挫伤的可靠方法。

3. 头颅 MRI　在诊断脑实质小出血灶或挫伤，特别是胼胝体和脑干病变时优于头颅 CT 扫描。

二、合并胸部损伤

胸部损伤多数由交通伤、挤压伤和锐器伤所致，包括胸壁挫伤、裂伤、肋骨及胸骨骨折、气胸、血胸、肺挫伤、气管及主支气管损伤、心脏损伤、膈肌损伤和创伤性窒息等，有时可合并腹部损伤。

（一）重视病史

根据损伤暴力性质不同，胸部损伤可分为钝性伤和穿透伤，根据损伤是否造成胸膜腔与外界沟通，可分为开放伤和闭合伤。钝性胸部损伤由减速性、挤压性或冲击性暴力所致，损伤机制复杂，多有肋骨或胸骨骨折，以钝挫伤与挫裂伤多见。穿透性胸部损伤由火器或锐器所致，损伤机制较清楚，损伤范围直接与伤道有关，其所致的进行性血胸是伤情进展迅速和死亡的主要原因。闭合性损伤多见于交通碾压、挤压、高处坠落等，而开放性损伤多见于火器及锐器伤。

（二）临床症状与体征

1. **胸痛**　常见于胸部挫伤、肋骨或胸骨骨折等，如胸壁局部压痛并触及骨擦音提示肋骨骨折。出现皮下气肿捻发音时，如发生在颈部皮下，应怀疑食管破裂可能。

2. **呼吸困难**　常见于气道梗阻、血气胸、连枷胸和肺挫伤导致的低氧血症等，如有胸壁塌陷，反常呼吸等体征常提示连枷胸的存在。

3. **休克**　胸腔出血、肺实质出血和肋间血管出血等均可能引起低血容量性休克。

4. **心力衰竭**　胸部严重损伤、心脏穿透伤和瓣膜破裂均可引起。

（三）辅助检查

1. **胸腔穿刺**　迅速、简单、可靠的检查，用于血气胸的诊断。

2. **胸部X线**　可诊断胸部肋骨骨折、血气胸、肺萎缩、气管纵隔移位及膈肌破裂等，能够在一定程度上明确损伤部位、性质和严重程度，尤其适用于无法搬动的患者。

3. **CT**　可以明确血气胸、肺挫伤及肺部原有病变情况。

4. **B超**　无创检查，可明确胸腔积液情况，且可动态观察。

三、合并腹部损伤

闭合性腹部损伤以实质性器官损伤为主，伤情变化快，易发生重度失血性休克、感染、肾衰竭和多器官功能障碍综合征，其发生后果严重，死亡率较高。腹内器官损伤常合并两处或两处以上器官损伤，临床上应注意避免腹内器官损伤的漏诊。

（一）重视病史

交通伤、工伤意外和打架斗殴为常见损伤。开放性损伤常由锐器伤所引起，闭合性损伤常为高处坠落、冲击和挤压等钝性暴力所致。无论开放性或闭合性损伤，都可导致腹部器官损伤。常见受损器官依次是脾、肾、肝、胃和结肠等，胰、十二指肠和直肠等由于解剖位置较深，故损伤发生概率较低。

（二）临床症状与体征

应密切关注患者意识、皮肤、血压、脉搏和呼吸等生命体征，以判断有无内脏出血和并发休克等情况的存在，认真仔细地进行视、触、叩、听的体格检查是发现腹部损伤的重要措施。

1. **腹痛**　怀疑腹部损伤首先要检查腹部有没有压痛、反跳痛。当肝破裂、胰腺损伤时，因胆汁、胰液进入腹腔可对腹膜产生强烈刺激而出现明显的腹痛和腹膜刺激征。

2. **腹胀**　肝、脾等实质性器官破裂出血量较多者可有明显腹胀和移动性浊音，空腔器官如胃肠道和胆道等破裂或穿孔，则以腹胀和腹膜炎的表现为主。

3. **呕血、血便**　胃、十二指肠损伤后可有呕血，直肠损伤常出现鲜红色血便。

4. **排尿困难、血尿**　常提示泌尿系统损伤。

5. **休克**　早期多由于疼痛和失血引起，如实质性器官（肝、脾、肾）或大血管损伤继发的腹腔内或腹膜后出血。晚期多见于感染性休克。

6. **感染**　无论是上消化道还是下消化道破裂或穿孔，最后都会引起细菌性腹膜炎，但下消化道破裂或穿孔造成的细菌污染远比上消化道严重。

（三）辅助检查

1. **腹腔穿刺**　能快速、有效地明确是否存在腹腔大出血情况，对于高度怀疑腹腔大出血的休克患者尤为适用。穿刺抽出不凝固的血液，即有急诊剖腹探查指征。

2. **B 超**　是一种敏感且无创的检查，可行动态观察。

3. **腹部 CT 和 CTA 检查**　能准确判断器官损伤情况和出血量，可行动态观察。

4. **血管造影和栓塞**　明确的腹腔内出血，可行介入下血管造影判断出血部位，同时行局部栓塞止血。

四、合并骨盆骨折

胸腰椎骨折合并骨盆骨折的发生概率较高，其主要表现为骨盆变形及髂骨部位压痛，会阴部可见瘀斑、血肿，有时伴有生殖器官出血。若合并严重骨盆骨折，需注意腹膜后血肿情况，应及时制动并稳定骨盆以减少出血。X 线和 CT 检查常用来明确骨盆骨折。

骨盆骨折常合并盆腔内器官的损伤，如尿道、膀胱、直肠和阴道等。血尿是诊断泌尿系统损伤的重要依据，多发伤中泌尿系统损伤约有 80% 的患者出现不同程度的肉眼或镜下血尿，但需注意的是，并非依据血尿的多少来衡量泌尿系统损伤的严重程度。

五、合并四肢骨折

四肢骨折是胸腰椎骨折最多见的合并伤，四肢骨折大多有明显的临床症状和体征。然而对于合并脊髓损伤出现瘫痪的患者，其肢体骨折症状可不明显，此时需进行全面详细的查体，如伤肢出现肿胀、压痛和功能障碍，尤其是出现畸形、异常活动和骨擦音或骨擦感时，应给予 X 线、CT 检查以明确诊断。

（陈彦霖　吴忠伟）

主要参考文献

侯树勋, 2004. 四肢脊柱交通伤的救治 [J]. 中华创伤骨科杂志, (1):12-15.

李辉, 都定元, 2022. 多发伤定义的发展与争议 [J]. 中华创伤杂志, 38(10):865-870.

唐锐先, 王秀洁, 2007. 急诊疾病谱规律研究与分析（附 30144 病例分析）[J]. 中国急救医学, 27(10): 901-904.

Li H, Ma YF, 2021.New injury severity score (NISS) outperforms injury severity score (ISS) in the evaluation of severe blunt trauma patients[J]. Chin J Traumatol, 24(5):261-265.

Peden M, Hyder A, 2002. Road traffic injuries are a global public health problem[J]. BMJ, 324(7346):1153.

第 5 章

影像学检查

第一节　X 线、CT 和 MRI 检查

一、X 线检查

X 线检查是诊断胸腰椎骨折的基础检查手段，胸腰椎骨折在 X 线片上主要表现为椎体楔形变扁，骨皮质不连续，脊柱正常序列改变，椎体及附件周围软组织肿胀（图 5-1）。

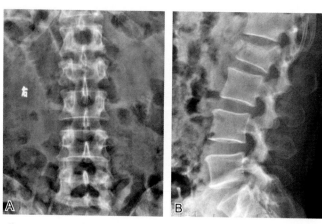

图 5-1　正位 X 线片显示 L_2 椎体骨折，上终板塌陷（A）；侧位 X 线片显示 L_2 椎体骨折，上终板塌陷，椎体楔形成角（B）

正位 X 线片上可行椎弓根间距和棘突间距测量。爆裂骨折患者的椎弓根间距可增大，后方韧带复合体损伤患者的棘突间距可增宽。椎弓根间距与棘突间距通常以毫米为单位或者通过与相邻正常节段比较的百分比来描述。

侧位 X 线片上有两个参数值得关注：伤椎局部后凸成角和伤椎高度丢失程度。脊柱局部后凸成角是胸腰椎骨折后较常见的畸形，目前临床上常用的评估脊柱后凸成角的方法有 Cobb 角和楔形角。Cobb 角为骨折上位椎体上终板和下位椎体下终板的切线成角。楔形角为骨折椎体上终板和下终板的切线成角。需要注意的是，楔形椎体并不等同于椎体骨折。正常儿童和成人的脊柱从 $T_1 \sim L_2$（峰值在 T_7）椎体成一定正常生理腹侧楔形角度，L_3 一般无明显楔形角，而 $L_4 \sim L_5$（峰值在 L_5）椎体成一定正常生理背侧楔形角度。文献报道，健康成年人正常楔形角范围可达 $0° \sim 10°$，儿童可达 $0° \sim 11°$。当然也有一些胸腰椎骨折患者可能并不存在脊柱畸形变或楔形变。临床中我们需要认识到健康成年人的椎体可

能会存在一定楔形角，这样可以帮助我们避免将一些非骨折性疾病误诊为椎体骨折，如生理性楔形变、舒尔曼病、施莫尔结节或退行性脊柱侧弯等。

二、CT 检查

临床上 CT 检查已经成为高能量创伤患者的首选影像学检查方法，不仅用来明确可能存在的骨折，也用于排除相关胸腹联合伤。对于合并长骨骨折或创伤性脑损伤的胸腰椎骨折患者常会因多发损伤而分散注意力，因此需要对这类患者进行仔细的体格检查，对于怀疑有胸腰椎骨折的患者需进行脊柱 CT 检查。在多发性创伤患者中，存在一处脊柱椎体骨折，医师需警惕有无其他部位椎体骨折，必要时进行全脊柱 CT 检查，因为高达 20% 的多发性创伤患者存在其他部位的非邻近椎体骨折。

如果怀疑低能量创伤的患者可能存在 X 线无法显示的创伤，CT 也可作为进一步检查的方法。X 线检查脊柱骨折的敏感度较差，为 33% ～ 77%（因节段不同而不同，上胸椎部位其敏感度更低，腰椎部位其敏感度稍高）。如果低能量创伤患者 X 线检查发现存在椎体骨折，建议对伤椎上下 3 个以上椎体范围进行 CT 检查。由于 X 线检查常低估椎体骨折的严重程度，包括准确诊断节段不稳或将爆裂骨折误诊为压缩性骨折，因此 X 线检查无法单独作为手术计划的参考，有必要进行 CT 检查以达到精确的骨折分类和治疗方案选择。

胸腰椎骨折在 CT 上主要表现：椎体变扁，骨皮质不连续，椎旁及附件周围软组织肿胀（图 5-2）。脊髓震荡 CT 检查多无异常表现，但脊髓挫裂伤时可表现为脊髓外形膨大、边缘模糊、脊髓内密度不均匀，脊髓横断时可表现为脊柱骨折、脱位、椎管狭窄、硬脊膜囊结构紊乱。CT 对胸腰椎骨折诊断的敏感度在 95% ～ 100%，其诊断后方附件结构骨折及骨碎块的大小和位置的准确度优于 MRI。

所有在 X 线片上可以测量的指标都可以在 CT 图像上测量，并且更具有优势，椎管参数测量也更加准确。椎管矢状径和横径比率、椎管总横截面积和椎管相对狭窄百分比是诊断是否合并神经损伤的常用参数。

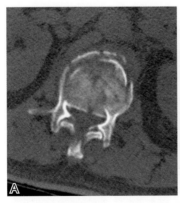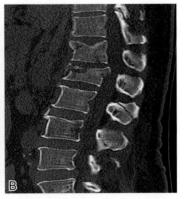

图 5-2　CT 横断位显示椎体爆裂骨折，骨折块突入椎管，椎管狭窄（A）；CT 矢状位显示 L_1、L_2 椎体骨折，L_2 层面椎管狭窄，L_3 棘突断裂（B）

三、MRI 检查

MRI 检查不仅可以评估胸腰椎骨折的损伤情况，还可以进一步评估神经损伤的节段位置和严重程度，以及后方韧带复合体（posterior ligamentous complex，PLC）损伤情况。

胸腰椎骨折在 MRI 上的诊断要点：①椎体信号异常，表现为 T_1 加权像呈稍低信号，T_2 加权像呈稍高信号，脂肪抑制像（STIR）新鲜骨折为异常高信号（图 5-3），陈旧性骨折为等信号；②椎体形态异常，楔形变、扁平、塌陷；③椎旁及附件周围软组织信号异常，T_2 加权像及 STIR 呈异常高信号，脊柱曲线异常及椎体脱位；④脊髓水肿，T_1 加权像呈稍低信号，T_2 加权像呈高信号；脊髓出血，其信号演变与腔内血肿相同；脊髓震荡，一般无异常发现；脊髓挫裂伤，脊髓外形膨大，T_1 加权像呈等或略低信号，T_2 加权像呈高信号，合并出血时信号同出血各期信号；脊髓横断，表现为脊髓连续性中断，可确定横断的部位、形态及并发的脊髓损伤。MRI 也可量化神经解剖损伤程度，脊髓水肿局限于一个节段或范围小的患者，其神经恢复优于水肿范围大的患者。

对 PLC 是否损伤的判断在临床上非常重要，当体格检查和 CT 检查无法准确评估 PLC 的完整性时，需要进一步行 MRI 检查。MRI 检查是公认的胸腰椎骨折中诊断 PLC 损伤的"金标准"。PLC 损伤在 MRI 上的直接征象：矢状位 T_1 或 T_2 加权像上韧带所在位置黑色条状信号带连续性中断或不可见，或矢状位 T_2 加权像上呈高信号影（图 5-4）。若 T_1 或 T_2 加权像上棘突后方黑色条纹带连续性中断提示棘上韧带断裂；T_2 加权像棘突间高亮信号提示棘间韧带撕裂；关节突之间横断面 T_2 加权像高信号积液提示关节囊撕裂；黄韧带连续性中断提示黄韧带断裂。当前临床上推荐 PLC 损伤的评估首选 MRI，其脂肪抑制像序列更佳。

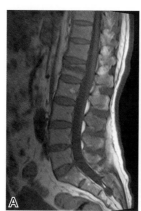
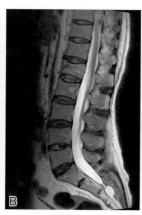
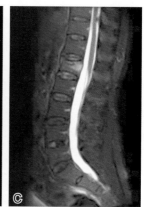

图 5-3　L_1 椎体骨折 MRI 表现

A. T_1 加权像；B. T_2 加权像；C. STIR

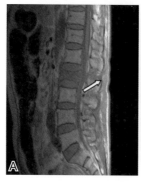
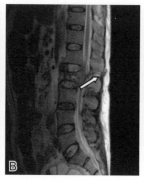
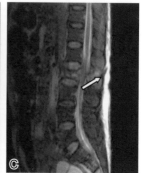

图 5-4　L_2 椎体骨折合并后方韧带复合体损伤（箭头）MRI 表现

A.　T_1 加权像；B. T_2 加权像；C. STIR

（陈振中　刘　斌）

第二节 胸腰椎骨折的影像学参数

一、影像学参数

（一）Cobb 角

Cobb 角为骨折椎体上位椎体上终板和下位椎体下终板的切线成角（图 5-5）。这种测量方法可信度较高，是目前美国脊柱创伤研究学组推荐的测量方法。

（二）楔形角

楔形角（局部椎体后凸角）为骨折椎体上终板和下终板的切线成角（图 5-6）。

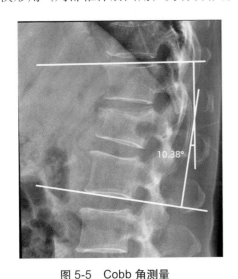

图 5-5　Cobb 角测量

骨折椎体上位椎体上终板和下位椎体下终板的切线成角

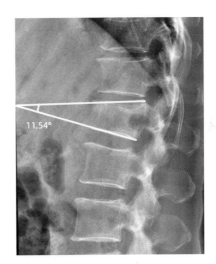

图 5-6　楔形角（局部椎体后凸角）测量

骨折椎体上终板和下终板的切线成角

（三）矢状位指数

矢状位指数（sagittal index，SI）是楔形角和正常矢状基线角度（baseline sagittal contour）的差值。正常矢状基线角度因不同椎体而不同，胸椎部位为 5°，$T_{12} \sim L_1$ 为 0°，腰椎部位为 $-10°$。正常生理状况下，矢状位指数为 0°。

（四）椎体高度和椎体高度丢失比

椎体高度（前缘、后缘）如图 5-7 所示。椎体高度丢失比 =（伤椎上下椎体高度均值 − 伤椎高度）/ 伤椎上下椎体高度均值 ×100%。

（五）伤椎椎管矢状径与横径比率

伤椎椎管矢状径与横径比率 = 椎管矢状径 / 横径 ×100%（图 5-8）。对于爆裂骨折，该指标可以反映椎管狭窄程度，可以报告为百分比。虽然不同节段导致神经损伤的椎管狭窄百分比不同，但椎管矢状径和横径比率小于 0.4 的患者多数存在临床神经损伤症状。

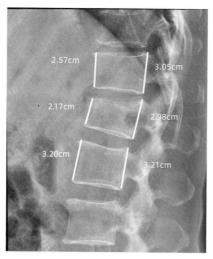

图 5-7 椎体高度（前缘、后缘）测量示意图

分别为前、后上终板至下终板的垂直距离

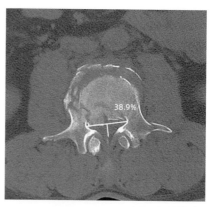

图 5-8 椎管矢状径与横径比率测量

椎管矢状径 / 横径 ×100%

（六）棘突间距

棘突间距可以提示 PLC 有无损伤。棘突间距较相邻节段超过 2mm 可作为间接诊断依据，诊断敏感度和特异度分别为 90% 和 60%，当棘突间距增大超过 3mm 时诊断特异度为 83%，增大超过 4mm 时诊断特异度超过 90%。当棘突间距增大超过 7mm 或者相对增大 20% 以上时是 PLC 损伤的表现，需要手术治疗。具体测量方法如图 5-9 所示。

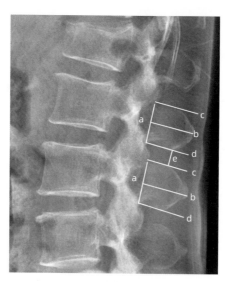

图 5-9 棘突间距测量

a 线为沿椎板表面的直线，b 线为 a 线的中点与棘突顶点的连线，b 线的长度即为棘突的长度，c 线与 d 线为与 b 线平行的棘突最上端切线与最下端切线，e 线为上下棘突切线的连线，即为棘突间距

（七）椎体移位

下位椎体右上角切线与伤椎后缘切线之间的距离，PLC 损伤时椎体会有不同程度的前后移位。椎体移位超过 3.5mm 的患者常伴有 PLC 损伤。

二、脊柱矢状面参数

（一）局部脊柱曲率：Cobb 法

1. 胸椎后凸角（thoracic kyphosis angle，TK）　测量 T_4 椎体上缘至 T_{12} 椎体下缘的 Cobb 角（图 5-10）。

2. 腰椎前凸角（lumbar lordosis angle，LL）　测量 L_1 椎体上缘至骶骨平台的 Cobb 角（图 5-11）。

（二）脊柱整体矢状面参数

矢状面轴向距离（sagittal vertical axis，SVA）：经 C_7 椎体中点的铅垂线至 S_1 上角铅垂线之间的距离（图 5-12）。SVA 是评估脊柱矢状平衡的可靠指标。

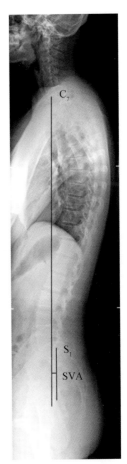

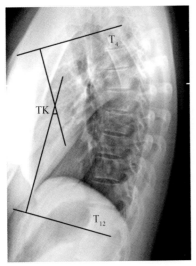

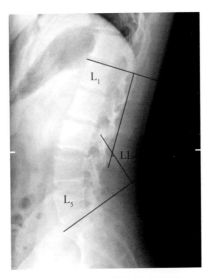

图 5-10　胸椎后凸测量
T_4 椎体上缘至 T_{12} 椎体下缘的 Cobb 角

图 5-11　腰椎前凸角测量
L_1 椎体上缘至骶骨平台的 Cobb 角

图 5-12　SVA 测量
经 C_7 椎体中点的铅垂线至
S_1 上角铅垂线之间的距离

（三）脊柱矢状面参数在胸腰椎骨折中的主要意义

（1）对于陈旧性骨折后出现矢状位失衡的患者，纠正其矢状位失衡能提高患者的生活质量。

（2）对于曾发生椎体压缩性骨折的患者来说，矢状位失衡是新发椎体骨折的重要危险因素。

（陈振中　刘　斌）

第三节　特殊影像学检查

一、脊髓造影

国内有研究将椎管内脊髓造影用于术中判断胸腰椎爆裂骨折的骨折块复位效果，可有助于发现复位不良及脊髓压迫情况，但造影为有创性操作，有可能伴发造影剂过敏、脑脊液漏等相关并发症，随着术中CT、导航的应用及手术技术的优化，脊髓造影技术逐渐被替代，目前很少用于临床。

二、骨扫描

大多数骨折的诊断依靠常规摄片即可判断，并不需要进行骨扫描。但对于一些脊柱轻微压缩性骨折的患者，X线、CT有时难以明确骨折，而这些患者又存在MRI检查禁忌证，此时可行骨扫描检查进一步明确。

三、超声检查

超声检查对于软组织病变具有独特的诊断优势，超声检查可提供脊柱区域较好的软组织成像情况，甚至可以探查距离皮肤以下6～7cm的软组织情况。超声检查在特殊情况下能够代替MRI检查判断胸腰椎骨折PLC的损伤情况。MRI是评估涉及椎间盘和脊柱韧带创伤性病变的首选方式，具有提供软组织损伤直接证据的潜力，然而当一些患者存在MRI检查禁忌时，如对于需要呼吸机或心脏支持的血流动力学不稳定患者、严重创伤患者、患有幽闭恐惧症及起搏器、人工心脏瓣膜、金属植入物患者，可以使用超声检查来确认是否存在PLC损伤。PLC损伤的患者在超声下可明显表现出异常回声，文献报道其诊断敏感度达89%，特异度达100%。

四、其他检查

腹部增强CT和CTA等检查，用于排除胸腰椎骨折患者是否合并胸腹部器官损伤，以及血管损伤等。

（陈振中　刘　斌）

主要参考文献

高峰，曾至立，程黎明，2012. 胸腰椎损伤的影像学测量 [J]. 中国矫形外科杂志，20(4):332-336.

王昕，黄凯，2021. 胸腰椎骨折后方韧带复合体损伤评估的影像学研究进展 [J]. 脊柱外科杂志，19(1):62-67.

Chen JX, Goswami A, Xu DL, 2017. Vertebral injuries:detection and implications[J]. Eur Spine J, 26(5): 1454-1462.

Daffner RH, Daffner SD, 2002.Vertebral injuries:detection and implications[J]. Eur J Radiol, 42(2):100-106.

Hiyama A, Watanabe M, Katoh H, et al, 2015. Relationships between posterior ligamentous complex injury and radiographic parameters in patients with thoracolumbar burst fractures[J]. Injury, 46(2):392-398.

Khurana B, Prevedello LM, Bono CM, et al, 2018. CT for thoracic and lumbar spine fractures:can CT findings accurately predict posterior ligament complex injury?[J].　Eur Spine J, 27(12):3007-3015.

Radcliff K, Su BW, Kepler CK, et al, 2012.Correlation of posterior ligamentous complex injury and neurological injury to loss of vertebral body height, kyphosis, and canal compromise[J]. Spine (Phila Pa 1976), 3(1):37(13):1142-1150.

Rihn JA, Yang N, Fisher C, et al, 2022.Using magnetic resonance imaging to accurately assess injury to the posterior ligamentous complex of the spine:a prospective comparison of the surgeon and radiologist[J]. J Neurosurg Spine, 12(4):391-396.

Ruiz Santiago F, Láinez Ramos-Bossini AJ, Wáng YXJ, et al, 2020. The role of radiography in the study of spinal disorders[J].　Quant Imaging Med Surg, 10(12):2322-2355.

Ruiz Santiago F, Láinez Ramos-Bossini AJ, Wáng YXJ, et al, 2022. The value of magnetic resonance imaging and computed tomography in the study of spinal disorders[J].Quant Imaging Med Surg, 12(7):3947-3986.

Vaccaro AR, Lee JY, Schweitzer KM, et al, 2006. Assessment of injury to the posterior ligamentous complex in thoracolumbar spine trauma[J]. Spine J, 6(5):524-528.

Willén J, Anderson J, Toomoka K, et al, 1990.The natural history of burst fractures at the thoracolumbar junction[J]. J Spinal Disord, 3(1):39-46.

Zhao JW, Liu Y, Yin RF, et al, 2013. Ultrasound assessment of injury to the posterior ligamentous complex in patients with mild thoracolumbar fractures[J]. J Int Med Res, 41(4):1252-1257.

第6章

损伤程度评估

第一节 椎体骨折形态学评估

根据 Denis 分型、AO 分型及 TLICS 评分系统等对胸腰椎骨折形态的描述,将对骨折的 4 种形态,压缩骨折、爆裂骨折、平移旋转骨折及牵张分离骨折逐一给予描述。这 4 种形态是胸腰椎骨折发生的几种基本形态,有时候这些形态会组合出现,形成更复杂的损伤形态。

一、压缩骨折

压缩骨折是最常见的胸腰椎骨折形态,是椎体在轴向负荷下发生的骨折。主要由屈曲压缩应力所致,表现为椎体前柱高度丢失或椎体终板断裂。它与爆裂骨折的最大区别在于压缩骨折的椎体后壁骨皮质是完整的(图6-1)。根据弯曲的方向可分为屈曲压缩和侧向压缩,前者多见,后者少见。这一类型骨折属稳定性骨折,神经损伤少见。

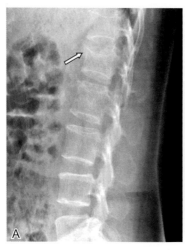 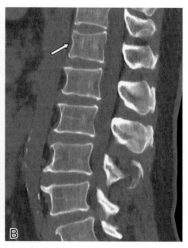

图 6-1 压缩骨折

A. 侧位 X 线片显示上终板压缩;B. CT 矢状位显示前柱压缩,椎体后壁完整

二、爆裂骨折

爆裂骨折是发生率排名第二位的骨折形态,仅次于压缩骨折。爆裂骨折损伤机制和压缩骨折类似,但其所遭受的暴力更大,是椎体在严重的轴向负荷下发生的骨折。很多爆裂

骨折发生在胸腰段连接部位，T₁₂ 及 L₁ 是胸腰段中最常累及的节段，这一类型的骨折其椎体后壁骨皮质不完整，可借此与压缩骨折区分（图 6-2）。椎体后方骨折块可以突入椎管内，严重的会损伤脊髓或马尾神经。

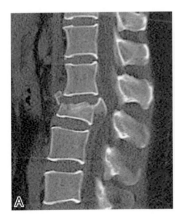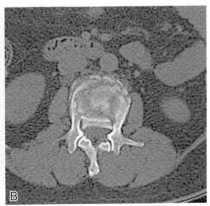

图 6-2　爆裂骨折

A. CT 矢状位显示上终板爆裂骨折，累及中柱；B. CT 横断位显示椎体爆裂骨折，后壁骨折块突入椎管

三、平移旋转骨折

平移旋转骨折是脊柱受到剪切力或扭转力，脊柱的头侧部分相对于尾侧部分发生平移或旋转的骨折。这类骨折包括所有水平方向移位的骨折：骨折后一个椎体较另一个椎体做水平方向移动，如左向右，或前向后。通常伴有一侧或双侧小关节骨折，是损伤较为严重的一类骨折，常合并后方韧带复合体损伤及神经功能损伤（图 6-3）。

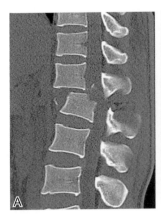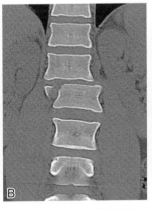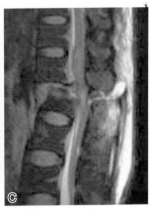

图 6-3　平移旋转骨折

A. CT 矢状位显示损伤部位上下椎体之间发生前后移位；B. CT 冠状位显示损伤部位上下椎体之间发生侧位移位；C. MRI 矢状位显示损伤部位上下椎体之间椎间盘损伤，后方韧带复合体断裂

四、牵张分离骨折

牵张分离骨折是由于屈曲牵张或过伸伤导致脊柱后柱或前柱的头侧与尾侧分离的骨折，为一种比较严重的损伤。此类型骨折常累及前、中、后三柱（图 6-4）。其有两种表现形式：一是以脊柱前柱的结构为旋转中点，后方结构牵张，常伴有后方韧带复合体损伤；二是以

后柱的结构为旋转中点，前纵韧带撕裂伴椎间盘破裂。因为累及三柱损伤，部分患者继发神经损伤，严重的伴有局部节段不稳。

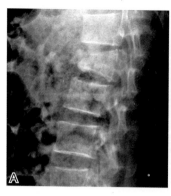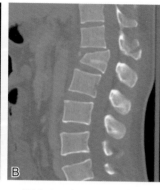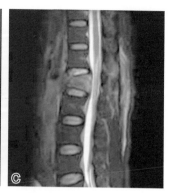

图6-4　牵张分离骨折

A. 侧位X线片显示前中柱椎体压缩；B. CT矢状位显示前中柱屈曲压缩骨折（前柱严重），后方结构牵张损伤；C. MRI脂肪抑制像显示前中柱屈曲压缩骨折（前柱严重），后方结构牵张损伤

（方佳伟　楼　超）

第二节　后方韧带复合体损伤

1938年，Watson-Jones首次提出了后方韧带复合体（PLC）的概念：由黄韧带、棘间韧带、棘上韧带及小关节囊组成，并且强调了PLC的完整性对脊柱的稳定有着非常重要的作用。

PLC损伤与否对于胸腰椎骨折的治疗方式选择具有重要的指导意义，如在2005年Vaccaro等提出的TLICS评分中，PLC损伤是其中一项重要的评判项目，而对于PLC损伤的诊断可由体格检查及X线、CT、MRI和超声等辅助检查来完成。

一、体格检查

触诊寻找增宽的棘突间隙可以间接预测PLC损伤。Lee等对PLC损伤的研究表示，触诊检查时，与相邻的棘突间隙相比，损伤节段的棘突间隙增宽（增加20%以上）被认为是PLC损伤的征象。但随着影像学检查技术的进步，体格检查在PLC损伤诊断中应用较少。

二、X线与CT检查

X线与CT检查作为术前相对简便快速的辅助检查方式，可以较好地反映骨组织情况，却难以直接观察到PLC是否损伤，而在学者们的后续研究中，发现了X线与CT检查结果提示PLC损伤的一些间接征象。其中，最常见的用于诊断PLC损伤的参数：①椎体平移；②棘突间距大于上下间距均值2mm或棘突间距离比＞120%；③伤椎楔形角＞25°。

也有一些文献报道中认为，如棘突撕脱或横断骨折、小关节排列不良、椎弓根或椎板骨折等参数也可作为PLC损伤诊断的参考。

三、MRI 检查

MRI 对于韧带、软组织、脊髓等具有较高的辨识度，是现阶段公认的胸腰椎骨折中诊断 PLC 损伤的"金标准"，它可以诊断出很多在 X 线或 CT 上无法识别的 PLC 损伤。因此，早期许多学者认为 MRI 诊断 PLC 损伤的敏感度和特异度可达 100%。当然近年来也有研究表明使用 MRI 检查并不一定能准确判断 PLC 完整性，并且有时可能也会产生"假阳性"或者"假阴性"的结果，这主要是因 MRI 在实际临床应用时受制于阅片医师的经验及 PLC 各结构辨识困难等原因。但这并不影响 MRI 检查在诊断 PLC 损伤时的重要地位。相对于骨性结构显影更佳的 X 线和 CT 检查，MRI 在不同阅片者之间差异性更小，重复性更可靠，同时骨性参数只能作为 PLC 损伤的间接推断指标，所以对于 PLC 损伤的评估仍然首选 MRI，其脂肪抑制序列更佳。

在 MRI 检查中 PLC 损伤可表现为矢状位 T_1 或 T_2 加权序列上韧带连续性的中断，或 T_1 加权序列上显示为低信号，T_2 加权序列上显示为高信号（由于脊柱韧带周围的脂肪在 T_2 加权序列上也是高信号，因此可在 STIR 中消除脂肪的影响来提高 T_2 加权序列显示为高信号的诊断特异性）。

四、超声检查

超声检查在预测韧带损伤方面不如 MRI 敏感，但应强调超声的成本效益及其在特殊情况下作为 MRI 替代检查的用途（例如，用于有起搏器、铁磁性植入物或严重幽闭恐惧症的患者）。超声在诊断 PLC 损伤时表现：棘上韧带损伤为棘突之间连续低回声线厚度增加，连续性中断及回声改变；棘间韧带损伤为棘突之间间距增大，回声改变，多普勒技术提示血流增加（图 6-5）。

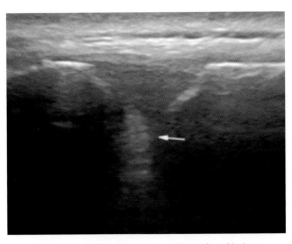

图 6-5　棘间韧带上显示异常回声（箭头）

引自：Zhao JW，Liu Y，Yin RF，et al，2013. Ultrasound assessment of injury to the posterior ligamentous complex in patients with mild thoracolumbar fractures[J]. J Int Med Res，41（4）：1252-1257.

PLC 损伤的诊断方式多样，MRI 检查准确率及应用度最高，但没有一种方式能确保 PLC 损伤诊断无误，当我们在判断 PLC 完整性时，在 MRI 检查基础上，同时结合其他检查方式，以得出正确的结论。

（倪凯南　陈　剑）

第三节　椎间盘损伤

下颈椎损伤评分系统重在评估椎间盘损伤，提出了椎间盘-韧带软组织复合体。然而对于胸腰椎骨折，临床中常用的 TLICS 主要用于评估损伤形态、PLC 的完整性和神经损伤的情况来制订治疗策略，该评分系统并未涉及椎间盘损伤。不仅如此，包括 AO 分型、Denis 分型、载荷分享评分等胸腰椎骨折的常见临床分类和评分系统，都没有对椎间盘损伤情况及其严重程度进行描述。现有的临床常用评分系统评估脊柱稳定性主要基于骨折类型和 PLC 的完整性，而椎间盘损伤通常被忽略。但也有一些学者通过现有的研究证实了椎间盘损伤确实是影响胸腰椎骨折术后稳定性和预后的重要因素。

一、椎间盘损伤分型

Oner 分型：由 Oner FC 于 1998 年提出，他们通过分析椎间盘信号、形态的变化，首次提出了基于 MRI 的椎间盘损伤分型系统。其研究组将椎间盘损伤分为了 6 型：1 型为正常或接近正常的椎间盘；2 型在 MRI 表现为黑色椎间盘，形态学上与 1 型相似，T_2 加权像上弥漫性信号丢失；3 型为施莫尔结节样改变，没有明显的高度或信号损失，有一个小的髓核疝进入终板；4 型表现为前部塌陷，在前 1/3 有高度下降，可见椎间盘前突出或髓核突出进入终板，髓核的信号强度无变化；5 型表现为中央疝，髓核大量突出到中央终板，由于前后段高度的丧失导致相邻终板之间几乎完全的骨接触；6 型为退行性椎间盘，椎间盘高度、信号和形态均有变化（图 6-6）。然而，Oner 分型并未将损伤椎间盘形态和影像学上的变化结合得很好，且由于分型太多不利于临床推广，目前已较少使用。

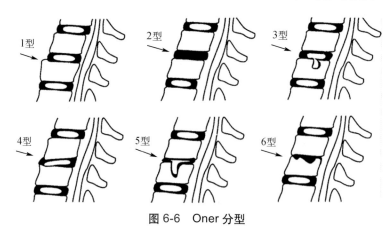

图 6-6　Oner 分型

引自：Oner FC，van der Rijt RR，Ramos LM，et al，1998. Changes in the disc space after fractures of the thoracolumbar spine[J]. J Bone Joint Surg Br，80（5）：833-839.

Sander 分级：此椎间盘损伤分级系统于 2013 年由 Sander AL 提出，将损伤的椎间盘在 MRI 上分为了 0 ～ 3 级：0 级表示受伤的椎间盘和未受伤的椎间盘之间没有差异；1 级的标准是 T_2 加权像中的高信号，提示椎间盘局部水肿；2 级定义为 T_2 加权像中信号强度降低，局灶周围高信号，T_1 加权像信号强度等信号至高信号，提示椎间盘破裂伴椎间盘内出血；3 级的标准是椎间盘进入椎体，环状撕裂或疝入终板（图 6-7）。这种分级方法将椎间盘损伤程度通过信号改变的形式量化，提供了一种通用且可靠的标准来描述椎间盘损伤，得到较为广泛的应用。

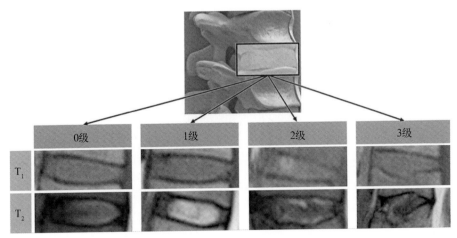

图 6-7　Sander 分级

引自：Sander AL，Laurer H，Lehnert T，et al，2013. A clinically useful classification of traumatic intervertebral disk lesions[J]. AJR Am J Roentgenol，200（3）：618-623.

二、椎间盘损伤的转归

（一）退变

Sander 等回顾性分析了接受后路内固定术的创伤性胸腰椎单节段骨折患者的 54 个椎间盘 MRI 扫描结果，发现创伤后 50% 以上的 0 级椎间盘退变为 2 级，且伤椎尾侧的椎间盘退变率为近 50%，而伤椎头侧为 100%。研究亦表明，损伤椎间盘的退变可能与胸腰椎骨折的 AO 分型存在相关性。Su 等在 2016 年对 56 例胸腰椎骨折患者的椎间盘损伤进行回顾性分析发现，A1 型骨折患者中椎间盘损伤的比例较小，严重程度较轻；A2 型骨折患者可见上、下邻近椎间盘损伤；A3 型骨折患者均发现损伤终板的邻近椎间盘损伤；A2 型、A3 型、B1 型、B2 型、C3 型骨折患者的椎间盘损伤比 A1 型骨折患者更严重。该研究结果显示，胸腰椎骨折时邻近椎间盘损伤的严重程度与 AO 骨折分型相关，损伤主要累及伤椎附近的椎间盘，头侧椎间盘损伤比尾侧椎间盘损伤更频繁和严重。损伤后的椎间盘退变程度采用 Pfirrmann 分级评估（表 6-1）也能得到相同的结果。临床医师需重视椎间盘损伤的存在及其严重程度，这可为临床适宜手术决策提供有用的信息。

表 6-1　Pfirrmann 椎间盘退变分级系统

分级	结构	髓核纤维环边界	信号	椎间盘高度
1	均质，色亮白	清楚	高或等于脑脊液	正常
2	非均质，有 / 无水平带	清楚	高或等于脑脊液	正常
3	非均质，色灰	不清楚	中等	正常至轻度降低
4	非均质，色灰或黑	消失	中等或低信号	正常至中度降低
5	非均质，色黑	消失	低信号	椎间隙塌陷

（二）矫正丢失或迟发性后凸畸形

除了损伤后发生退变，椎间盘损伤分级的研究还表明椎间盘损伤对胸腰椎骨折术后的矫正丢失及迟发性后凸畸形等具有一定的预测作用。在 Oner 等的一项队列研究中，将患者分为了非手术治疗和手术治疗（后路复位融合内固定）两组，研究发现在非手术治疗组中，与 1、2、3 型椎间盘损伤相比，4、5、6 型发生了进行性后凸。而手术组中，不同类型的椎间盘损伤没有导致放射学表现的明显变化。这可能是因为稳定的后路融合内固定已经中和了椎间盘创伤性退变的影响。基于上述结果，他们认为椎间盘损伤分级可以预测脊柱后凸畸形的进展，使胸腰椎骨折在决策是非手术治疗还是手术治疗时变得更合理化。同样的，在 Shi 等和 Müller 等的研究中，都报道了术后矫正丢失和后凸进展的主要原因是伤椎邻近椎间盘高度下降甚至是椎间隙塌陷。而 Wang 等的一项回顾性分析则将上述的研究结果更加直观化，他们计算了损伤椎间盘和骨折椎体对矫正丢失和最终随访后凸畸形的相对影响程度，证实了损伤椎间盘间隙的塌陷是导致骨折术后矫正丢失和迟发性后凸畸形的主要原因。

（三）内固定断裂

有学者观察和分析了 109 例胸腰椎骨折行椎弓根内固定手术的患者，其中有 23 例发生椎弓根螺钉断裂或松动。他们发现造成内固定断裂的主要原因是复位不良、卧床时间过短或椎间盘高度的丢失导致的螺钉负荷过大。其研究团队认为，对合并有严重椎间盘损伤的病例应行椎体间植骨融合术，以减少椎弓根螺钉所受的应力，防止椎弓根螺钉断裂或松动。而 Hu 等则对比了伴或不伴椎间盘损伤的 AO 分型为 B 型的胸腰椎骨折患者，证实了伴有椎间盘损伤的患者发生并发症的风险较高，尤其是术后内固定的失败（图 6-8）。因此他们认为对于伴有椎间盘严重损伤的 AO 分型 B 型骨折患者，应考虑椎间融合术。

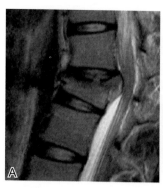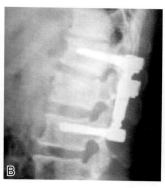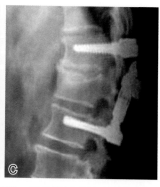

图 6-8　患者，男，43 岁，外伤致 L_1 椎体爆裂骨折合并上位椎间盘损伤，行单纯后路椎弓根内固定失败
A. MRI 显示术前 L_1 椎体爆裂骨折伴有 3 级椎间盘损伤；B. 术后即刻侧位 X 线片显示即刻椎体高度、脊柱序列恢复良好；C. 术后随访侧位 X 线片显示出现内固定断裂，椎间高度下降和矫正丢失

总的来说，这些研究表明了临床上伴有椎间盘损伤的胸腰椎骨折患者在治疗后，其伤椎邻近的椎间盘损伤易导致椎间盘退变，严重的椎间盘损伤可导致术后的矫正丢失、迟发性后凸畸形及内固定失败等，需引起临床的重视。

（陈彦霖　俞伟杨）

第四节 椎间盘真空现象

椎间盘真空现象（intervertebral vacuum phenomena, IVP）最早由 Magnusson 于 1937 年描述，是指一个或多个脊柱水平的椎间隙中出现气体聚集的放射学表现，通常发生在腰椎区域。椎间盘真空现象可在 1%～3% 的脊柱 X 线片中观察到，在椎间盘退变的老年患者中发生率高达 20%。横断面研究表明，椎间盘真空现象最常出现在退变过程中，尤其是在椎间盘退变的终末期（按 Pfirrmann 标准分级）。学者们发现，椎间盘真空现象也是创伤性椎体骨折后的常见表现，尤其是在腰椎。一些学者将创伤性胸腰椎骨折后与骨折椎体相邻的真空现象称为骨折相关真空现象（fracture associated vacuum phenomena, FAVP）（图 6-9）。然而，这种现象的发生原因及其对预后的影响尚未明确。笔者团队通过临床研究发现终板骨折和椎间盘损伤与 FAVP 相关，且 FAVP 与恢复期间的下腰痛相关。

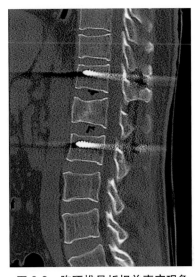

图 6-9 胸腰椎骨折相关真空现象
骨折椎体近端及远端椎间盘出现真空现象

一、影像学检查

在伸展（卧床休息）体位行放射影像学检查，椎间盘真空现象会表现得更明显，而在屈曲体位中，椎间盘真空现象会表现得相对模糊。因为在患者仰卧位时，脊柱的伸展会扩大椎间隙并导致含气裂隙区域扩张，最终导致影像学中的真空区域增加。CT 具有比其他成像方法更高的敏感度。尽管 MRI 是大多数脊柱病变的诊断金标准，但由于其质子稀缺，气体在 T_1 和 T_2 加权像上的信号强度都很低，使在区分椎间盘真空现象和钙化时存在一些困难，导致 MRI 对椎间盘真空现象检测的敏感度较低。

二、病理基础及危险因素

椎间盘真空现象常伴随着与年龄相关的椎间盘退变过程，所以髓核脱水或干燥被认为是椎间盘真空现象出现和扩大的病理原因。随着年龄的增长，椎间盘逐渐经历不断退化的过程，其生化、力学和形态特征等因素的不断改变导致了其营养供应下降。低氧和酸性环境导致局部氧化应激的增加和椎间盘细胞活力的降低，从而导致蛋白质和蛋白聚糖合成下降。随着退变的进展，髓核中的胶原蛋白及蛋白聚糖分子不断被降解，椎间盘逐渐脱水干燥并产生裂隙，周围组织产生的气体（氮气为主，以及少量的 CO_2 和 O_2）弥散到裂隙中，导致椎间盘出现真空现象。

除了年龄相关的椎间盘退变，椎间盘真空现象还常发生在胸腰椎骨折患者的伤椎邻近椎间盘中。胸腰椎骨折后，虽然伤椎的骨质部分通常会愈合并恢复到正常强度，但相对无血供的椎间盘的恢复程度是不可预测的。当伤椎终板断裂时，椎间盘和椎体之间的生物屏障被破坏，机械负荷、营养供应、基质成分和代谢改变引发级联反应，最终导致椎间盘组织脱水。此外，在高能量损伤导致终板骨折的过程中，髓核通常会突入椎体，导致髓核内基质成分（如水和蛋白聚糖）的直接损失，而髓核脱水或干燥是椎间盘真空现象出现和扩大的特征性病理原因。迄今为止，仅见一项研究报道了胸腰椎骨折后真空现象的危险因素。Friederike 等的队列研究结果显示，FAVP 与 A3 型骨折显著相关，且初始的 FAVP 与年龄及低能量创伤机制显著相关。

三、转归

椎间盘损伤已被证实会导致椎间盘迅速退变和创伤后椎间隙改变，有可能带来椎间盘的慢性不稳定和背痛。同时，椎间盘损伤继发的退变也对骨折术后的矫正丢失和后凸畸形等方面存在切实的影响，且在拆除内固定之后加重。

胸腰椎骨折伴有 FAVP 的病例，在植入物取出后可能导致局部脊柱矫正丢失。Masahiro 等将 59 例胸腰椎爆裂骨折患者纳入研究，这些患者在后路椎弓根螺钉固定术后未融合的情况下进行了植入物取出，植入物取出并随访 6 个月后，将患者分为后凸畸形组（后凸角 > 25°）和正常组，将年龄、性别、初始严重楔形改变、初始严重后凸和椎间盘真空现象作为最终后凸畸形的候选因素。最终研究发现椎间盘真空现象是预测植入物取出后继发后凸畸形与术后矫正丢失的独立危险因素。

FAVP 的转归还与椎间盘损伤的严重程度相关，临床上我们发现一些胸腰椎骨折病例的椎间盘真空现象不严重，在随访过程中其真空现象自发消失了（图 6-10）。

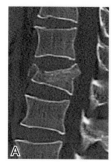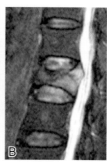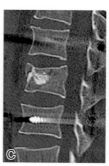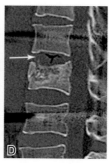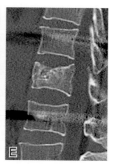

图 6-10　患者，男，55 岁，L$_1$ 椎体发生 B$_1$ 型骨折，FAVP 出现后自发消失

A. 伤后初始 CT 图像显示 L$_1$ 椎体爆裂骨折；B. MRI 矢状位 T$_2$ 加权像显示上椎间盘 2 级损伤和下椎间盘 1 级损伤；C. 经皮后路内固定术后即刻 CT 图像；D. 术后 3 个月 CT 图像显示，L$_1$ 相邻上椎间盘存在明显的真空现象；E. 术后 12 个月 CT 图像显示，真空现象消失

四、症状

对于椎间盘真空现象是否会引起临床症状一直存在争议。一些学者认为椎间盘真空现象通常是无症状的，但是也有一些学者认为椎间盘真空现象与站立、翻身和天气变化引起的腰背痛相关。我们的病例随访发现大多数 FAVP 患者易发生腰背痛。

五、治疗

椎间盘真空现象的治疗方法主要取决于是否存在临床症状，如果患者只是影像学上的表现，并没有出现腰背痛及相应的神经刺激症状，则不需要治疗；如果患者出现了腰背痛或神经症状，建议先采用药物治疗，首先选择非甾体抗炎镇痛药，如塞来昔布、依托考昔等，也可加用按摩、物理治疗、推拿和肌肉强化训练。若上述治疗效果欠佳，可应用局部类固醇注射。对于椎间盘真空现象内的气体聚集，许多作者持观望态度，因为它们可能会自发吸收，其机制尚待阐明。如果影像学改变或神经根症状持续存在，对于轻度椎间盘退变且没有椎管狭窄患者可以考虑 CT 引导下的经皮气体抽吸。对于症状频繁复发，疼痛严重影响日常生活的患者，需进行手术干预。

（来贺欢　朱科军）

第五节　神经功能评估

　　胸腰椎骨折合并神经损伤后，医师需及时、准确地进行体格检查，全面了解和评估神经损伤程度，这对制订治疗方案，提高和观察治疗效果及准确评估预后都具有重要的指导意义。根据神经损伤严重程度的研究角度和表达方式的不同，我们列举临床常用的神经损伤分类和几种评估方法。

一、神经损伤分类

（一）脊髓震荡

　　脊髓震荡是最轻的一种脊髓损伤形式。脊髓震荡的定义由 Obersteiner 于 1879 年最早提出，是指脊髓损伤后发生的一种可逆性功能紊乱。临床上表现为损伤平面以下感觉、运动及反射完全消失或大部分消失，之后脊髓功能的迅速、完全恢复。一般认为脊髓功能的恢复时间不超过 24 ～ 48h，最终不留任何神经系统后遗症。

（二）不完全性脊髓损伤

　　不完全性脊髓损伤是指损伤平面以下保留某些感觉和运动功能，为不完全性脊髓损伤，包括以下 3 种类型。

　　1. 前脊髓综合征　脊髓前方受压严重，有时可引起脊髓前中央动脉闭塞，出现下肢瘫痪，下肢和会阴部仍可保持位置觉和深感觉，有时甚至还保留有浅感觉。此型损伤的预后为不完全性损伤中最差者。

　　2. 后脊髓综合征　脊髓受损平面以下运动功能和痛温觉、触觉存在，但深感觉完全或部分消失。

　　3. 脊髓半切综合征　又称布朗 - 塞卡综合征（Brown-Séquard syndrome）。损伤平面以下同侧肢体的运动及深感觉消失，对侧肢体痛觉和温觉消失。

（三）完全性脊髓损伤

　　完全性脊髓损伤是指脊髓实质完全性横贯性损害，损伤平面以下的感觉、运动功能完全丧失，包括肛门周围的感觉和肛门括约肌的收缩运动丧失。2 ～ 4 周后逐渐演变成痉挛性瘫痪，表现为肌张力增高，腱反射亢进，并出现病理性锥体束征。胸段脊髓损伤表现为截瘫。

（四）脊髓圆锥损伤

　　正常人脊髓终止于 L_1 椎体的下缘，因此，T_{12} 和 L_1 骨折可发生脊髓圆锥损伤，表现为会阴部（鞍区）皮肤感觉缺失，括约肌功能丧失致排尿排便不能控制和性功能障碍，双下肢的感觉和运动仍保持正常。

(五) 马尾神经损伤

马尾神经起自 L_2 的骶脊髓，一般终止于 S_1 椎体的下缘。马尾神经损伤很少为完全性的。临床表现为损伤平面以下弛缓性瘫痪，伴有感觉、运动、性功能障碍及括约肌功能丧失，肌张力降低，腱反射消失，没有病理性锥体束征。

脊髓休克与脊髓震荡的区别：脊髓休克与脊髓震荡这两个概念很多临床医师容易混淆，其实它们是两个完全不同的概念，不可混淆，二者之间有本质的差别。脊髓休克又称脊休克 (spinal shock)，1841 年由 Hall 首先描述，是指脊髓损伤后损伤平面以下的感觉、运动功能完全丧失，包括肛门周围的感觉和肛门括约肌的收缩运动丧失，球海绵体反射、肛门反射的出现是脊髓休克期结束的标志。2～4 周后逐渐演变成痉挛性瘫痪，表现为肌张力增高，腱反射亢进，并出现病理性锥体束征。

脊髓震荡在第 9 版《外科学》教材中的定义：临床上表现为损伤平面以下感觉、运动及反射完全消失或大部分消失。一般经过数小时至数天，感觉和运动开始恢复，不留任何神经系统后遗症。国内戴力扬教授曾在《中国脊柱脊髓杂志》提出：脊髓震荡是指脊髓损伤后发生的一种可逆性功能紊乱。临床上表现为损伤平面以下感觉、运动及反射完全消失或大部分消失，之后脊髓功能迅速、完全恢复。一般认为脊髓功能的恢复时间不超过24～48h，最终不留任何神经系统后遗症。

二、截瘫指数法

沿用多年的截瘫指数法，是由我国天津医院在 1974 年最早提出。从评估感觉、运动和括约肌功能来对脊髓损伤的程度进行评价，每项各以 0、1、2 分表示。0 分表示正常；2 分表示功能完全丧失；1 分表示功能介于正常与完全丧失之间。3 项均 0 分，截瘫指数即为 0，表示脊髓正常；3 项均 2 分，截瘫指数即为 6，表示脊髓完全性损伤；截瘫指数为 1～5 则表示不同程度的脊髓不完全损伤。这一计算和评价方法简便，容易掌握，曾在国内广泛使用。但是随着临床研究越来越精准，此评价方法略显粗糙。例如，肌肉运动仅有肌纤维的收缩（肌力 1 级）到肌力略下降的肌收缩（肌力 4 级），根据截瘫指数均被评为 1 分。感觉和括约肌的检查和评分同样存在类似情况，导致评估的截瘫指数虽然相同，但反映出的脊髓损伤的严重程度却相差较大。

三、Frankel 分级

Frankel 分级由 Frankel 于 1969 年提出，将脊髓损伤平面以下感觉和运动存留的多少分为 5 个级别（表 6-2）。

表 6-2　Frankel 脊髓损伤分级标准

等级	感觉、运动功能情况
A 级	损伤平面以下深浅感觉完全消失，肌肉运动功能完全消失
B 级	损伤平面以下运动功能完全消失，仅存某些包括骶区感觉
C 级	损伤平面以下仅有某些肌肉运动功能，无有用功能存在
D 级	损伤平面以下肌肉功能不完全，可扶拐行走
E 级	深浅感觉、肌肉运动及排尿排便功能良好，可有病理反射

Frankel 法对脊髓损伤严重程度的评估有较大的实用价值,但对脊髓圆锥和马尾神经损伤的评价有缺陷,也缺乏反射、括约肌功能的内容,尤其对膀胱、肛门括约肌的神经功能表述不全。

四、ASIA 分级

AISA 分级是美国脊髓损伤协会(ASIA)在 Frankel 分级的基础上于 1982 年进行修订而成的(表 6-3)。此分级方法与 Frankel 分级大同小异,是目前临床上常用的方法。

表 6-3 ASIA 脊髓损伤分级标准

级别	损伤程度	感觉、运动功能情况
A 级	完全性损伤	在骶段($S_4 \sim S_5$)无任何感觉和运动功能
B 级	不完全性损伤	在神经损伤平面以下,包括骶段($S_4 \sim S_5$)存在感觉功能,但无运动功能
C 级	不完全性损伤	在神经损伤平面以下,存在运动功能,一半以上的关键肌肌力 < 3 级
D 级	不完全性损伤	在神经损伤平面以下,存在运动功能,一半以上的关键肌肌力 ≥ 3 级
E 级	正常	感觉、运动完全正常

ASIA 精心筛选出了最具代表性的、最基本的神经系统检查项目,即感觉的 28 个关键点,运动的 10 条关键肌,逐个进行检查和评分。感觉评分的总和即代表患者的感觉功能状况,运动评分的总和即代表患者的运动功能状况。具体做法:①感觉的检查和评分(表 6-4):在 28 个关键点上 [皮区:指多个神经节段(神经根)感觉神经轴突所支配的皮肤区域],用针刺测试锐痛觉,用棉絮测试浅触觉。按 3 个等级评分:缺失为 0 分、障碍为 1 分、正常为 2 分,不能区分锐性和钝性刺激的应评 0 分。这样,每个关键点的检查有 4 种情况:即左、右两侧皮区的针刺锐痛觉和棉絮浅触觉。如正常人每个关键点应得 8 分,全身 28 个关键点满分总共 28×8 = 224 分。重要的皮肤标志有乳头连线(T_4)、剑突(T_6)、肋弓(T_8)、脐(T_{10})、腹股沟区(T_{12},L_1)和肛周(S_4,S_5)。②运动的检查和评分(表 6-5):进行运动功能检查时嘱患者主动做肢体伸缩动作,检查者从相反方向给予阻力,测试患者对抗阻力的力量,并注意两侧比较。分别检查髋关节(前屈、后伸、外展、内收)、膝关节(屈曲、伸直)、踝关节(背伸、跖屈)、足趾关节(背伸、跖屈)等周围大肌群肌力。按自上而下顺序,对规定的 10 条关键肌(肌节:指每个节段神经根运动轴突所支配的肌或肌群)进行检查,各关键肌肌力仍用原临床 5 分法评定。0 分:受检肌完全瘫痪;1 分:可触感肌力收缩;2 分:无须克服地心引力能主动活动关节;3 分:对抗地心引力进行全关节主动活动;4 分:对抗中度阻力进行全关节主动活动;5 分:正常肌力。这样,左、右两侧共 20 条关键肌,正常人所有关键肌均为 5 分,其运动功能满分 20×5 = 100 分。在部分情况下,由于限制性因素如下肢肢体骨折所造成的肌力减弱被认为是正常肌力。主动的肌力检查后,应继续进行肌张力的检测。在患者肌肉松弛时,双手握住其肢体,用不同的速度和幅度,反复做被动的伸屈和旋转运动,感触到的轻度阻力就是这一肢体有关肌肉的张力,以同样方法进行各个肢体及关节的被动运动,并做两侧比较。肌张力增高表现为肌肉坚硬,被动运动阻力增大,关节运动范围缩小,可表现为痉挛性或强直性。①痉挛性肌张力增高:在被动运动开始时阻力较大,终末时突感减弱,称为折刀现象,见

于锥体束损害。②强直性肌张力升高：是指一组拮抗肌群的张力均增加，做被动运动时，伸肌与屈肌的张力同等增强，如同弯曲铅管，故称铅管样强直，见于锥体外系损害。肌张力减弱表现为肌肉弛缓松软，被动运动时阻力减退或消失，关节运动范围扩大，有时呈过度屈伸现象，常见于周围神经、脊髓前角灰质及小脑病变等。

从总体内容上看或与传统神经功能检查方法相比较，ASIA 分级缺少了位置觉和深感觉内容。目前 ASIA 已建议增加检查两侧示指和拇指的位置觉和深痛觉。同时要做肛门指诊，检查肛门括约肌的自主收缩、深感觉是否存在，借以判断脊髓损伤是完全性还是不完全性，用"均以缺失""障碍"和"正常" 3 个等级表示。

表 6-4　感觉检查的关键点（皮区）

神经节段	检查部位	神经节段	检查部位
C_2	枕骨粗隆	T_8	第 8 肋间
C_3	锁骨上窝	T_9	第 9 肋间
C_4	肩锁关节顶部	T_{10}	第 10 肋间（脐水平）
C_5	肘前窝外侧	T_{11}	第 11 肋间
C_6	拇指	T_{12}	腹股沟韧带中点
C_7	中指	L_1	T_{12} 与 L_2 之间上 1/3 处
C_8	小指	L_2	大腿前中部
T_1	肘前窝内侧	L_3	股骨内上髁
T_2	腋窝	L_4	内踝
T_3	第 3 肋间	L_5	足背第 3 跖趾关节
T_4	第 4 肋间（乳线）	S_1	足跟外侧
T_5	第 5 肋间	S_2	腘窝
T_6	第 6 肋间（剑突）	S_3	坐骨结节
T_7	第 7 肋间	$S_{4,5}$	肛门周围（作为一个平面）

表 6-5　运动检查的关键肌（肌节）

神经节段	受检肌（肌群）
C_5	屈肘肌（肱二头肌、肱肌）
C_6	伸腕肌（桡侧腕长伸、短伸肌）
C_7	伸肘肌（肱三头肌）
C_8	中指屈指肌（固有指屈肌）
T_1	小指外展肌（小指展肌）
L_2	屈髋肌（髂腰肌）
L_3	伸膝肌（股四头肌）
L_4	踝背伸肌（胫前肌）
L_5	长伸趾肌（踇长伸肌）
S_1	踝跖屈肌（腓肠肌、比目鱼肌）

五、Bodford 评分

1997 年，由 Bodford 提出改良的 Frankel 分级评分即为 Bodford 评分（表 6-6）。

表 6-6　Bodford 评分（1997）

肌力（0～5 级）		右	左	感觉评分	
踝	跖屈	（　）/5	（　）/5	正常	10
	背伸	（　）/5	（　）/5	损伤平面以下完全丧失	0
膝	屈	（　）/5	（　）/5	完全丧失（按皮感分布图）	3
	伸	（　）/5	（　）/5	不完全丧失（损伤平面以下）	5
髋	屈	（　）/5	（　）/5	不完全丧失（呈条纹状）	7
	伸	（　）/5	（　）/5	总分	
	外展	（　）/5	（　）/5		
	内收	（　）/5	（　）/5	肛门自主收缩	
肩	屈	（　）/5	（　）/5	正常	10
	伸	（　）/5	（　）/5	减弱	5
肘	屈	（　）/5	（　）/5	丧失	0
	伸	（　）/5	（　）/5	总分	
腕	屈	（　）/5	（　）/5		
	伸	（　）/5	（　）/5	膀胱功能	
手	抓	（　）/5	（　）/5	正常	5
	握	（　）/5	（　）/5	不正常	0
总肌力				总分	
脊髓损伤总分					

　　值得注意的是，在评估患者的脊髓损伤严重程度时首先需要考虑脊髓休克期。脊髓休克期是指脊髓损伤后损伤平面以下的感觉、运动功能完全丧失，包括肛门周围的感觉和肛门括约肌的收缩运动丧失，球海绵体反射、肛门反射的出现是脊髓休克期结束的标志。2～4 周后逐渐演变成痉挛性瘫痪，表现为肌张力增高，腱反射亢进，并出现病理性锥体束征。

（方佳伟　楼　超）

第六节　临床功能评估

　　当前患者术后临床功能评价方法较多，下面我们列举几种常用的临床功能评估方法。

一、视觉模拟评分法

　　视觉模拟评分法（VAS）因其使用简易方便，且对患者而言接受度高，故其在胸腰椎骨折患者随访功能评价中使用较为广泛。该方法比较灵敏，有可比性。具体做法：在纸上面一条 10cm 的横线，横线的一端为 0，表示无痛，另一端为 10，表示剧痛，中间部分表示不同程度的疼痛。让患者根据自我感觉在横线上画一记号，表示疼痛的程度。轻度疼痛为 1～3 分，不影响工作及生活；中度疼痛为 4～6 分，影响工作，不影响生活；重度疼痛为 7～10 分，疼痛剧烈，影响工作及生活（图 6-11）。

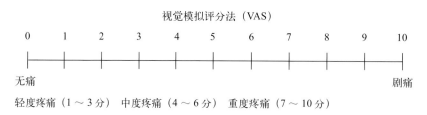

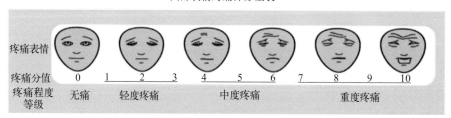

图 6-11　视觉模拟评分法

二、Oswestry 功能障碍指数

Oswestry 功能障碍指数（Oswestry disability index，ODI）是学者们在论文交流中常用于评价腰痛功能障碍的量表。该表是由 Fairbank 等专家于 1976 年开始设计的，经过大量试用问卷后于 1980 年形成了 ODI 的 1.0 版本，并在此后召开的巴黎国际腰椎研究会议上得到了广泛推广。

ODI 共 10 个条目，包括以下三大领域的评定：疼痛（疼痛程度，睡眠）；单项功能（提物、坐、站立和行走）和个人综合功能（日常活动自理能力、性生活、社会活动和郊游）等。每项有 6 个备选答案（分值 0～5 分，0 分表示无任何功能障碍，5 分表示功能障碍最明显）。分数越高表明功能障碍程度越重，最差为 50 分。ODI 评分的表达方法用实际评分之和除以 50（剔除性生活评定则为 45 分）乘以 100% 表示，0% 为正常，越接近 100%，功能障碍越严重。鉴于国人的习惯，通常忌讳回答性方面的问题，所以，在很多研究中都剔除了性生活这项指标。

（一）疼痛程度（腰背痛或腿痛）

（1）无任何疼痛。

（2）有很轻微的痛。

（3）较明显的痛（中度）。

（4）明显的痛（相当严重）。

（5）严重的痛（非常严重）。

（6）痛得什么事也不能做。

（二）日常活动自理能力（洗漱、穿脱衣服等活动）

（1）日常活动完全能自理，一点也不伴腰背或腿痛。

（2）日常活动完全能自理，但引起腰背或腿疼痛加重。

（3）日常活动虽然能自理，但由于活动时腰背痛或腿痛加重，以致小心翼翼，动作缓慢。

（4）多数日常活动能自理，有的需要他人帮助。

（5）绝大多数的日常活动需要他人帮助。

（6）穿脱衣物、洗漱困难，只能躺在床上。

（三）提物

（1）提重物时并不导致疼痛加重（腰背痛或腿痛）。

（2）能提重物，但导致腰背痛或腿痛加重。

（3）由于腰背痛或腿痛，以致不能将地面上的重物拿起来，但是能拿起放在合适位置上的重物，如放在桌面上的重物。

（4）由于腰背痛或腿痛，以致不能将地面上较轻的物体拿起来，但是能拿起放在合适位置上较轻的物品，如放在桌面上的物品。

（5）只能拿一点轻东西。

（6）任何物品都提不起来或拿不动。

（四）行走

（1）腰背痛或腿痛，但一点也不妨碍走多远。

（2）由于腰背痛或腿痛，最多只能走 1000m。

（3）由于腰背痛或腿痛，最多只能走 500m。

（4）由于腰背痛或腿痛，最多只能走 100m。

（5）只能借助拐杖或手杖行走。

（6）不得不躺在床上，排便也只能用便盆。

（五）坐

（1）随便多高椅子，想坐多久，就坐多久。

（2）只要椅子高矮合适，想坐多久，就坐多久。

（3）由于疼痛加重，最多只能坐 1h。

（4）由于疼痛加重，最多只能坐 0.5h。

（5）由于疼痛加重，最多只能坐 10min。

（6）由于疼痛加重，一点也不敢坐。

（六）站立

（1）想站多久，就站多久，疼痛不会加重。

（2）想站多久，就站多久，但疼痛有些加重。

（3）由于疼痛加重，最多只能站 1h。

（4）由于疼痛加重，最多只能站 0.5h。

（5）由于疼痛加重，最多只能站 10min。

（6）由于疼痛加重，一点也不敢站。

（七）睡眠

（1）半夜不会被痛醒。

（2）用镇痛药后，仍睡得很好。

（3）由于疼痛，最多只能睡 6h。

（4）由于疼痛，最多只能睡 4h。

（5）由于疼痛，最多只能睡 2h。

（6）由于疼痛，根本无法入睡。

（八）性生活

（1）性生活完全正常，绝不会导致疼痛加重。

（2）性生活完全正常，但会加重疼痛。

（3）性生活基本正常，但会很痛。

（4）由于疼痛，性生活严重受限。

（5）由于疼痛，基本没有性生活。

（6）由于疼痛，根本没有性生活。

（九）社会活动

（1）社会活动完全正常，绝不会因为这些活动导致疼痛加重。

（2）社会活动完全正常，但是这些活动会加重疼痛。

（3）疼痛限制剧烈活动，如运动，但对参加其他社会活动没有明显影响。

（4）由于疼痛限制了正常的社会活动，以致不能参加某些经常性的活动。

（5）由于疼痛限制参加社会活动，只能在家从事一些社会活动。

（6）由于疼痛，根本无法从事任何社会活动。

（十）旅行（郊游）

（1）能到任何地方去旅行，腰背痛或腿一点也不痛。

（2）可以到任何地方去旅行，但会导致疼痛加重。

（3）由于受疼痛限制，外出郊游最多不超过 2h。

（4）由于受疼痛限制，外出郊游最多不超过 1h。

（5）由于受疼痛限制，外出郊游最多不超过 30min。

（6）由于疼痛，除了到医院，根本就不能外出郊游。

三、日本骨科协会评估治疗分数

日本骨科协会评估治疗分数（Japanese orthopaedic association scores，JOA 评分）由日本骨科学分会于 1975 年首先提出并使用，包括颈椎 JOA 评分和下腰痛 JOA 评分。其中下腰痛 JOA 评分包括主观症状（下腰痛、腿痛和步态）、临床体征（直腿抬高、感觉障碍和运动障碍）、日常活动受限度和膀胱功能 4 个部分，总分 29 分。分数越低表明功能障碍越明显。与其他评分相比，JOA 评分对于术后疗效的评估更有优势。

腰椎 JOA 评分：

1. 主观症状（最高9分）

（1）下腰背痛：①无任何疼痛（3 分）；②偶尔轻微疼痛（2 分）；③频发的轻微疼痛或偶发严重疼痛（1 分）；④频发或持续的严重疼痛（0 分）。

（2）腿痛和（或）麻刺痛：①无任何疼痛（3 分）；②偶尔的轻微疼痛（2 分）；③偶尔的轻微疼痛或偶发严重疼痛（1 分）；④频发或持续的严重疼痛（0 分）。

（3）步态：①正常（3 分）；②即使感肌肉无力，也可步行超过 500m（2 分）；③步行小于 500m，即出现腿痛，刺痛，无力（1 分）；④步行小于 100m，即出现腿痛，刺痛，无力（0 分）。

2. 临床体征（最高 6 分）

(1) 直腿抬高试验（包括加强试验）：①正常（2 分）；② 30°～70°（1 分）；③小于 30°（0 分）。

(2) 感觉障碍：①无（2 分）；②轻度障碍（1 分）；③明显障碍（0 分）。

(3) 运动障碍：①正常（肌力 5 级）（2 分）；②轻度无力（肌力 4 级）（1 分）；③明显无力（肌力 0～3 级）（0 分）。

3. 日常活动受限度（ADL）（最高 14 分，表 6-7）

表 6-7　日常活动受限度（分）

项目	正常	轻度受限	明显受限
平卧翻身	2	1	0
站立	2	1	0
洗漱	2	1	0
前屈	2	1	0
坐位（约 1h）	2	1	0
举重物	2	1	0
行走	2	1	0

4. 膀胱功能（-6～0 分）

(1) 正常（0 分）。

(2) 轻度受限（-3 分）。

(3) 明显受限（尿潴留，尿失禁）（-6 分）。

总计：＿＿＿＿分。

JOA 总评分最高为 29 分。分数越低表明功能障碍越明显。

改善指数 = 治疗后评分 - 治疗前评分。

治疗后评分改善率 =[（治疗后评分 - 治疗前评分）/29 - 治疗前评分]×100%。

通过改善指数可反映患者治疗前后腰椎功能的改善情况，通过改善率可了解临床治疗效果。改善率还可对应于通常采用的疗效判定标准：改善率为 100% 时为治愈，改善率大于 60% 为显效，25%～60% 为有效，小于 25% 为无效。

四、SF-36 健康调查简表

SF-36 健康调查简表（36-item short form health survey，SF-36）是美国波士顿健康研究所于 1988 年研制的简明健康调查问卷，被广泛应用于普通人群的生存质量测定，临床试验效果评价及卫生政策评估等领域。SF-36 作为简明健康调查问卷，它从生理功能、生理职能、躯体疼痛、一般健康状况、精力、社会功能、情感健康及精神健康等多个方面全面概括了被调查者的生存质量。

1. 总体来讲，您的健康状况

①非常好；②很好；③好；④一般；⑤差。

权重或得分依次为 5、4、3、2、1。

2. 与一年以前比较，您觉得自己的健康状况

①比一年前好多了；②比一年前好一些；③与一年前差不多；④比一年前差一些；⑤比一年前差多了。

权重或得分依次为 5、4、3、2、1。

3. 以下这些问题都和日常活动有关。请您想一想，您的健康状况是否限制了这些活动？如果有限制，程度如何？（权重或得分依次为 1、2、3；下同）

（1）重体力活动：如跑步、举重、参加剧烈运动等。①限制很大；②有些限制；③毫无限制。

（2）适度的活动：如移动一张桌子、扫地、打太极拳、做简单体操等。①限制很大；②有些限制；③毫无限制。

（3）手提日用品：如买菜、购物等。①限制很大；②有些限制；③毫无限制。

（4）上几层楼梯：①限制很大；②有些限制；③毫无限制。

（5）上一层楼梯：①限制很大；②有些限制；③毫无限制。

（6）弯腰、屈膝、下蹲：①限制很大；②有些限制；③毫无限制。

（7）步行 1500m 以上的路程：①限制很大；②有些限制；③毫无限制。

（8）步行 1000m 的路程：①限制很大；②有些限制；③毫无限制。

（9）步行 100m 的路程：①限制很大；②有些限制；③毫无限制。

（10）自己洗澡、穿衣：①限制很大；②有些限制；③毫无限制。

4. 在过去 4 个星期里，您的工作和日常活动有无因为身体健康的原因而出现以下这些问题？（权重或得分依次为 1、2；下同）

（1）减少了工作或其他活动时间：①是；②不是。

（2）本来想要做的事情只能完成一部分：①是；②不是。

（3）想要干的工作或活动种类受到限制：①是；②不是。

（4）完成工作或其他活动困难增多（如需要额外的努力）：①是；②不是。

5. 在过去 4 个星期里，您的工作和日常活动有无因为情绪的原因（如压抑或忧虑）而出现以下这些问题？（权重或得分依次为 1、2；下同）

（1）减少了工作或活动时间：①是；②不是。

（2）本来想要做的事情只能完成一部分：①是；②不是。

（3）干事情不如平时仔细：①是；②不是。

6. 在过去 4 个星期里，您的健康或情绪不好在多大程度上影响了您与家人、朋友、邻居或集体的正常社会交往？

①完全没有影响；②有一点影响；③中等影响；④影响很大；⑤影响非常大（权重或得分依次为 5、4、3、2、1）。

7. 在过去 4 个星期里，您有身体疼痛吗？

①完全没有疼痛；②有很轻微的疼痛；③有轻微疼痛；④中等疼痛；⑤严重疼痛；⑥很严重的疼痛（权重或得分依次为 6、5.4、4.2、3.1、2.2、1）。

8. 在过去 4 个星期里，您的身体疼痛影响了您的工作和家务吗？

①完全没有影响；②有一点影响；③中等影响；④影响很大；⑤影响非常大（如果"7"

无"8"无，权重或得分依次为 6、4.75、3.5、2.25、1.0；如果为"7"有"8"无，则为 5、4、3、2、1）。

9. 以下这些问题是关于过去 1 个月里您自己的感觉，对每一条问题所说的事情，您的情况是什么样的？

（1）您觉得生活充实

①所有的时间；②大部分时间；③比较多时间；④一部分时间；⑤小部分时间；⑥没有这种感觉。

权重或得分依次为 6、5、4、3、2、1。

（2）您是一个敏感的人

①所有的时间；②大部分时间；③比较多时间；④一部分时间；⑤小部分时间；⑥没有这种感觉。

权重或得分依次为 1、2、3、4、5、6。

（3）您的情绪非常不好，什么事都不能使您高兴起来

①所有的时间；②大部分时间；③比较多时间；④一部分时间；⑤小部分时间；⑥没有这种感觉。

权重或得分依次为 1、2、3、4、5、6。

（4）您的心里很平静

①所有的时间；②大部分时间；③比较多时间；④一部分时间；⑤小部分时间；⑥没有这种感觉。

权重或得分依次为 6、5、4、3、2、1。

（5）您做事精力充沛

①所有的时间；②大部分时间；③比较多时间；④一部分时间；⑤小部分时间；⑥没有这种感觉。

权重或得分依次为 6、5、4、3、2、1。

（6）您的情绪低落

①所有的时间；②大部分时间；③比较多时间；④一部分时间；⑤小部分时间；⑥没有这种感觉。

权重或得分依次为 1、2、3、4、5、6。

（7）您觉得筋疲力尽

①所有的时间；②大部分时间；③比较多时间；④一部分时间；⑤小部分时间；⑥没有这种感觉。

权重或得分依次为 1、2、3、4、5、6。

（8）您是个快乐的人

①所有的时间；②大部分时间；③比较多时间；④一部分时间；⑤小部分时间；⑥没有这种感觉。

权重或得分依次为 6、5、4、3、2、1。

（9）您感觉厌烦

①所有的时间；②大部分时间；③比较多时间；④一部分时间；⑤小部分时间；⑥没有这种感觉。

权重或得分依次为1、2、3、4、5、6。

10. 不健康影响了您的社会活动（如走亲访友）

①所有的时间；②大部分时间；③比较多时间；④一部分时间；⑤小部分时间；⑥没有这种感觉。

权重或得分依次为1、2、3、4、5、6。

11. 请看下列每一条问题，哪一种答案最符合您的情况

（1）我好像比别人容易生病

①绝对正确；②大部分正确；③不能肯定；④大部分错误；⑤绝对错误。

权重或得分依次为1、2、3、4、5。

（2）我与周围人一样健康

①绝对正确；②大部分正确；③不能肯定；④大部分错误；⑤绝对错误。

权重或得分依次为5、4、3、2、1。

（3）我认为我的健康状况在变坏

①绝对正确；②大部分正确；③不能肯定；④大部分错误；⑤绝对错误。

权重或得分依次为1、2、3、4、5。

（4）我的健康状况非常好

①绝对正确；②大部分正确；③不能肯定；④大部分错误；⑤绝对错误。

权重或得分依次为5、4、3、2、1。

五、五水平五维健康量表

五水平五维健康量表（five-level euroqol five-dimensional questionnaire，EQ-5D-5L）是由欧洲生命质量研究学会于2005年进行开发研究的。作为一种通用型量表，EQ-5D-5L经过近20年的发展，目前已在多个国家进行多方面的研究与探索，其可用于帮助卫生政策制订、卫生经济评估、健康结果测量等。EQ-5D-5L健康描述系统描述了5个维度：行动能力（mobility）、自我照顾的能力（self-care）、日常活动能力（usual activities）、疼痛或舒服程度（pain/comfort）和焦虑或抑郁（anxiety/depression）。每个维度包含了5个水平：没有困难、有一点困难、中等困难、严重困难、无法进行/有非常严重的困难。因为该量表涉及具体条款和评分标准篇幅较大，在此就不再赘述了。读者需要EQ-5D-5L更详细的内容可登录欧洲生命质量研究学会网页（https：//euroqol.org/）进行查阅，在面对大部分非商业用途需求时，EQ-5D-5L是完全免费使用的。

六、功能独立测定法

功能独立测定法（functional independence measure，FIM）量表是1987年由美国纽约州功能评估研究中心的研究人员提出的，与其他针对功能障碍人士设计的日常生活能力评定量表比较，FIM量表是更全面、客观地反映患者日常生活能力的评定方法。

该表包括认知功能和运动功能两个部分（表6-8）。其中认知功能板块对患者交流及社会认知两个方面进行评估；运动功能板块对患者的自理能力、括约肌控制、转移及行走4个方面进行评估。

表 6-8　功能独立测定法

项目			评估日期		
运动功能	自理能力	1　进食			
		2　梳洗修饰			
		3　洗澡			
		4　穿裤子			
		5　穿上衣			
		6　如厕			
	括约肌控制	7　膀胱管理			
		8　直肠管理			
	转移	9　床、椅、轮椅间			
		10　如厕			
		11　盆浴或淋浴			
	行走	12　步行 / 轮椅			
		13　上下楼梯			
	运动功能评分				
认知功能	交流	14　理解			
		15　表达			
	社会认知	16　社会交往			
		17　解决问题			
		18　记忆			
	认知功能评分				
FIM 总分					
评估人					

功能水平和评分标准：

1. 独立　活动中无须他人帮助

（1）完全独立（7 分）：构成活动的所有作业均能规范、完全地完成，无须辅助设备和帮助，并在规定时间内完成。

（2）有条件的独立（6 分）：具有下列一项或几项，即活动中需要辅助设备（假肢、支具等）、活动需要比正常长的时间、活动不够安全。

2. 功能依赖　为了进行活动，患者需要另一个人予以监护或身体的接触性帮助，或者不进行活动。

（1）部分依赖：患者可以承担 50% 以上的活动，并需要不同程度的帮助。

1）监护和准备（5 分）：需要他人准备支具或物品等，口头提示或诱导，不需要身体接触性帮助。

2）最低接触性帮助（4分）：给患者的帮助限于帮扶协助，患者活动中用力程度为75% 或以上。

3）中等接触性帮助（3分）：给患者的帮助大于帮扶协助，患者活动中用力程度为50% ～ 75%。

（2）完全依赖：患者需要 50% 以上的帮助或完全依赖他人，否则活动就不能进行。

1）大量身体接触性帮助（2分）：患者付出的努力小于 50%，但大于 25%。

2）完全依赖（1分）：患者付出的努力小于 25%。

FIM 的最高分为 126 分（运动功能评分 91 分，认知功能评分 35 分），最低分为 18 分。将表格各板块内容按照各项打分标准进行打分后，可计算总分数，不同分值区间代表着不同的含义。

126 分为完全独立；108 ～ 125 分为基本独立；90 ～ 107 分为有条件的独立或极轻度依赖；72 ～ 89 分为轻度依赖；54 ～ 71 分为中度依赖；36 ～ 53 分为重度依赖；19 ～ 35 分为极重度依赖；18 分为完全依赖。

七、Barthel 指数评定量表

Barthel 指数（Barthel index of ADL）由美国人 Dorother Barthel 及 Floorence Mahney 于 1965 年设计并制订的，是美国康复治疗机构常用的一种日常生活活动能力（activities of daily life，ADL）评定方法。Barthel 指数评定很简单，可信度、敏感度较高，是应用较广、研究最多的一种日常生活活动能力评定方法。主要适用于检测老年人治疗前后的独立生活活动能力变化，反映了老年人需要护理的程度，适用于患有神经、肌肉和骨骼疾病的长期住院的老年人。

（1）进食：用合适的餐具将食物由容器送到口中，包括用筷子（勺子或叉子）取食物、对碗（碟）的把持、咀嚼、吞咽等过程。

10 分：可独立进食。

5 分：需部分帮助。

0 分：需极大帮助或完全依赖他人，或留置胃管。

（2）洗澡

5 分：准备好洗澡水后，可自己独立完成洗澡过程。

0 分：在洗澡过程中需他人帮助。

（3）修饰：包括洗脸、刷牙、梳头、刮脸等。

5 分：可独立完成。

0 分：需他人帮助。

（4）穿衣：包括穿（脱）衣服、系扣子、拉拉链、穿（脱）鞋袜、系鞋带等。

10 分：可独立完成。

5 分：需部分帮助。

0 分：需极大帮助或完全依赖他人。

（5）控制排便

10 分：可控制排便。

5 分：偶尔失控，或需要他人提示。

0 分：完全失控。

（6）控制排尿

10 分：可控制排尿。

5 分：偶尔失控，或需要他人提示。

0 分：完全失控，或留置导尿管。

（7）如厕：包括去厕所、解开衣裤、擦净、整理衣裤、冲水等过程。

10 分：可独立完成。

5 分：需部分帮助。

0 分：需极大帮助或完全依赖他人。

（8）床椅移动

15 分：可独立完成。

10 分：需部分帮助。

5 分：需极大帮助。

0 分：完全依赖他人。

（9）平地行走

15 分：可独立在平地上行走 45m。

10 分：需部分帮助。

5 分：需极大帮助。

0 分：完全依赖他人。

（10）上下楼梯

10 分：可独立上下楼梯。

5 分：需部分帮助。

0 分：需极大帮助或完全依赖他人。

临床意义：评出分数后，可以按照下列标准判断患者独立生活程度，具体见表 6-9。

表 6-9　自理能力分级

自理能力等级	等级划分标准	需要照护程度
重度依赖	总分 ≤ 40 分	全部需他人照护
中度依赖	总分 41 ～ 60 分	大部分需他人照护
轻度依赖	总分 61 ～ 99 分	少部分需他人照护
无须依赖	总分 100 分	无须他人照护

（方佳伟　楼　超）

主要参考文献

戴力扬 , 2000. 脊髓休克与脊髓震荡的区别 [J]. 中国脊柱脊髓杂志 , (2).

范晓华 , 2001. 功能独立性评测与康复医学 [J]. 现代康复 , 5(1) : 74-75.

励建安 , 1999. 功能独立性评测的临床应用（续一）[J]. 现代康复 , 3(11) : 1350-1353.

刘耀辉，2020. 同期与分期手术治疗脊柱损伤合并长骨骨折多发伤对患者术后并发症发生率的影响 [J]. 中外医学研究，18（29）：159-161.

孙兵，车晓明，2012. 日本骨科协会评估治疗（JOA 评分）[J]. 中华神经外科杂志，29（9）：969.

孙兵，车晓明，2012. 视觉模拟评分法（VAS）[J]. 中华神经外科杂志，28（6）：645.

天津医院骨科，1974. 临床骨科学（二）结核 [M]. 北京：人民卫生出版社.

吴毅，Peter Esselman，2001.FIM 量表作为康复治疗病人出院和随访的功能评价指标. 中国康复医学会，462.

张贵林，荣国威，丁占云，等，2000. 脊柱胸腰段骨折术后椎弓根螺钉断裂及弯曲松动的原因分析 [J]. 中华骨科杂志，20（8）：470.

祝敬华，刘光荣，2000. 脊髓休克不是脊髓震荡 [J]. 中国脊柱脊髓杂志，10（2）：118.

Alan N, Donohue J, Ozpinar A, et al, 2021. Load-sharing classification score as supplemental grading system in the decision-making process for patients with thoracolumbar injury classification and severity 4[J]. Neurosurgery, 89（3）：428-434.

Aly MM, Al-Shoaibi AM, Al Fattani A, et al, 2021. Diagnostic value of various morphological features of horizontal and vertical laminar fractures for posterior ligamentous complex injury of the thoracolumbar spine as defined by magnetic resonance imaging[J]. World Neurosurg, 153：e290-e299.

Aly MM, Al-Shoaibi AM, Alzahrani AJ, et al, 2021. Analysis of the combined computed tomography findings improves the accuracy of computed tomography for detecting posterior ligamentous complex injury of the thoracolumbar spine as defined by magnetic resonance imaging[J]. World Neurosurg, 151：e760-e770.

ASIA and ISCoS International Standards Committee, 2019. The 2019 revision of the International Standards for Neurological Classification of Spinal Cord Injury (ISNCSCI)-What's new[J]? Spinal cord, 57（10）：815–817.

Azam MQ, Sadat-Ali M, 2015. The concept of evolution of thoracolumbar fracture classifications helps in surgical decisions[J]. Asian Spine J, 9（6）：984–994.

Bajamal AH, Permana KR, Faris M, et al, 2021. Classification and radiological diagnosis of thoracolumbar spine fractures：WFNS spine committee recommendations[J]. Neurospine, 18（4）：656-666.

Bono CM, Vaccaro AR, Hurlbert RJ, et al, 2006. Validating a newly proposed classification system for thoracolumbar spine trauma：looking to the future of the thoracolumbar injury classification and severity score[J]. J Orthop Trauma, 20（8）：567-572.

Chen JX, Goswami A, Xu DL, et al, 2017. The radiologic assessment of posterior ligamentous complex injury in patients with thoracolumbar fracture[J]. Eur Spine J, 26（5）：1454-1462.

Crosby CG, Even JL, Song Y, et al, 2011. Diagnostic abilities of magnetic resonance imaging in traumatic injury to the posterior ligamentous complex：the effect of years in training[J]. The Spine Journal, 11（8）：747-753.

Devlin N, Finch AP, Parkin D, 2022. Guidance to Users of EQ-5D-5L Value Sets//Devlin N, Roudijk B, Ludwig K, ed. Value sets for EQ-5D-5L：A compendium, comparative review & user guide [Internet][M]. Cham （CH）：Springer, 213-233.

Fairbank JC, 2014. Oswestry disability index[J]. J Neurosurg Spine, 20（2）：239-241.

Fujiwara T, Akeda K, Yamada J, et al, 2019. Endplate and intervertebral disc injuries in acute and single level osteoporotic vertebral fractures：is there any association with the process of bone healing?[J]. BMC Musculoskelet Disord, 20（1）：336.

Hiyama A, Watanabe M, Katoh H, et al, 2015. Relationships between posterior ligamentous complex injury and radiographic parameters in patients with thoracolumbar burst fractures[J]. Injury, 46（2）：392-398.

Holdsworth F, 1970. Review article fractures, dislocations, and fracture-dislocations of the spine[J]. J Bone Joint Surg Am, 52（8）：1534-1551.

Hu C, Zhong W, Chen Z, et al, 2022. Comparison of the outcomes between AO type B2 thoracolumbar fracture with and without disc injury after posterior surgery[J]. Orthop Surg, 14（9）：2119-2131.

Izzo R, Al Qassab S, Popolizio T, et al, 2022. Imaging of thoracolumbar spine traumas[J]. Eur J Radiol, 154：110343.

Khurana B, Prevedello LM, Bono CM, et al, 2018. CT for thoracic and lumbar spine fractures：can CT findings accurately predict posterior ligament complex injury?[J]. Eur Spine J, 27(12)：3007-3015.

Kim NR, Hong SH, Choi JY, et al, 2010. Spreading epidural hematoma and deep subcutaneous edema：indirect MRI signs of posterior ligamentous complex injury in thoracolumbar burst fractures[J]. Skeletal Radiol, 39(8)：767-772.

Kirshblum S, Snider B, Eren F, et al, 2021. Characterizing natural recovery after traumatic spinal cord injury[J]. J Neurotrauma, 38(9)：1267-1284.

Kirshblum S, Snider B, Rupp R, et al, 2020. International Standards Committee of ASIA and ISCoS. Updates of the International Standards for Neurologic Classification of Spinal Cord Injury：2015 and 2019[J]. Phys Med Rehabil Clin N Am, 31(3)：319-330.

Kirshblum S, Waring W 3rd, 2014.Updates for the International Standards for Neurological Classification of Spinal Cord Injury[J]. Phys Med Rehabil Clin N Am, 25(3)：505-517.

Kwon KY, Park HJ, Shin JS, et al, 2017. Another diagnostic tool in thoracolumbar posterior ligament complex injury：interspinous distance ratio[J]. Eur Spine J, 26(5)：1447-1453.

Laucis NC, Hays RD, Bhattacharyya T, 2015. Scoring the SF-36 in orthopaedics：a brief guide[J]. J Bone Joint Surg Am, 97(19)：1628-1634.

Lee HM, Kim HS, Kim DJ, et al, 2000. Reliability of magnetic resonance imaging in detecting posterior ligament complex injury in thoracolumbar spinal fractures[J]. Spine (Phila Pa 1976), 25(16)：2079-2084.

Lee JY, Vaccaro AR, Lim MR, et al, 2005. Thoracolumbar injury classification and severity score：a new paradigm for the treatment of thoracolumbar spine trauma[J]. J Orthop Sci, 10(6)：671-675.

Lee JY, Vaccaro AR, Schweitzer KM, et al, 2007. Assessment of injury to the thoracolumbar posterior ligamentous complex in the setting of normal-appearing plain radiography[J]. Spine J, 7(4)：422-427.

Lins L, Carvalho FM, 2016. SF-36 total score as a single measure of health-related quality of life：Scoping review[J]. SAGE Open Med, 4：205031211667172.

Luo N, Liu G, Li M, et al, 2017. Estimating an EQ-5D-5L value set for China[J]. Value Health, 20(4)：662-669.

Moon SH, Park MS, Suk KS, et al, 2002. Feasibility of ultrasound examination in posterior ligament complex injury of thoracolumbar spine fracture[J]. Spine (Phila Pa 1976), 27(19)：2154-2158.

Müller U, Berlemann U, Sledge J, et al, 1999. Treatment of thoracolumbar burst fractures without neurologic deficit by indirect reduction and posterior instrumentation：bisegmental stabilization with monosegmental fusion[J]. Eur Spine J, 8(4)：284-289.

Oner FC, van der Rijt RR, Ramos LM, et al, 1998. Changes in the disc space after fractures of the thoracolumbar spine[J]. J Bone Joint Surg Br, 80(5)：833-839.

Pfirrmann CW, Metzdorf A, Zanetti M, et al, 2001. Magnetic resonance classification of lumbar intervertebral disc degeneration[J]. Spine (Phila Pa 1976), 26(17)：1873-1878.

Rajasekaran S, Maheswaran A, Aiyer SN, et al, 2016. Prediction of posterior ligamentous complex injury in thoracolumbar fractures using non-MRI imaging techniques[J]. Int Orthop, 40(6)：1075-1081.

Sander AL, Laurer H, Lehnert T, et al, 2013. A clinically useful classification of traumatic intervertebral disk lesions[J].AJR Am J Roentgenol, 200(3)：618-623.

Sander AL, Lehnert T, El Saman A, et al, 2014. Outcome of traumatic intervertebral disk lesions after stabilization by internal fixator[J]. AJR Am J Roentgenol, 203(1)：140-145.

Sethi MK, Schoenfeld AJ, Bono CM, et al, 2009. The evolution of thoracolumbar injury classification systems[J]. The Spine J, 9(9)：780-788.

Shi J, Mei X, Liu J, et al, 2011. The influence of correction loss in thoracolumbar fractures treated by posterior instrumentation:a minimum 7-year follow-up[J]. J Clin Neurosci, 18(4):500-503.

Su Y, Ren D, Zou Y, et al, 2016. A retrospective study evaluating the correlation between the severity of intervertebral disc injury and the anteroposterior type of thoracolumbar vertebral fractures[J]. Clinics (Sao Paulo), 71(6):297-301.

Vaccaro AR, Lee JY, Schweitzer KM, et al, 2006. Assessment of injury to the posterior ligamentous complex in thoracolumbar spine trauma[J]. Spine J, 6(5):524-528.

Vaccaro AR, Zeiller SC, Hulbert RJ, et al, 2005. The thoracolumbar injury severity score:a proposed treatment algorithm[J]. J Spinal Disord Tech, 18(3):209-215.

Vaccaro AR, Lehman RA Jr, Hurlbert RJ, et al, 2005. A new classification of thoracolumbar injuries:the importance of injury morphology, the integrity of the posterior ligamentous complex, and neurologic status[J]. Spine (Phila Pa 1976), 30(20):2325–2333.

Wang XY, Dai LY, Xu HZ, et al, 2008. Kyphosis recurrence after posterior short-segment fixation in thoracolumbar burst fractures[J].J Neurosurg Spine, 8(3):246-254.

Watson-Jones R, 1938. The results of postural reduction of fractures of the spine[J]. J Bone Joint Surg Am, 20(3):567-586.

Zhao JW, Liu Y, Yin RF, et al, 2013. Ultrasound assessment of injury to the posterior ligamentous complex in patients with mild thoracolumbar fractures[J]. J Int Med Res, 41(4):1252-1257.

第一节　分型的历史发展概述

胸腰段作为脊柱损伤高发区域，学者们对其分型和治疗的研究已经持续了近一个世纪。为了更好地诊断和制订治疗方案，同时在探讨病情时便于交流，在不同的时期里，学者们提出了多种胸腰椎损伤的分型。每种分型都是在相应的历史背景下产生，有着鲜明的时代特点，发挥着它在当时的作用。每种分型也随着医学的进步不断优化着前人的研究，同时也难免存在着一些供学者们进一步思考和探究的不足之处。在此小节中，我们将各个时期具有代表性并在当时被大多数学者所采用过的一些分型做一简述。

一、Boehler 分型

1929 年，Boehler 首次提出了脊柱损伤分型的概念，为胸腰椎骨折的分型研究奠定了基础。根据不同损伤机制下的形态学表现，结合脊柱损伤患者 X 线检查，将胸腰椎骨折分型：①压缩骨折；②屈曲 - 牵张损伤（椎体压缩合并后方结构牵张损伤）；③伸展型损伤；④剪力损伤；⑤旋转力损伤。

尽管该分型有很多不足，但它却为胸腰椎骨折的分型研究开创了先河，开启了学者们对胸腰椎骨折分型不断研究的时代。

二、Watson-Jones 分型

1938 年，Watson-Jones 首次提出脊柱骨折"稳定性"的概念，将后方韧带复合体（PLC）概念引入了分类，并且强调了 PLC 的完整性对脊柱的稳定有着非常重要的作用。他们根据 252 例胸腰椎损伤病例的分析，提出了一个改良的分类方法，主要的骨折类型：①单纯楔形骨折；②粉碎性骨折；③骨折脱位；④过伸性损伤。

该分型首次提出了 PLC 的概念，并强调了其在胸腰椎稳定性方面的作用，对之前的分型进行了进一步的完善。

三、Nicoll 分型

1949 年，Nicoll 在基于 162 例胸腰椎骨折的病例分析后认为脊柱的稳定性由椎体、椎间盘、椎间小关节和棘间韧带构成，并建议在任何损伤中，都应分别检查这 4 种结构。Nicoll 对胸腰椎骨折的分型：①前方楔形骨折；②外侧楔形骨折（屈伸旋转损伤）；③骨折

脱位；④椎弓骨折。该分型强调了对脊椎稳定性最为重要的是棘间韧带的完整性。

　　Nicoll 分型在 Watson-Jones 分型的基础上进行了进一步证实及完善，对稳定性的强调详细到了棘间韧带，并且开始将分型理论与治疗决策进行关联，尽管棘间韧带与脊柱稳定性关联尚存在争议。

四、Holdsworth 分型

　　1963 年，英国医师 Holdsworth 提出了脊柱的"二柱理论（two column concept）"，即椎体及椎间盘构成脊柱的前柱，小关节、关节突及 PLC 构成脊柱的后柱。Holdsworth 认为脊柱稳定性很大程度上取决于 PLC 的完整，并将胸腰椎骨折分为稳定性骨折和不稳定性骨折两大类（图 7-1）。稳定性脊柱骨折：①压缩性楔形骨折；②压缩性爆裂骨折。不稳定性脊柱骨折：①脱位；②伸展性骨折与脱位；③旋转性骨折与脱位。同时 Holdsworth 第一次提出了爆裂骨折的概念，并且提出了触诊发现棘上韧带和棘间韧带的损伤是诊断 PLC 损伤的重要依据。

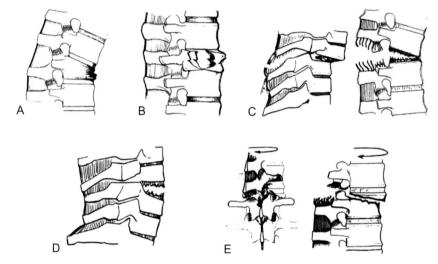

图 7-1　Holdsworth 骨折分型

A. 压缩性楔形骨折；B. 压缩性爆裂骨折；C. 脱位；D. 伸展性骨折与脱位；E. 旋转性骨折与脱位
引自：Holdsworth F, 1970. Fractures, dislocations, and fracture-dislocationsof the spine[J]. J Bone Joint Surg Am，52（8）：1534-1551.

　　该分型首次提出了"柱"的概念，开启了"二柱理论时代"，强调了后柱系统对椎体稳定性的重要意义，第一次提出了"爆裂骨折"的概念，这对后来的骨折分类研究有着重要意义。

五、Denis 分型

　　1983 年，法国医师 Francis Denis 在"二柱理论"的基础上，将椎体后 1/2、椎体后壁、后纤维环及后纵韧带定义为"中柱"；后柱则与 Holdsworth 描述的基本相同：由椎弓根与 PLC（棘上韧带、棘间韧带、小关节囊和黄韧带）交替形成；前柱由椎体前 1/2、前纵韧带、前纤维环形成。Denis 认为仅 PLC 的完全断裂不足以造成屈曲、伸展、旋转和剪切的不稳定性，然而，当另外还存在后纵韧带和后纤维环的断裂时，则可能至少在屈曲时可能会获得不稳定。从此两柱理论被三柱理论所取代（图 7-2）。

　　通过 412 例临床病例的回顾分析，Denis 将胸腰椎骨折分为 4 类：①压缩骨折；②爆裂骨折；③安全带骨折；④骨折脱位。

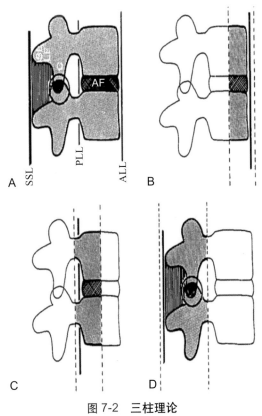

图 7-2　三柱理论

A. ALL：前纵韧带；PLL：后纵韧带；SSL：棘上韧带；AF：纤维环；B. 虚线之间区域代表前柱，即椎体前 1/2 + 前纵韧带 + 前纤维环；C.虚线之间区域代表中柱，即椎体后 1/2 + 椎体后壁 + 后纤维环 + 后纵韧带；D. 虚线之间区域代表后柱，即椎弓根与 PLC（棘上韧带 + 棘间韧带 + 小关节囊 + 黄韧带）

引自：Denis F，1983. The three column spine and its significance in the classification of acute thoracolumbar spinal injuries[J]. Spine（Phila Pa 1976），8（8）：817-831.

　　该分型首次提出了"中柱"的概念，临床上从此开启了"三柱理论"时代。同时 Denis 提出了神经功能状态的重要性与"稳定程度"的概念，指出了生物力学稳定性与神经损伤之间的关联。该分型关于损伤机制的认识及对以后的骨折分型研究的影响广泛且深刻，对胸腰椎骨折分型的重新认识具有里程碑的意义。尽管存在历史局限，目前仍有一些学者在临床和交流中应用该分型（有关该分型更详尽的描述见下一节）。

六、Ferguson 分型

　　1984 年 Ferguson 完善和改良了 Denis 脊柱三柱的概念，提出了前柱包括椎体和纤维环的前 2/3 部分及前纵韧带；中柱为椎体和纤维环的后 1/3 部分及后纵韧带；后柱为小关节囊、黄韧带、椎弓、棘上韧带、棘间韧带和关节突（图 7-3），Ferguson 改良的脊柱三柱理论其三柱所包含的范围是目前学者比较认可和交流较多的类型。

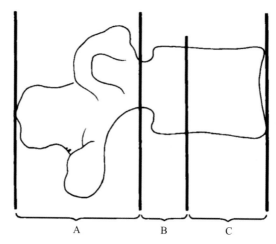

图 7-3　Ferguson 的改良三柱概念

A. 后柱：小关节囊＋黄韧带＋椎弓＋棘上韧带＋棘间韧带＋关节突；B. 中柱：椎体和纤维环的后 1/3＋后纵韧带；C. 前柱：椎体和纤维环的前 2/3＋前纵韧带

引自：Ferguson RL，Allen BL Jr，1984. A mechanistic classification of thoracolumbar spine fractures[J]. Clin Orthop Relat Res，189：77-88.

七、载荷分享评分

1994 年，McCormack 提出了一个 9 分制的评分系统，以 X 线与 CT 表现为基础，对胸腰段骨折从累及范围、移位程度和后凸畸形矫正 3 个方面进行评分量化，每项按严重程度不同，分为 1～3 分，共 9 分。临床医师可以根据评分来判断脊柱的前柱支撑能力，该评分系统被称为"载荷分享评分（load sharing classification，LSC）"，并且通过最后的总评分来指导手术入路方式。

该系统比较完整地诠释了胸腰椎损伤中伤椎的稳定性，通过椎体的稳定程度评分来指导临床医师选择前路或后路的手术方式。虽然该分型近年来也受到一些质疑，有学者认为 LSC 把前路手术指征扩大了，需要进一步优化，但该评分系统操作简单，实用性高，直至目前仍然被临床医生所使用（有关该分型更详尽的描述见下一节）。

八、Magerl 分型

1994 年，Magerl 等通过对 1445 例胸腰椎骨折病例的回顾分析，基于损伤机制和损伤的严重程度，提出了早期的 AO 胸腰椎骨折分型系统。对应骨折的三种形态：压缩损伤（短缩）、牵张损伤（拉伸）及扭转损伤（旋转）。该分型将胸腰椎骨折分为：①压缩损伤（A 型）；②屈曲牵张损伤（B 型）；③旋转 / 扭转损伤（C 型）。每一种骨折又进一步分为亚型及次亚型，直到每个亚组之间只有很小的差异，共产生了 27 种骨折类型。随着骨折类型的递进，通常伴随着合并症的增加。该分型具有较好的逻辑性，非常全面细致。

但该分型的缺点在于分型过于复杂，观察者内部和观察者之间的可靠性欠佳。同时没有将软组织损伤和神经损伤情况包含在内，而这两者又是在选择治疗方案时需要考虑的重要因素。另外有研究发现，MRI 显示的 PLC 完整性和 AO 分型的相关性也欠佳。所以尽管该系统很详细全面，但也存在一定的不足，如同样的分型，可能会建议手术，也可能会建议非手术治疗。

九、TLISS/TLICS

2005 年，美国脊柱创伤研究协会 Vaccaro 等提出了一种新的胸腰椎损伤的分型方法——胸腰椎损伤严重程度评分系统（thoracolumbar injury severity score，TLISS）。该系统作为一种判断损伤严重程度的标准可用于指导治疗，使损伤分类和治疗方案有效结合。TLISS 主要依据三方面进行评分：骨折损伤机制、PLC 的完整性和患者的神经功能状态。随后，Vaccaro 等又改进了 TLISS，将带有主观性的骨折损伤机制评判改为客观的骨折形态描述，形成胸腰椎损伤分型和严重程度评分（thoracolumbar injury classification and severity score，TLICS）。

TLISS/TLICS 不仅对治疗方式（非手术 / 手术治疗）有明确的选择，同时在相关的研究中对需要进行手术治疗的入路方式也有较强的指导意义，目前被临床广泛应用（有关该分型更详尽的描述见下一节）。

十、2013 年修订的 AO 分型

2013 年，Reinhold 等在 Magerl 分型的基础上，进行了一些调整：将 A 型损伤分为楔形压缩、劈裂骨折、不完全爆裂骨折和完全爆裂骨折 4 种亚型；将 B 型分为单纯的经骨损伤和经骨 – 韧带损伤两种亚型；将 C 型分为过伸、平移和分离 3 种亚型。各亚型不再进一步划分，因此简化了原分型系统。

另外，与原分型系统相比，修订分型主要有两点不同：① B 型损伤不再定义为"牵张性损伤"，而只定义为后柱的损伤。② C 型骨折重新定义为"可辨识的移位"，而原来分型中，C 型意味着"旋转损伤"。修订后避免了原分型中合并轻度旋转畸形的压缩骨折分类问题引起的争议。

随着时间的推移，胸腰椎骨折的检查技术和治疗方案将会存在着明显的变化。该分型不足之处是原分型未体现神经功能状态、合并症等重要因素。

十一、2013 年 AOSpine 分型系统

2013 年，Vaccaro 等发布了 AOSpine 胸腰椎损伤分类系统。该系统整合了 AO 分型和 TLICS 的关键要素，去除了 Magerl 原始 AO 分型系统中烦琐的次亚型及 C 型骨折中的亚型（将 AO 分型 2013 修订版中的 C_1 型归类为 B_3 型），并且加入了神经功能障碍分级（N_0、N_1、N_2、N_3、N_4、N_x）和临床修正参数（M_1、M_2）这两个参数项目，以帮助医师选择治疗方案（有关该分型更详尽的描述见下一节）。

十二、AO 脊柱胸腰段损伤评分

2016 年，Vaccaro 等为了配合 2013 年提出的新版 AO 分型系统，提出了一种全新的 AO 脊柱胸腰段损伤评分（thoracolumbar AO Spine injury score，TL AOSIS），为各种胸腰段损伤提供治疗建议。该评分系统为骨折形态、神经损伤状态及其他影响因素赋予了具体分值，并根据分值总和提供治疗建议。评分系统如表 7-1 所示。

表 7-1　AO 脊柱胸腰段损伤评分

评分类别	分值（分）
A 型　压缩损伤	
A_0	0
A_1	1
A_2	2
A_3	3
A_4	5
B 型　张力带损伤	
B_1	5
B_2	6
B_3	7
C 型　平移损伤	
C	8
神经功能	
N_0	0
N_1	1
N_2	2
N_3	4
N_4	4
N_X	3
临床修正参数	
M_1	1
M_2	0
总分	

N_0. 神经功能正常；N_1. 短暂性神经功能异常；N_2. 持续性神经根性症状；N_3. 不完全性脊髓或马尾神经损伤；N_4. 完全性脊髓损伤；N_X. 无法配合神经功能检查；M_1. 后方韧带复合体完整性不明确的压缩损伤；M_2. 存在其他影响骨折治疗的合并症，如强直性脊柱炎、多发伤等。

　　该评分系统建议当 TL AOSIS 总分 ≤ 3 分的损伤可尝试进行非手术治疗，而总分 > 5 分的损伤应进行手术干预。而对于总分为 4 分或 5 分的损伤根据具体情况决定手术治疗或者非手术治疗。

　　作为现阶段较新的评分系统，TL AOSIS 可有效降低治疗决策制订的区域性差异，解决了 TLICS 无法明确的几种情况，但其局限性在于复杂程度偏高，且该评分系统并不能指导所有损伤分型的治疗决策，尤其是对评分 4 分或 5 分的患者的治疗方案制订仍存在争议，因此 TL AOSIS 在临床中未被广泛使用。

（倪凯南　刘飞俊）

第二节　重要分型及评分系统的详细描述

　　在胸腰椎骨折分型的历史发展中，其中 Denis 分型、载荷分享评分、TLICS 和 AO 分型的影响最大，在临床和学术交流中被广泛应用。笔者将在本节对它们进行详细的介绍。

一、Denis 分型

Denis 将胸腰椎骨折分为 4 类：①压缩骨折（compression fracture）；②爆裂骨折（burst fractures）；③安全带骨折（seat-belt-type injuries）；④骨折脱位（fracture dislocation）。

（一）压缩骨折

机制：此类骨折为前柱压缩，中柱保持完整。

亚型（图 7-4）：

　　A 型：累及上下终板；

　　B 型：单独累及上终板；

　　C 型：单独累及下终板；

　　D 型：上下终板均完好。

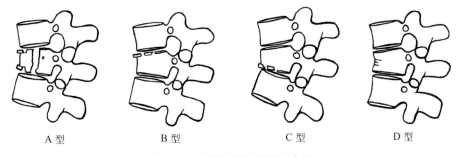

A 型　　　　　B 型　　　　　C 型　　　　　D 型

图 7-4　压缩骨折的分类示意图

引自：Denis F，1983. The three column spine and its significance in the classification of acute thoracolumbar spinal injuries[J]. Spine（Phila Pa 1976），8（8）：817-831.

影像学表现：侧位 X 线片示骨折椎体前缘高度丢失，椎体后壁完整，椎体后方高度正常，没有邻椎的半脱位。如果有侧方压缩骨折，正位 X 线片示骨折椎体侧方楔形变。CT 显示椎管是完整的，没有骨折片突入椎管。

（二）爆裂骨折

机制：轴向负荷作用于椎体前柱及中柱引起骨折，同时损伤椎体的上终板、下终板或上下终板（图 7-5）。

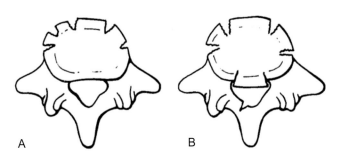

A　　　　　　　　B

图 7-5　压缩骨折（A）和爆裂骨折（B）

引自：Denis F，1983. The three column spine and its significance in the classification of acute thoracolumbar spinal injuries[J]. Spine（Phila Pa 1976），8（8）：817-831.

影像学表现：侧位 X 线片示椎体后壁骨折，椎体后方高度丢失，骨折块倾斜或突入椎管内（椎体中柱骨折）。正位 X 线片示椎弓根间距增加，椎板垂直骨折和后方关节突关节间隙增宽。CT 可显示椎体后方骨折块突入椎管压迫神经组织。

Denis 描述了 5 种不同类型的爆裂骨折（图 7-6）：

A 型（双终板骨折）：在轴向负荷下，椎体上、下终板均骨折。爆裂椎体上、下终板处的骨折块突入椎管。

B 型（上终板骨折）：是最常见的爆裂骨折类型，主要机制为轴向屈曲负荷所致。

C 型（下终板骨折）：此型骨折少见，主要机制也是轴向屈曲负荷所致。

D 型（爆裂旋转骨折）：由于旋转损伤常被误诊为骨折 - 脱位，但其表现仍为爆裂骨折的特征，即椎体爆裂、椎弓根间距增宽、椎板垂直骨折、骨折块突入椎管和椎体后方高度的丢失。此类骨折的损伤机制为轴向负荷和旋转负荷共同作用的结果。

E 型（爆裂侧屈骨折）：此类骨折不同于单纯侧方压缩骨折，因其在正位 X 线片上示椎弓根间距增加，侧位 X 线片示椎体后壁骨折片突入椎管，CT 也显示骨折块突入椎管，但局限于侧方。

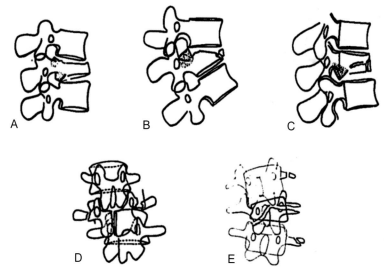

图 7-6　Denis 描述的爆裂骨折分类
A. 双终板骨折；B. 上终板骨折；C. 下终板骨折；D. 爆裂旋转骨折；E. 爆裂侧屈骨折
引自：Denis F，1983. The three column spine and its significance in the classification of acute thoracolumbar spinal injuries[J]. Spine（Phila Pa 1976），8（8）：817-831.

（三）安全带骨折

机制：此类损伤为屈曲负荷下椎体后柱及中柱承受张力，以前柱为支点而形成的损伤，前柱可出现压缩骨折但并不失其铰链作用。此类骨折在屈曲时不稳定，但其不同于骨折 - 脱位，因为后者通常有铰链断裂并伴脱位。

影像学表现：X 线特征性表现为椎弓根和横突的水平劈裂，也可以为棘突或椎弓峡部的劈裂。在某些情况下，也可以是较小的棘突撕裂伴棘突间隙的增加。在骨折椎体，椎体后方高度增加或椎间盘间隙增加。

安全带骨折的亚型：如同缢死者骨折中 C_2、C_3 序列不稳定一样，安全带骨折也可能涉及一个或两个运动节段。安全带骨折的亚型：分为骨折线单水平型和双水平型，每型又有骨性损伤和软组织性损伤之分，分为 4 型（图 7-7）。

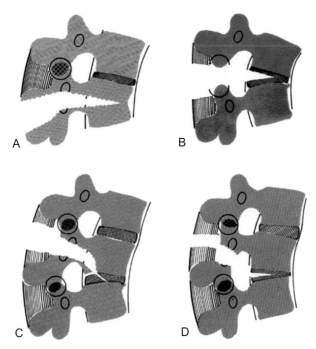

图 7-7　Denis 描述的安全带骨折的亚型

A. 单节段经骨的安全带骨折（Chance 骨折）；B. 单节段经韧带的安全带骨折；C. 双节段经中柱水平骨的安全带骨折；D. 双节段经中柱水平韧带的安全带骨折

引自：Denis F，1983. The three column spine and its significance in the classification of acute thoracolumbar spinal injuries[J]. Spine（Phila Pa 1976），8（8）：817-831.

（四）骨折脱位

机制：此类损伤为最不稳定的损伤，通常为压力、张力、旋转应力或剪切力作用下的三柱损伤。

影像学表现：正位 X 线片或侧位 X 线片上显示椎体的半脱位或脱位。间接 X 线征象可表现为多发性肋骨骨折、多发性横突骨折、单侧关节突骨折或较小的椎体偏移。

骨折脱位分型：

A 型（屈曲旋转型）：此类骨折通常在张力和旋转应力或综合应力作用下发生脊柱前柱、中柱和后柱的完全损伤（图 7-8）。

影像学特征：X 线特征性表现为一个椎体相对其他椎体的半脱位或脱位，棘突间隙增宽，一侧上关节突的骨折移位提示后柱旋转损伤。CT 可见椎体旋转后椎管受累。

B 型（剪力型）：此类骨折由综合应力机制引起前纵韧带的撕裂，椎间盘由前向后损伤，直至持续的剪力损伤上位椎体结构。此类骨折可分为两型（图 7-9）。

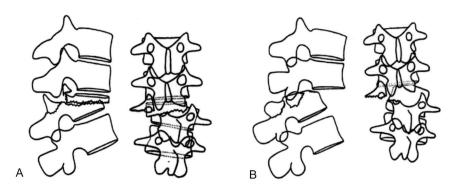

图 7-8　Denis 骨折脱位 A 型（屈曲旋转）

A. 经骨的屈曲旋转型骨折脱位；B. 经椎间盘的屈曲旋转型骨折脱位

引自：Denis F，1983. The three column spine and its significance in the classification of acute thoracolumbar spinal injuries[J]. Spine（Phila Pa 1976），8（8）：817-831.

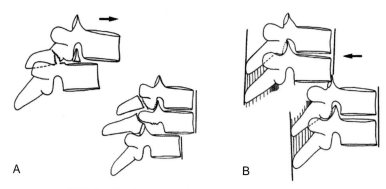

图 7-9　Denis 骨折脱位 B 型（剪力型骨折脱位）

A. 后前剪切亚型；B. 前后剪切亚型

引自：Denis F，1983. The three column spine and its significance in the classification of acute thoracolumbar spinal injuries[J]. Spine（Phila Pa 1976），8（8）：817-831.

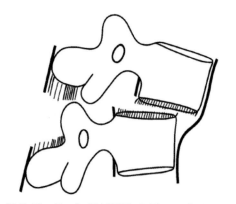

图 7-10　Denis 骨折脱位 C 型（屈曲分离型）

前纵韧带保持完整但从下方椎体剥离，余三柱韧带结构均破坏

引自：Denis F，1983. The three column spine and its significance in the classification of acute thoracolumbar spinal injuries[J]. Spine（Phila Pa 1976），8（8）：817-831.

后前剪切亚型：此类骨折上位椎体向前滑移，通常伴有上方 1～2 个椎体的椎板弓骨折，形成浮动的椎板。硬膜囊撕裂和截瘫的发生率非常高。

前后剪切亚型：上方椎体剪力下向后方移位，在移位过程中，后弓完整，没有浮动椎板形成。

C 型（屈曲分离型）：此类骨折在张力下损伤后柱和中柱，伴有前方纤维环的破裂和前纵韧带的剥离（图7-10）。

Denis 分型还总结了 4 种脊柱损伤类型的三柱损伤的基本机制（表7-2）.

表 7-2　Denis 分型中 4 种脊柱损伤类型的三柱损伤基本机制

Denis 分型	前柱	中柱	后柱
压缩骨折	压缩	无	无或牵张（严重时）
爆裂骨折	压缩	压缩	无
安全带骨折	无或压缩	牵张	牵张
骨折脱位	压缩旋转剪切	牵张旋转剪切	牵张旋转剪切

同时 Denis 将胸腰椎骨折后脊柱的不稳定分为三度：

（1）Ⅰ度不稳定（力学不稳定）：最容易发生在严重的压缩骨折和安全带骨折中。这类不稳定并不会造成急性神经损伤。

（2）Ⅱ度不稳定（神经功能不稳定）：主要发生在爆裂骨折中，即中柱在轴向负荷下骨折，造成神经压迫。

（3）Ⅲ度不稳定（力学和神经功能不稳定）：主要发生在骨折脱位和严重爆裂骨折伴神经功能损伤的情况中，两者都可能出现再发移位和神经功能恶化。该类不稳定的治疗目的主要是减少再发移位和神经功能继发损伤的出现。

二、载荷分享评分

1994 年，McCormack 等提出胸腰椎骨折载荷分享评分（LSC），发表在 *Spine* 上。他们回顾了 28 例胸腰椎骨折病例，根据术前 X 线、CT 的横断位和矢状位影像，以骨折椎体的 3 个结构参数为基础建立评分系统（图 7-11）：①矢状位椎体的碎裂程度；②横断位椎体骨折块的移位程度；③后凸畸形的矫正度数。

根据严重程度采用点值法来评估椎体骨折严重程度。①在矢状位影像学上评估骨折累及范围：椎体碎裂累及比例 ≤ 30% 时为 1 分，30% ～ 60% 时为 2 分，≥ 60% 时为 3 分；②在横断面影像学上评估骨碎片移位程度：椎体骨折块位移 0 ～ 1mm 为 1 分，位移 ≥ 2mm 且受累椎体横截面积 < 50% 时为 2 分，位移 ≥ 2mm 且受累椎体横截面积 > 50% 时为 3 分；③在侧位影像学上评估后凸畸形的矫正度数：矫正 ≤ 3° 为 1 分，矫正 4° ～ 9° 为 2 分，矫正 ≥ 10° 则为 3 分。

通过以上 3 个参数的累加分数来判断脊柱的前柱支撑能力，可以根据分值的大小及是否伴有骨折脱位来选择适宜的手术方式。

LSC 建议评分总分 ≤ 6 分的患者行后路短节段固定融合，总分 ≥ 7 分的患者行前路支撑植骨融合内固定，对于 LSC 高分的骨折脱位则行后路短节段固定融合联合前方支撑植骨。该评分系统较为简单，容易记忆，多被临床医师作为判断胸腰椎骨折是否需前路手术的依据。

当前虽然有学者指出 LSC 仅仅关注前中柱，忽略了 PLC 损伤和神经损伤的评估，存在一定的局限性。但尽管如此，LSC 仍然被很多临床骨科医生所推崇而应用于胸腰椎骨折的诊疗方案制订。

一、骨折端 CT 矢状面的碎裂程度

轻度（1 分）：碎裂程度 ≤ 30%

中度（2 分）：碎裂程度 30% ～ 60%

重度（3 分）：碎裂程度 ≥ 60%

二、骨折端 CT 横断面骨折块的移位程度

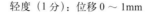

轻度（1 分）：位移 0 ～ 1mm

中度（2 分）：位移 ≥ 2mm，且累及面积 < 50%

重度（3 分）：位移 ≥ 2mm，且累及面积 > 50%

三、侧位 X 线片后凸畸形需矫正的度数

轻度（1 分）：后凸角 ≤ 3°

中度（2 分）：后凸角 4° ～ 9°

重度（3 分）：后凸角 ≥ 10°

图 7-11　LSC

三、TLICS

2005 年，美国脊柱创伤研究协会的 Vaccaro 等提出胸腰椎损伤分型和严重程度评分（thoracolumbar injury classification and severity score，TLICS）（表 7-3）。该分型评分系统根据损伤形态、PLC 的完整性和神经功能状态的严重程度，分配特定的分值，分值总和用以评估损伤的严重程度，并协助指导是否需进行手术治疗。该分类评分系统因其简单性和在临床决策中的实用性而引人注目，其最显著的特点是对 PLC 和神经损伤进行分级和分类。

表 7-3 TLICS 及治疗选择

骨折特点	分数（分）
损伤形态	
压缩	1
爆裂	2
平移 / 旋转	3
分离	4
PLC 完整性	
完整	0
可疑 / 不确定	2
断裂	3
神经功能状态	
无损伤	0
神经根损伤	2
脊髓 / 圆锥损伤，完全性	2
脊髓 / 圆锥损伤，不完全性	3
马尾神经损伤	3
治疗选择（总分）	
非手术治疗	≤ 3 分
非手术治疗 / 手术治疗	4 分
手术治疗	≥ 5 分

　　骨折损伤形态是通过 X 线片、CT 和 MRI 等影像学资料来确定的。Vaccaro 等首先将损伤的形态大致分为 4 类：A. 压缩；B. 平移 / 旋转；C. 分离；D. 爆裂（D_1. 轻度；D_2. 中度；D_3. 重度）（图 7-12，图 7-13）。其中根据损伤的应力方向及损伤机制，又将 ABC 各型分为亚型（图 7-14）：如 A 型可表现为轴向压缩、屈曲压缩或侧方压缩；C 型可分为屈曲分离、伸展分离及压缩 / 爆裂分离。

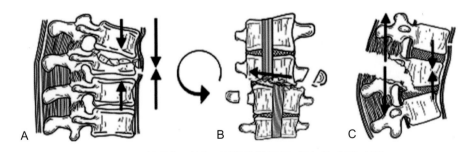

图 7-12　压缩骨折（A）、平移旋转骨折（B）和分离（C）

引自：Vaccaro AR，Lehman RA Jr，Hurlbert RJ，et al，2005. A new classification of thoracolumbar injuries：the importance of injurymorphology，the integrity of the posterior ligamentous complex，and neurologic status[J]. Spine（Phila Pa 1976），30：2325-2333.

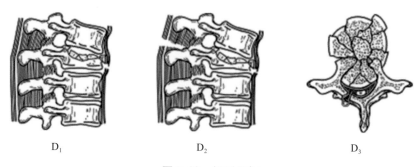

图 7-13　爆裂骨折

D$_1$. 轻度；D$_2$. 中度；D$_3$. 重度

引自：Lee JY，Vaccaro AR，Lim MR，et al，2005. Thoracolumbar injury classification and severity score：a new paradigm for the treatment of thoracolumbar spine trauma[J]. J Orthop Sci，10（6）：671-675.

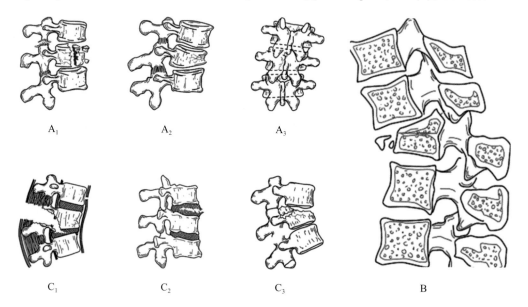

图 7-14　骨折形态亚型

A$_1$. 轴向压缩；A$_2$. 屈曲压缩；A$_3$. 侧方压缩；B. 平移 / 旋转；C$_1$. 屈曲分离；C$_2$. 伸展分离；C$_3$. 压缩 / 爆裂分离

引自：Vaccaro AR，Lehman RA Jr，Hurlbert RJ，et al，2005. A new classification of thoracolumbar injuries：the importance of injury morphology，the integrity of the posterior ligamentous complex，and neurologic status[J]. Spine（Phila Pa 1976），30：2325-2333.

　　PLC 的完整性通过 X 线片、CT 和 MRI 影像进行评估，分为完整、可疑 / 不确定和断裂 3 类。

　　神经功能状态按严重程度依次描述为无损伤、神经根损伤、完全性脊髓损伤（运动和感觉）、不完全性脊髓损伤（运动或感觉）和马尾神经损伤。不完全性脊髓损伤等同于 ASIA 分级的 B、C 和 D 级，而完全性损伤被视为 A 级。

　　TLICS 根据骨折损伤形态计 1 ～ 4 分，若存在多节段骨折，应分别对每个骨折椎进行 TLICS，根据 PLC 损伤情况计 0 ～ 3 分，根据神经功能状态计 0 ～ 3 分。当总分≤ 3 分，建议非手术治疗；总分≥ 5 分时建议手术治疗；而总分为 4 分时可考虑手术或非手术治疗，根据实际情况决定。

随着临床越来越多地运用，TLICS 评分逐渐得到学者们的认可，尽管它也存在着一些局限性，如未考虑椎间盘损伤对骨折的影响，以及评分为 2 分的爆裂骨折临床治疗上存在争议，但这些局限性并未妨碍 TLICS 评分在临床的应用。

四、AOSpine 分型系统

在 2013 年，Reinhold 等对 1994 年 Magerl 等提出的 AO 分型进行了修订。同年 Vaccaro 等提出了新的 AO 分型，该分型去除了烦琐的次亚型，把 A 型分为 A0、A1、A2、A3 和 A4 型，B 型分为 B1、B2 和 B3 型，C 型不再进一步细分亚型。由于 1994 年版 AO 分型进一步细分后达到近 50 个亚型，较为烦琐，目前临床上应用较少。在此笔者仅对 2013 年 Vaccaro 等提出的新 AO 分型做详细的介绍。

2013 年版 AO 分型是基于 3 个参数的评估系统，包括骨折形态、神经功能状态和临床修正参数。

（一）骨折形态（图 7-15）

A 型：压缩损伤。

B 型：前方或后方张力带损伤，但没有明显脱位或平移的趋势。

C 型：损伤导致的脱位或平移，或者虽然没有脱位和平移但是其相应的软组织铰链结构完全离断。

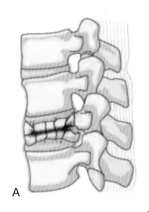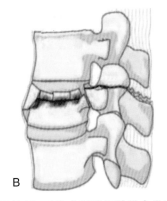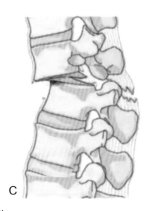

图 7-15　AO 分型的三种基本类型

A. 压缩损伤；B. 前方或后方张力带破坏；C. 脱位或平移

引自：Vaccaro R，Oner C，Kepler CK，et al，2013. AOSpine Spinal Cord Injury & Trauma Knowledge Forum. AOSpine thoracolumbar spine injury classification system：fracture description，neurological status，and key modifiers[J]. Spine（Phila Pa 1976），38（23）：2028-2037.

A 型骨折：累及椎体和（或）椎间盘，这种类型也包括无明显临床意义的损伤，如横突或棘突骨折。严重的 A 型骨折包括椎体爆裂骨折，椎体后方骨折块突入椎管，不伴有 PLC 损伤，不伴有骨折脱位。A 型损伤进一步分为 5 个亚型（图 7-16）。

A0 型：椎体无骨折，仅是无明显临床意义的棘突或横突骨折。

A1 型：累及上终板或下终板的压缩骨折，不累及椎体后壁。

A2 型：累及上、下终板的劈裂型或钳夹型骨折，不累及椎体后壁。

A3 型：涉及单个终板的椎体骨折，同时累及椎体后壁和椎管，可伴后方椎板的纵向骨折线。

A4 型：椎体骨折同时涉及上、下终板及椎体后壁骨折，无后方韧带复合体损伤，可伴后方椎板的纵向骨折线。与 A3 型的区别是 A4 型同时累及了上、下终板。

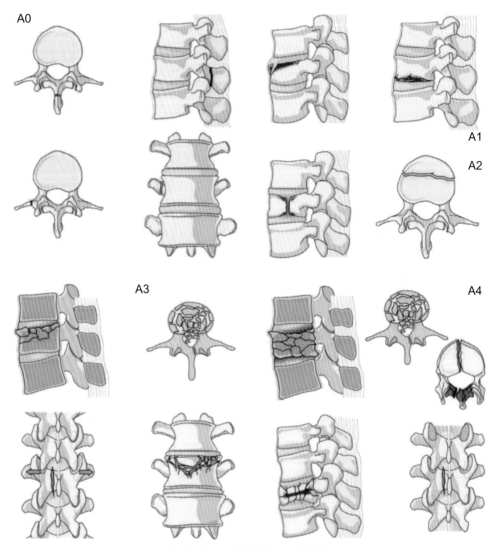

图 7-16　A 型骨折的 5 个亚型

A0. 棘突或横突骨折；A1. 压缩合并单个终板骨折，不累及椎体后壁；A2. 劈裂合并上、下终板骨折，不累及椎体后壁；A3. 单个终板的椎体骨折，累及椎体后壁；A4. 与 A3 相似，但累及上、下终板

引自：Vaccaro R，Oner C，Kepler CK，et al，2013. AOSpine Spinal Cord Injury & Trauma Knowledge Forum. AOSpine thoracolumbar spine injury classification system：fracture description，neurological status，and key modifiers[J]. Spine（Phila Pa 1976），38（23）：2028-2037.

B 型骨折：累及前张力带或后张力带结构，损伤可与 A 型骨折合并出现，又分为 3 个亚型（图 7-17）。

B1 型：后方张力带的单一骨性结构损伤并延伸至前方椎体（即 Chance 骨折）。

B2 型：后方张力带损伤伴或不伴骨性结构损伤，若合并椎体骨折应根据相应的 A 型骨折亚型给予单独分类。尤其是椎体爆裂骨折合并 MRI 显示的 PLC 损伤的患者都应描述为 B2 型骨折伴 A3 型（不完全爆裂）或 A4 型（完全爆裂）骨折。

B3 型：前方张力带损伤，损伤经椎间盘或椎体致脊柱处于过伸状态，常见于强直性疾病，但后方铰链结构保持完整，可防止平移。

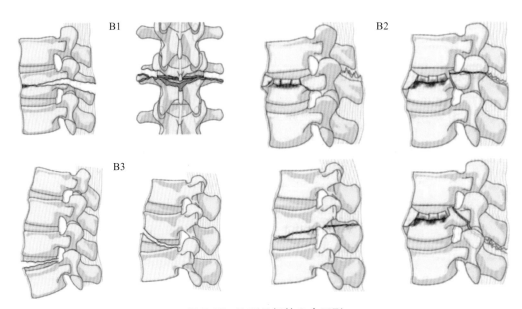

图 7-17　B 型骨折的 3 个亚型

B1. 骨性后张力带损伤（Chance 骨折）；B2. 后张力带断裂合并 A 型骨折；B3. 过伸性损伤
引自：Vaccaro R，Oner C，Kepler CK，et al，2013. AOSpine Spinal Cord Injury & Trauma Knowledge Forum. AOSpine thoracolumbar spine injury classification system：fracture description，neurological status，and key modifiers[J]. Spine（Phila Pa 1976），38（23）：2028-2037.

C 型骨折（图 7-18）：特征是脊柱骨折节段头尾端在任何平面上的移位超出了正常范围。合并的椎体骨折应单独描述（如 A0、Al、A2、A3、A4 型），合并的张力带损伤也应单独描述（如 B1、B2、B3 型），这样的描述对损伤形态是更好的说明。

（二）神经功能状态

神经功能状态分为五级：

N0：神经功能正常。

N1：短暂的神经功能障碍。

N2：存在神经根损伤的症状或体征。

N3：不完全的脊髓或马尾神经损伤。

N4：完全性脊髓损伤（ASIA 分级中的 A 级）。

NX：用来表示一些特殊患者，如颅脑损伤、中毒、多发伤、气管插管或镇静而无法完成神经系统检查的患者。

（三）临床修正参数

新版 AO 分型中还纳入了两个重要的临床修正参数，但不是与每个病例都相关，应根

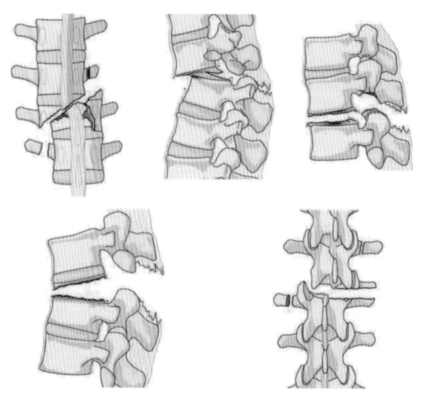

图 7-18 C 型骨折

引自：Vaccaro R，Oner C，Kepler CK，et al，2013. AOSpine Spinal Cord Injury & Trauma Knowledge Forum. AOSpine thoracolumbar spine injury classification system：fracture description，neurological status，and key modifiers[J]. Spine（Phila Pa 1976），38（23）：2028-2037.

据临床需要选择是否使用来帮助制订治疗方案。

　　M1：表示影像学检查（如 MRI 等）或其他临床检查并不能确定张力带损伤情况。该修正指数对骨结构稳定而软组织存在损伤的患者是否需要选择手术治疗有指导意义。

　　M2：是指有手术指征的患者患有会影响手术选择的特定合并症。M2 修正参数包括但不限于强直性脊柱炎、风湿性疾病、弥漫性特发性骨肥厚症或骨质疏松等。

　　该分型系统通过整合 AO 分型和 TLICS 系统的优势，去除了 Magerl 原始 AO 分型中烦琐的次亚型和 C 型中的亚型，并加入了神经功能障碍分级和临床修正参数，逐渐得到学者们的认可。

（陈振中　刘飞俊）

主要参考文献

Boehler L, 1930. Die techniek der knochenbruchbehand-lung im grieden und im kriege[M]. Vienna:Verlag von Wilhelm Maudrich.

Denis F, 1983. The three column spine and its significance in the classification of acute thoracolumbar spinal injuries[J]. Spine(Phila Pa 1976), 8(8):817-831.

Ferguson RL, Allen BL Jr, 1984. A mechanistic classification of thoracolumbar spine fractures[J].Clin Orthop Relat Res, (189):77-88.

Holdsworth F, 1970.Fractures, dislocations, and fracture-dislocations of the spine[J]. J Bone Joint Surg Am, 52(8):1534-1551.

Lee JY, Vaccaro AR, Lim MR, et al, 2005. Thoracolumbar injury classification and severity score:a new paradigm for the treatment of thoracolumbar spine trauma[J]. J Orthop Sci, 10(6):671-675.

Magerl F, Aebi M, Gertzbein SD, et al, 1994. A comprehensive classification of thoracic and lumbar injuries[J]. Eur Spine J, 3(4):184-201.

McCormack T, Karaikovic E, Gaines RW, 1994. The load sharing classification of spine fractures[J]. Spine(Phila Pa 1976), 19(15):1741-1744.

Nicoll EA, 1949. Fractures of the dorso-lumbar spine[J]. J Bone Joint Surg Br, 31B(3):376-394.

Reinhold M, Audigé L, Schnake KJ, et al, 2013. AO spine injury classification system:a revision proposal for the thoracic and lumbar spine[J]. Eur Spine J, 22(10):2184-2201.

Vaccaro AR, Lee JY, Schweitzer KM Jr, et al, 2006. Assessment of injury to the posterior ligamentous complex in thoracolumbar spine trauma[J]. Spine J, 6(5):524-528.

Vaccaro AR, Oner C, Kepler CK, et al, 2013. AOSpine thoracolumbar spine injury classification system[J]. Spine(Phila Pa 1976), 38(23):2028-2037.

Vaccaro AR, Schroeder GD, Kepler CK, et al, 2016. The surgical algorithm for the AOSpine thoracolumbar spine injury classification system[J]. Eur Spine J, 25(4):1087-1094.

Vaccaro AR, Zeiller SC, Hulbert RJ, et al, 2005. The thoracolumbar injury severity score:a proposed treatment algorithm[J]. J Spinal Disord Tech, 18(3):209-215.

Watson-Jones R, 1938. The results of postural reduction of fractures of the spine[J]. J Bone Joint Surg Am, 20:567-586.

Wilson JR, Vaccaro A, 2005. A new classification of thoracolumbar injuries:the importance of injury morphology, the integrity of the posterior ligamentous complex, and neurologic status[J]. Spine(Phila Pa 1976), 30(20):2325-2333.

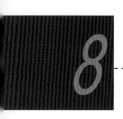

第 8 章
基于分型的治疗决策选择

第一节　非手术或手术治疗的选择

在给胸腰椎骨折患者制订治疗方案时，临床医师选择非手术治疗还是手术治疗的依据是什么？当前临床上广泛使用 TLICS 来判断是否选择手术治疗，即 TLICS ≥ 5 分者建议选择手术治疗，TLICS ≤ 3 分者建议选择非手术治疗，4 分者可根据具体情况选择手术或非手术治疗。不同时期的学者们提出过是否手术的不同判断标准，在不同时期发挥着指导作用。

一、Denis 分类与不稳定程度

1983 年 Denis 提出了"三柱"理论和胸腰椎骨折的 Denis 分型，以及稳定性损伤和不稳定性损伤的概念。稳定性损伤，主要是指具有完整后柱的轻中度压缩骨折，选择非手术治疗。不稳定性损伤大部分需要手术治疗，又根据胸腰椎骨折后脊柱的不稳定程度和神经功能状态分为 3 度：Ⅰ 度为机械性不稳定，主要是指严重的压缩骨折和安全带骨折；Ⅱ 度为神经性不稳定，主要指爆裂骨折；Ⅲ 度为机械性和神经性的不稳定，主要是指具有神经损伤症状的压缩骨折和骨折脱位。

Denis 认为稳定性损伤可以选择非手术治疗，而不稳定性损伤中 Ⅰ 度和 Ⅱ 度不稳定患者视情况给予切开复位和内固定手术治疗，Ⅲ 度不稳定患者必须手术治疗，并且强调在减压的同时需行内固定术。

二、TLICS

2005 年，美国脊柱创伤研究协会的 Vaccaro 等提出了 TLICS。该分类评分系统主要基于损伤的形态、PLC 的完整性和神经功能状态进行评分。根据这些类别的严重程度，分配特定的分值，分值总和用以评估损伤的严重程度，并协助指导是否需进行手术治疗。建议 TLICS ≥ 5 分者应选择手术治疗，≤ 3 分者选择非手术治疗，4 分者可选择手术或非手术治疗。

三、胸腰椎损伤的 AO 评分系统

2015 年 Vaccaro 等对来自世界 6 个 AO 地区的 AOSpine 成员进行调查，提出了 AOSpine 胸腰段脊柱损伤评分系统（thoracolumbar AOSpine injury score，TL AOSIS）。此

系统提出了评分≤ 3 分的患者选择非手术治疗，评分＞ 5 分的患者选择手术治疗。对于评分为 4 分或 5 分的患者，又根据不同骨折分型，明确指出了相应的治疗方式。该评分系统在实际操作过程中略显烦琐，并且 0 ～ 13 分的评分范围也让此评分系统不易记忆。不过值得一提的是，它为部分 TLICS 有争议的患者提供了补充指导。

胸腰椎骨折病例是否需要手术？上述总结的 3 种分型和评分系统均能指导临床医师做出判断，而目前临床上应用最广泛的是 TLICS 系统。因为 Denis 分类与不稳定程度提出来的年代较早，当时临床分型和判断 PLC 是否损伤主要基于临床特点、X 线和 CT，MRI 检查还没有很广泛地应用在临床上，有其历史局限性。而 TL AOSIS 则比较烦琐，自 2015 年提出来之后还没有很广泛地被临床所采用。

（陈振中　何登伟）

第二节　前路或后路手术的选择

胸腰椎骨折手术入路可分为前路、后路及前后联合入路，临床应如何选择呢？目前临床应用较多的有 LSC 和 TLICS。

一、LSC

临床上关于胸腰椎骨折前后路手术的选择一直都存在争议，McCormack 提出的 LSC 系统逐渐被临床医师接受，多被作为判断胸腰椎骨折是否需前路手术的依据。LSC 建议评分≤ 6 分的患者行后路短节段固定融合，总分≥ 7 分的患者行前路支撑植骨融合内固定，对于 LSC 高分的骨折脱位则行后路短节段固定融合联合前方支撑植骨。

当前虽然有学者指出 LSC 存在一定的局限性，但 LSC 作为胸腰椎骨折是否需要前路手术的选择依据，仍然被很多临床骨科医师所使用。

二、TLICS

2005 年 Vaccaro 等提出了 TLICS，该评分系统在手术指征判断上提供了依据，同时也在手术入路选择上做了较好的阐述。认为影响手术入路选择的两个最重要的考虑因素是 PLC 的完整性和神经功能状态。一般原则：①对于前方压迫的不完全性脊髓损伤，采用前路手术；② PLC 断裂通常需要后路手术；③上述两种情况共存时，需行前后路联合手术。

综上所述，在选择胸腰椎骨折前后路手术入路时，LSC 和 TLICS 均能作为参考依据，但 LSC 临床应用更为广泛，时间更久，临床总结的数据更多。笔者建议临床上在 LSC 的基础上，再结合 TLICS 的神经功能状态与 PLC 损伤情况对手术方案做进一步分析，最终做出前路、后路或者前后路联合手术的选择。当然，手术方式的选择不仅取决于胸腰椎骨折的节段、分型、椎管受累的程度和神经损伤程度，还取决于术者的经验。

（陈振中　何登伟）

第三节　长或短节段内固定的选择

后路椎弓根内固定已成为治疗胸腰椎爆裂骨折的常用方法，然而，临床选择长节段还是短节段的椎弓根内固定仍存在争议。短节段内固定的优点是手术时间短，出血少，同时固定节段少，可以保留更多的运动节段等，但是在控制脊柱旋转和抗屈曲力量方面，则显得不足。长节段内固定比短节段内固定可以提供更好的固定强度，可以明显提高抗旋转和抗屈曲的力量，其缺点是不可避免地会带来运动节段丧失，手术时间延长，出血量增加，并增加相邻椎间盘的负荷，加速退变，同时也增加了额外的医疗费用支出。

随着椎弓根螺钉的临床应用，短节段后路内固定一直是胸腰椎骨折最常用和最简单的治疗方法，它可以最大限度地保留运动节段。但是早期文献回顾显示，单纯短节段后路内固定有 9% ～ 54% 的内固定失败和再次后凸畸形的发生率，50% 的内固定失败患者有中度至重度疼痛。然而，上述报道短节段内固定高失败率的文献，大多发表时间较早，当时的椎弓根内固定系统设计存在一定的缺陷。

随着内固定系统的不断完善和医学技术的发展，以及对胸腰椎骨折认识的提升，如果能做到正确选择，短节段内固定治疗胸腰椎爆裂骨折同样能取得良好的临床及放射学结果。Aly TA 在 2017 年发表的一篇荟萃研究中表明，长节段及短节段内固定在减轻疼痛和预防后凸畸形等方面均无显著性差异，两组患者在影像学结果、功能结果、神经恢复和内固定失败率均无显著性差异。其实从内固定的临床应用来看，它是一个从"长"到"短"的变化过程，短节段适用于大部分的胸腰椎骨折病例，而长节段内固定适用于情况复杂的胸腰椎骨折，如骨折脱位等。

对于胸腰椎骨折如何选择合适的固定长度，需要对患者进行全面分析，充分评估骨折的稳定性，软组织及韧带复合体损伤情况，神经损伤情况和骨质疏松程度，同时结合 AO 分型及 LSC 来进行选择。基于既往的文献及临床实践经验，我们认为以下几种类型的胸腰椎骨折需行长节段内固定。

（1）C 型骨折：由于轴向、水平和旋转等应力因素，使得此种骨折类型中的所有骨性结构与韧带结构被破坏，脊柱的稳定性最差。有时甚至累及多个节段，椎体极度的不稳定，建议使用后路长节段内固定治疗，必要时行椎间融合或前路重建术。

（2）B3 型损伤：该损伤为过伸性损伤，通常通过前方椎间盘分离或椎体骨折的形式出现脊柱过伸损伤，常见于强直性脊柱炎和弥漫性特发性骨肥厚症。B3 型骨折为三柱损伤，脊柱的稳定性差，短节段内固定不足以支撑脊柱的稳定，失败率高，首先考虑做长节段内固定。

（3）部分不稳定的 B2 型损伤：该型损伤为后部张力带断裂，通常同时伴有 A 型骨折，需要通过判断椎体骨性损伤的严重程度来最终确定长、短节段的选取，对于前方椎体损伤严重，脊柱稳定性影响较大的病例需考虑后路长节段内固定，必要时联合前路减压植骨融合术。

（4）部分合并严重骨质疏松的胸腰椎骨折病例：严重的骨质疏松可能导致内固定松动移位，在实施后路椎弓根内固定手术时可考虑行长节段内固定，必要时可行椎弓根钉道强化来增加固定强度。

（5）部分 LSC 评分 ≥ 7 分的 A3、A4 型损伤：根据 LSC 评分的治疗要求，对于 LSC

评分≥7分的A3、A4型损伤，应给予前路手术避免后路内固定失败和矫正丢失。对于全身情况较差不能耐受前路手术的，也可选择后路长节段内固定来避免内固定失败。

（陈振中　何登伟）

第四节　手术方案选择不当导致内固定失败

近年来随着手术技术的进步，绝大部分胸腰椎骨折患者都得到了很好的治疗，但是临床决策错误和技术使用不当有时也会带来手术失败，如内固定断裂、松动、矫正丢失，甚至出现迟发性后凸畸形。内固定手术失败原因很多，有些是与具体操作的技术相关，有些是与手术方案选择错误相关，即未根据 AO 分型、TLICS 和 LSC 评分的治疗原则选择正确的治疗方案而发生的失败。下面就临床上的一些不成功的案例进行分析，阐述胸腰椎骨折常见手术失败原因。

（1）骨折端为极不稳定的 C 型或 B 型损伤，未采用长节段内固定，导致内固定失败。

病例：患者，女性，25 岁，L_1 椎体骨折，AO 分型 B2 型，LSC 评分 8 分，给予后路短节段椎弓根内固定术，随访过程中出现内固定失败，局部出现后凸畸形。预防方法是术前制订手术方案应根据 AO 分型、TLICS 和 LSC 评分的治疗原则来进行，考虑该病例是极不稳定的 B2 型损伤，应选择长节段后路内固定，同时因为 LSC 评分≥7 分需考虑后路固定后一期或二期给予前路减压重建，所以稳妥的手术方案应该是选择后路长节段内固定或联合前路减压重建术（图 8-1）。

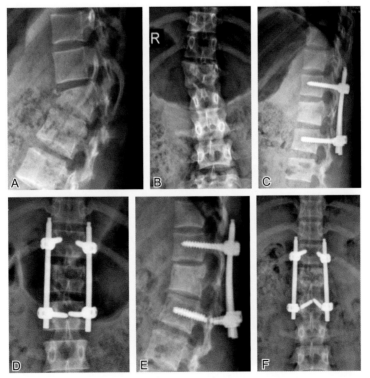

图 8-1　患者，女性，25 岁，L_1 椎体骨折，AO 分型 B2 型，LSC 评分 8 分
A、B. 术前 X 线片；C、D. 后路短节段椎弓根内固定术术后即刻复查；E、F. 随访过程中出现内固定失败

（2）需要前路重建手术但仅行后路内固定：在选择是否进行前路重建手术时未重视 LSC 评分，如胸腰椎骨折 LSC 评分 ≥ 7 分未给予前路重建手术而导致后路内固定失败。

病例 1：患者，男性，62 岁，L~2~ 椎体骨折，AO 分型 A4 型，LSC 评分 7 分。给予后路长节段内固定，随访过程中出现内固定断裂。预防方法是该病例 LSC 评分 7 分，应选择单纯前路重建，或后路短节段联合前路重建术（图 8-2）。

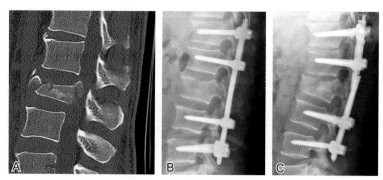

图 8-2　患者，男性，62 岁，L~2~ 椎体骨折，AO 分型 A4 型，LSC 评分 7 分
A. 术前 CT 片；B. 给予后路长节段内固定术后即刻复查；C. 随访过程中出现连接棒断裂

病例 2：患者，男性，L~1~ 椎体骨折，AO 分型 B2 型，LSC 评分 8 分，给予后路内固定术后随访过程中出现内固定失败，矫正丢失。其原因也是因为该病例 LSC 评分 8 分，应选择后路内固定联合前路减压重建（图 8-3）。

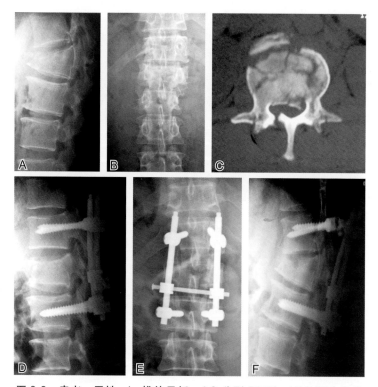

图 8-3　患者，男性，L~1~ 椎体骨折，AO 分型 B2 型，LSC 评分 8 分
A ～ C. 术前 X 线片和 CT 横断面扫描；D、E. 后路短节段椎弓根内固定术术后即刻复查；F. 随访过程中出现内固定失败

（3）B 型、C 型节段不稳定的患者单纯采用前路减压内固定而导致内固定失败。

病例：患者术前是不稳定的 B 型骨折，给予单纯前路重建内固定，钛网切割并下沉至椎体，重新出现后凸畸形。预防方法：针对局部节段不稳定的 B 型骨折，建议后路内固定联合前路重建手术（图 8-4）。

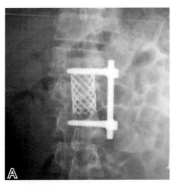
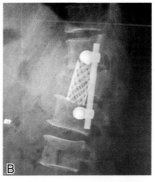

图 8-4　L$_1$ 椎体 B 型骨折，给予单纯前路重建内固定，钛网切割并下沉至椎体，重新出现后凸畸形

（4）术中不合理的后路减压加重骨折节段不稳定，导致后路内固定手术失败。

病例：患者，女性，37 岁，L$_2$ 椎体骨折，AO 分型 B2 型，LSC 评分 8 分，给予后路短节段椎弓根内固定联合后路减压术。在随访过程中出现内固定失败，伤椎重新塌陷，局部出现后凸畸形。预防方法是术前制订手术方案时应考虑到该患者是极不稳定的 B2 型，应选择长节段后路固定，同时给予前路减压重建，而不是后路减压破坏了后方张力带组织，进一步加重了骨折节段的不稳定（图 8-5）。

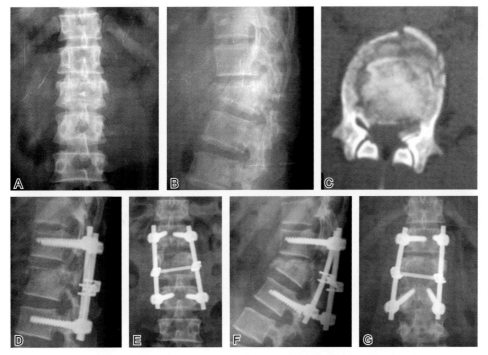

图 8-5　患者，女性，37 岁，L$_2$ 椎体骨折，AO 分型 B2 型，LSC 评分 8 分

A ～ C. 术前 X 线片和 CT 横断位；D、E. 给予后路短节段椎弓根内固定联合后路减压术，术后即刻复查 X 线片；F、G. 术后随访出现内固定断裂，矫正丢失，继发后凸畸形

（5）选择超短节段固定后导致后凸畸形矫正丢失。

病例：患者，男性，35 岁，T$_{12}$ 椎体骨折，AO 分型 B2 型，LSC 评分 5 分，给予后路超短节段椎弓根内固定。在随访过程中出现矫正丢失，后凸畸形。前些年一些学者提出了超短节段内固定治疗伤椎下终板完整的压缩或爆裂骨折，以减少一个固定节段，多保留一个椎间盘运动节段，同时也能够减少创伤。但该固定技术最大的问题在于术后不能有效维持复位，容易出现后凸畸形，所以目前该技术已经被广大的临床医师所摒弃（图 8-6）。

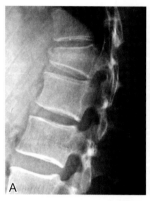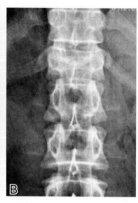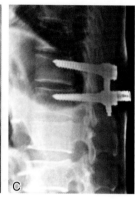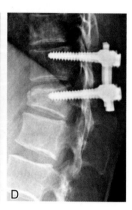

图 8-6　患者，男性，35 岁，T$_{12}$ 椎体骨折，AO 分型 B2 型，LSC 评分 5 分

A、B. 术前 X 线片；C. 后路超短节段椎弓根内固定术后即刻复查 X 线片；D. 术后随访出现矫正丢失和后凸畸形

（陈振中　何登伟）

主要参考文献

Denis F, 1983. The three column spine and its significance in the classification of acute thoracolumbar spinal injuries[J]. Spine(Phila Pa 1976), 8(8):817-831.

Ferguson RL, Allen BL Jr, 1984. A mechanistic classification of thoracolumbar spine fractures[J]. Clin Orthop Relat Res, 189:77-88.

Magerl F, Aebi M, Gertzbein SD, 1994. A comprehensive classification of thoracic and lumbar injuries[J]. Eur Spine J, 3(4):184-201.

McCormack T, Karaikovic E, Gaines RW, 1994.The load sharing classification of spine fractures[J]. Spine(Phila Pa 1976), 19(15):1741-1744.

Reinhold M, Audigé L, Schnake KJ, et al, 2013. AO spine injury classification system:a revision proposal for the thoracic and lumbar spine[J]. Eur Spine J, 22(10):2184-2201.

Vaccaro AR, Lee JY, Schweitzer KM Jr, et al, 2006.Assessment of injury to the posterior ligamentous complex in thoracolumbar spine trauma[J]. Eur Spine J, 6(5):524-528.

Vaccaro AR, Lehman RA Jr, Hurlbert RJ, et al, 2005. A new classification of thoracolumbar injuries:the importance of injury morphology, the integrity of the posterior ligamentous complex, and neurologic status[J] Spine(Phila Pa 1976), 30(20):2325-2333.

Vaccaro AR, Oner C, Kepler CK, et al, 2013. AOSpine thoracolumbar spine injury classification system:fracture description, neurological status, and key modifiers[J]. Spine(Phila Pa 1976), 38(23):2028-2037.

Vaccaro AR, Schroeder GD, Kepler CK, et al, 2016. The surgical algorithm for the AOSpine thoracolumbar spine injury classification system.[J]. Eur Spine J, 25(4):1087-1094.

Vaccaro AR, Zeiller SC, Hulbert RJ, et al, 2005. Assessment of injury to the posterior ligamentous complex in thoracolumbar spine trauma[J]. J Spinal Disord Tech, 18(3):209-215.

第一节　非手术治疗指征

胸腰椎骨折的非手术治疗可以避免手术带来的创伤及麻醉风险，减少治疗费用，是临床上经常采用的一种治疗方法。文献报道部分非手术治疗患者会出现后凸畸形等并发症，有些与非手术治疗适应证选择不当有关，因此合理的非手术治疗适应证选择显得尤为重要。

胸腰椎骨折非手术治疗适应证一直存在争议。早期的文献中学者们通过临床病例回顾，总结和提出了很多非手术治疗指征。大部分学者认为非手术治疗的指征包括神经功能正常、不存在骨折脱位或者椎弓根骨折、后方韧带复合体完整、胸腰椎压缩骨折或相对稳定的爆裂骨折（如小关节完整）。也有学者通过骨折分类系统来评估是否选择非手术治疗，如在 AO 分型中，有学者认为后凸畸形不严重的 A1 型骨折，以及不伴有椎间盘损伤或骨折移位的 A2 型骨折可以选择非手术治疗。

2005 年，TLICS 被临床医师广泛接受并用来作为非手术或者手术治疗的决策依据。TLICS 系统建议 ≥ 5 分者应选择手术治疗，≤ 3 分者可选择非手术治疗，4 分者可根据具体情况选择手术或者非手术治疗。尽管临床上对于 TLICS 为 2 分的爆裂骨折是否选择手术治疗存在争议，对于评分为 4 分的患者是否选择非手术治疗同样争议较多，但是 TLICS 在临床上大多数时候都是很好的参考依据。

（杨　涛　楼　超）

第二节　非手术治疗方法

一、卧床治疗

卧床治疗是胸腰椎骨折非手术治疗最常见的方式之一，但需卧床多少时间为宜仍存在争议。有学者提出单纯屈曲压缩骨折的患者，取平卧位，并在受伤椎体下垫以适当高度的软枕，以恢复和维持胸腰椎正常曲度为宜，持续垫枕时间为 4 ～ 8 周。有学者认为骨折后经过血肿机化期、原始骨痂形成期，需经 4 ～ 8 周才能达到临床愈合，所以伤后腰部垫枕卧床休息要持续 4 周以上。当然也有学者提出建议缩短卧床时间，如 Tropiano 等的报道均提示神经功能正常的胸腰椎爆裂骨折患者卧床非手术治疗并运用支具早期下床活动可获得满意结果。当然具体的卧床时间需视骨折类型、患者的年龄、健康状况和软组织损伤程度而定，如患者有骨质疏松、糖尿病、营养不良和钙磷代谢紊乱等，骨折愈合时间要适当地延长。

基于骨折愈合的自然过程并结合我们的临床工作经验，建议棘突、横突等椎体附件骨折的患者若能忍受疼痛即刻可下床活动，而其他类型骨折卧床时间需根据骨折类型具体评估，一般建议卧床时间 4 ～ 8 周。目前学术界关于胸腰椎骨折非手术治疗适宜卧床时间还没有公认的标准，这急需进一步的临床研究。另外，卧床期间需要加强护理，预防压疮、下肢深静脉血栓、肺部及泌尿系感染和胃肠功能紊乱等并发症发生。

二、支具治疗

支具治疗在胸腰椎骨折非手术治疗中扮演着重要角色，尤其是塑形良好的硬质支具能很好地承担脊柱外固定的作用，可以使患者早期下床，缓解疼痛。当然，在使用过程中我们要加强护理，预防相关并发症的发生，如支具接触面的压疮、腰背僵硬、肌肉萎缩及食管炎等。若使用支具治疗，建议佩戴 8 ～ 12 周，定期随访，直至患者骨折愈合。

三、康复治疗

对于非手术治疗的患者，康复治疗分为两个阶段。第 1 个阶段是愈合期的康复治疗，这个时期约为骨折后的 3 个月内。康复治疗的主要目的是使椎体复位，恢复脊柱的稳定性，加强腰背肌肌力，防止骨质疏松，维持脊柱的正常力线，避免和减少慢性腰痛的发生。同时，可配合光、电、声疗法、红外线疗法、超短波、超声波疗法等改善局部循环、促进血肿吸收，防止组织挛缩。

第 2 个阶段是恢复期的治疗，伤后 3 个月脊柱的力线趋于稳定，此时应当加强躯干肌肌力，重建脊柱稳定性，逐渐恢复脊柱的柔软性和灵活性，可练习脊柱各个方向的活动。

四、疼痛管理

常用的镇痛药物有对乙酰氨基酚和非甾体抗炎药（NSAID），如果疼痛严重，可以使用曲马多等弱阿片类中枢性镇痛药。在使用镇痛药物时，应重视胸腰椎骨折的治疗，同时按照疼痛强度选择合适的药物与剂型。应动态评估，对药物的剂量和种类进行调整，必要时可联合不同机制、不同途径的药物使用，以降低药物用量，减少相关的不良反应。必要时酌情应用抗焦虑等药物。

五、中药治疗

中医传统医学对胸腰椎骨折早有认识，并逐步形成了一系列的中医治疗原则和治疗方法。胸腰椎骨折的中医治疗，同样遵循中医中药对骨折药物治疗的三期准则：在胸腰椎骨折治疗的早期，由于患处肿胀，疼痛较为剧烈，为气滞血瘀之证，治法予活血行气，消肿镇痛。中期，由于肿胀疼痛消而未尽，所以在活血化瘀的基础上予以和营生新，续筋接骨。后期，由于患者卧床日久，下地时必然腰膝酸软无力，此期治疗以补养气血，补益肝肾为主。

（杨 涛 楼 超）

第三节　支具治疗简介

　　1927 年宾夕法尼亚州的 Arthur Davis 在麻醉下对患者进行过伸牵引复位，然后用石膏背心（plaster vest）固定，使患者可以早期下床活动，避免长期卧床所带来的并发症。这种治疗方法获得成功后，20 世纪 30 年代英国骨科医师协会主席 Watson Jones 率先在英国进行了推广和改良。

　　石膏背心自出现至今已有近百年，传统的石膏已经逐渐被功能性支具所取代，演化成了今天的胸腰椎支具。胸腰椎支具通常情况下根据功能可分为脊柱畸形支具和脊柱损伤支具，根据其材质又分为硬质支具、软质支具和半刚性支具，根据支具覆盖部位则分为腰骶段支具、胸腰骶段支具和胸腰支具，还有单纯固定支具与佩戴式牵引支具之分，即静力性支具与动力性支具。

　　硬质支具主要由硬质材料制成，此类支具从前后甚至从侧方包裹躯干部，可支持脊柱并限制脊柱任何方向的活动，保持脊柱的稳定性，且易于穿脱及清洗。硬质支具多用于脊柱畸形的矫正，以 Boston 重叠支具和色努支具为代表（图 9-1）；而用于胸腰椎骨折治疗的硬质支具代表如 Jewett 过伸支具（图 9-2）及定制的聚丙烯材料胸腰骶支具（thoracolumbar sacral orthosis，TLSO）等。胸腰骶支具又按制作方式分为可调节式支具（图 9-3）和现场定制支具（图 9-4）。在治疗胸腰椎骨折时，由于胸腰椎支具的目的是限制患者起床后的重力压缩和活动时的不稳定，所治疗的又是相对稳定的骨折，而当患者平卧位时脊柱不稳定因素又基本消失了，所以一般情况下平卧位无须佩戴，但起床前必须佩戴妥当才能下床。

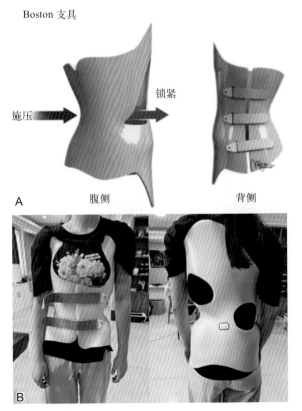

图 9-1　用于脊柱畸形矫正的 Boston 重叠支具（A）和色努支具（B）

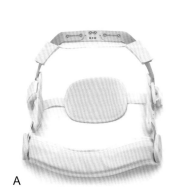
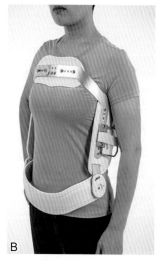

图 9-2　Jewett 过伸支具

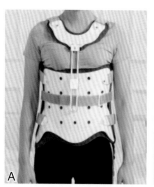
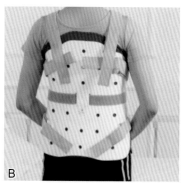

图 9-3　胸腰骶支具 - 可调节式

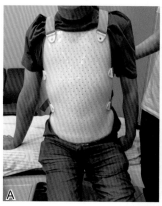
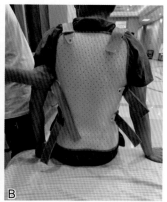

图 9-4　胸腰骶支具 - 现场定制支具

　　支具的主要功能是防止前屈并减轻前柱及椎体的负荷,保持伤椎的稳定,促进骨折愈合,同时可以减轻疼痛。

　　对于支具治疗的效果,也有不少文献报道。如 Wood 等首次采用前瞻性随机对照研究来比较胸腰椎骨折中支具治疗和手术治疗的疗效,他们将 53 例稳定性胸腰椎爆裂骨折患者随机分为手术治疗组 26 例和非手术治疗组 27 例，非手术治疗组使用过伸石膏或支具治疗 8 ～ 12 周。末次随访时，两组患者的影像学结果和 VAS 评分无显著性差异，而 RMDQ、ODI 和 SF-36 等功能评分非手术组的结果优于手术组，手术组的住院时间和医疗支出显著高于非手术组。他们的研究结果认为稳定性胸腰椎爆裂骨折的非手术治疗可以达到甚至超过手术治疗的收益。

　　值得注意的是，应根据伤椎的节段，合理选择支具的长度和范围，以达到满意的固定。在临床上如果支具固定范围不够，固定效果将大打折扣，甚至会导致伤椎局部后凸畸形加重。例如：患者，男性，49 岁，交通伤致 T_6 椎体骨折，选择非手术治疗，给予支具固定，但是支具上缘仅固定到中下胸椎，导致 T_6 椎体缺乏有效固定，随访中出现了伤椎高度进一步丢失，后凸畸形加重的情况（图 9-5）。

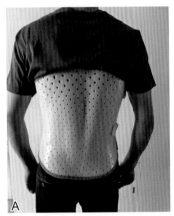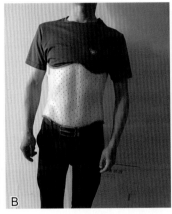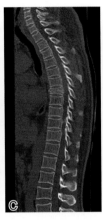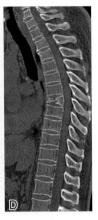

图 9-5　患者，男性，49 岁，T_6 椎体骨折，给予非手术治疗支具固定，因支具上缘未达有效高度，不能维持 T_6 椎体稳定，导致伤椎高度进一步丢失、后凸畸形加重
A. 支具固定后面观；B. 支具固定正面观；C. 受伤当时 T_6 椎体高度；D. 支具固定 3 个月后复查时 T_6 椎体高度

（杨　涛　楼　超）

主要参考文献

梁锦前，赵宇，2020.《骨科常见疼痛管理临床实践指南 (2018 版)》解读 [J]. 骨科临床与研究杂志，5(1):61-64.

宁宇，2015. 经皮与开放椎弓根螺钉系统均配合中医疗法治疗胸腰椎骨折比较研究 [D]. 武汉：湖北中医药大学 .

邱贵兴，裴福兴，唐佩福，等，2019. 骨科常见疼痛管理临床实践指南 (2018 版)[J]. 中华骨与关节外科杂志，12(3):161-167.

王汉龙，赖展龙，柯晓斌，等，2013. 中医保守治疗胸腰椎压缩骨折 453 例 [J]. 现代中西医结合杂志，22(1):76-77.

Ağuş H, Kayalı C, Arslantaş M, 2005. Nonoperative treatment of burst-type thoracolumbar vertebra fractures:clinical and radiological results of 29 patients[J]. Eur Spine J, 14(6):536-540.

Bakhsheshian J, Dahdaleh NS, Fakurnejad S, et al, 2014. Evidence-based management of traumatic thoracolumbar burst fractures:a systematic review of nonoperative management[J]. Neurosurg Focus, 37(1):E1.

Chang V, Holly LT, 2014. Bracing for thoracolumbar fractures[J]. Neurosurg Focus, 37(1):E3.

Davies WE, Morris JH, Hill V, et al, 1980. An analysis of conservative(non-surgical)management of thoracolumbar fractures and fracture- dislocations with neural damage[J]. J Bone Joint Surg Am, 62(8):1324-1328.

Hanson G, Lyons KW, Fournier DA, et al, 2019. Reducing radiation and lowering costs with a standardized care pathway for nonoperative thoracolumbar fractures[J]. Global Spine J, 9(8):813-819.

Hides JA, Lambrecht G, Richardson CA, et al, 2011. The effects of rehabilitation on the muscles of the trunk following prolonged bed rest[J]. Eur Spine J, 20(5):808-818.

Hitchon PW, Abode-Iyamah K, Dahdaleh NS, et al, 2016. Nonoperative management in neurologically intact thoracolumbar burst fractures[J]. Spine(Phila Pa 1976), 41(6):483-489.

Hoh DJ, Qureshi S, Anderson PA, et al, 2019. Congress of neurological surgeons systematic review and evidence-based guidelines on the evaluation and treatment of patients with thoracolumbar spine trauma:nonoperative care [J]. Neurosurgery, 84(1):E46-E49.

Kürschner J, Schauwecker F, Nieder P, 1980. Advantages of early functional treatment of fractures of the thoracolumbar vertebrae without paresis compared with functional treatment after Magnus(author's transl)[J]. Zeitschrift Für Orthopädie Und Unfallchirurgie, 10(5):247-249.

Mattei TA, Hanovnikian J, Dinh D, 2014. Progressive kyphotic deformity in comminuted burst fractures treated non-operatively:the Achilles tendon of the Thoracolumbar Injury Classification and Severity Score(TLICS)[J]. Eur Spine J, 23(11):2255-2262.

Mohamadi A, Googanian A, Ahmadi A, et al, 2018. Comparison of surgical or nonsurgical treatment outcomes in patients with thoracolumbar fracture with Score 4 of TLICS[J]. Medicine(Baltimore), 97(6):e9842.

Nataraj A, Jack AS, Ihsanullah I, et al, 2018. Outcomes in thoracolumbar burst fractures with a thoracolumbar injury classification score(TLICS)of 4 treated with surgery versus initial conservative management[J]. Clin Spine Surg, 31(6):E317-E321.

Peev N, Zileli M, Sharif S, et al, 2021. Indications for nonsurgical treatment of thoracolumbar spine fractures:WFNS spine committee recommendations[J]. Neurospine, 18(4):713-724.

Pneumaticos SG, Karampinas PK, Triantafilopoulos G, et al, 2016. Evaluation of TLICS for thoracolumbar fractures[J]. Eur Spine J, 25(4):1123-1127.

Spiegl UJ, Fischer K, Schmidt J, et al, 2018. The conservative treatment of traumatic thoracolumbar vertebral fractures[J].Dtsch Arztebl Int, 115(42):697-704 .

Tezer M, Erturer RE, Ozturk C, et al, 2005. Conservative treatment of fractures of the thoracolumbar spine[J]. Int Orthop, 29(2):78-82.

Tropiano P, Huang RC, Louis CA, et al, 2003. Functional and radiographic outcome of thoracolumbar and lumbar burst fractures managed by closed orthopaedic reduction and casting[J]. Spine, 28(21):2459-2465.

Wallace N, McHugh M, Patel R, et al, 2019. Effects of bracing on clinical and radiographic outcomes following thoracolumbar burst fractures in neurologically intact patients[J]. JBJS Rev, 7(9):e9.

Wood K, Buttermann G, Mehbod A, et al, 2003. Operative compared with nonoperative treatment of a thoracolumbar burst fracture without neurological deficit. A prospective, randomized study[J]. J Bone Joint Surg Am, 85(5):773-781.

手术入路

胸腰椎骨折治疗方案的制订应建立在患者临床和影像学评估的基础上，评估椎体的损伤形态、神经功能状态、伤椎节段稳定性和后方韧带复合体损伤情况等，结合 TLICS、AO 分型和 LSC 评分等评估方式来决定手术方案和入路选择，最大限度地恢复脊柱稳定，同时获得有效减压。

第一节　后正中入路

胸腰椎骨折手术治疗的常用手术入路为后正中入路。后正中入路不易伤及重要的血管神经，手术暴露的风险相对较小，但其缺点也比较明显，需大范围地剥离肌肉至关节突的外侧，易造成脊神经后内侧支损伤和腰动脉背侧支出血，且术中需长时间牵拉椎旁肌，不仅增加了术中出血，也容易导致术后肌无力、肌损伤等并发症，易出现术后患者腰背痛、腰背僵硬、腰背肌无力和运动功能障碍，影响术后骨折愈合及患者早期康复锻炼，延长恢复期病程。

一、麻醉与体位

1. 麻醉　常规气管插管下全身麻醉或硬膜外麻醉。

2. 体位　取俯卧位，双侧肩锁部位及髂前上棘区各垫一方形海绵软垫，使前胸壁和腹部离开手术台而悬空，使无瓣膜的椎管内静脉丛的血液能回流至下腔静脉，以减少术中出血。该体位使以伤椎为中心的脊柱节段处于略过伸的状态，达到体位复位的目的（图 10-1）。

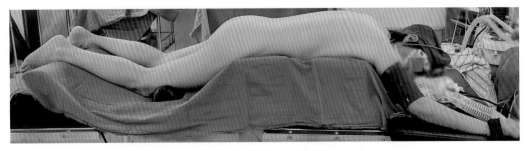

图 10-1　后正中入路体位

二、显露步骤

（1）将定位金属网格放置于伤椎背侧体表位置，通过 C 形臂 X 线机透视确定伤椎位置，以伤椎为中心做后正中手术标记。

（2）以伤椎为中心，做后正中纵行切口，切口长度以充分显露上下相邻的椎体为准。

（3）切开皮肤、皮下组织，显露深筋膜，用拉钩将皮肤及皮下组织向两侧牵开，在棘突和棘上韧带两侧切开腰背筋膜（图 10-2）。

（4）在棘上韧带和棘突两侧的骨膜下利用电刀向两侧剥离软组织，一边用骨膜剥离子对附着在棘突的肌肉进行骨膜下剥离，一边用电刀或电凝行骨膜下切开及止血（图 10-3）。剥离椎板及关节突肌肉附着点时应沿骨膜下进行，既可减少出血，又能减少肌肉损伤。

（5）用自动牵开器撑开两侧竖脊肌，显露拟手术节段及其上下节段的棘突、椎板（图 10-4）。

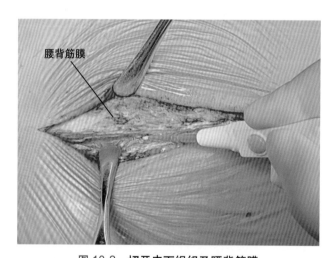

腰背筋膜

图 10-2　切开皮下组织及腰背筋膜

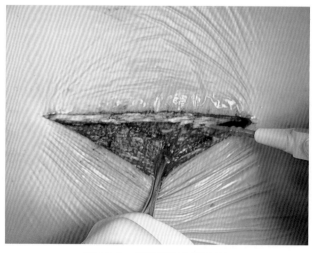

图 10-3　骨膜下剥离椎旁肌

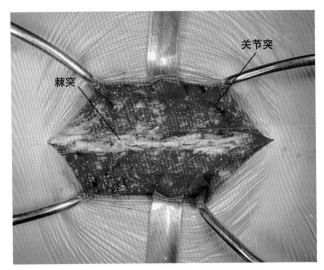

图 10-4　显露棘突、关节突关节和椎板

三、注意事项

（1）需由尾侧向头侧剥离骶棘肌，避免误入肌束间隙而增加出血。

（2）若有椎板骨折或既往有椎板切除史，应先显露缺损椎板节段的远、近端的正常椎板后，再进一步显露缺损处椎板，防止误入椎管。

（柳世杰　何登伟）

第二节　经多裂肌间隙入路

后正中入路损伤大，对于仅需椎弓根螺钉固定复位的患者，可选经多裂肌间隙入路。该入路于 1968 年由 Wiltse 等提出，是指经多裂肌外侧和最长肌内侧的间隙进入，直达上关节突与横突的移行部，故又称 Wiltse 入路。2008 年范顺武教授团队第一次在国内报道了利用经多裂肌间隙入路治疗胸腰椎骨折。由于利用了天然的解剖间隙，保留了多裂肌的椎板棘突附着点，减少了后正中入路手术中分离椎旁肌的操作，同时避免了外侧竖脊肌的阻挡，术中出血少，术后恢复快，对肌肉组织的破坏少，保留了多裂肌的起源，避免了多裂肌的去神经支配和继发变性，有利于早期功能锻炼。Wiltse 入路适用于单纯屈曲压缩骨折、仅有前中柱损伤的爆裂骨折和椎管占位＜ 1/3 且无神经损伤的患者，但应谨慎用于后方结构损伤严重或伴有脱位和旋转等畸形而较难复位的患者。

一、麻醉与体位

1. 麻醉　常规气管插管下全身麻醉或硬膜外麻醉。

2. 体位　取俯卧位，双侧肩锁部位及髂前上棘区各垫一方形海绵软垫，垫空胸腹部，使无瓣膜的椎管内静脉丛的血液能回流至下腔静脉，以减少术中出血。该体位使以伤椎为中心的脊柱处于略过伸的状态，达到体位复位的目的。

二、显露步骤

（1）将定位金属网格放置于伤椎背侧体表位置，C 形臂 X 线机透视确定伤椎位置，以伤椎为中心做后正中手术标记。

（2）以伤椎为中心，做后正中纵行切口，切口长度应以充分显露需置钉的邻近椎体为准。

（3）切开皮肤、皮下组织，显露深筋膜，用拉钩将皮肤及皮下组织向两侧牵开，在棘突和棘上韧带两侧切开腰背筋膜（图 10-5）。

（4）在棘突旁向两侧 1 ～ 2cm 处纵行切开肌筋膜，并将肌筋膜向两侧钝性分开，显露脊旁肌群（图 10-6）。

（5）手指触摸关节突位置，找准 Wiltse 肌间隙，从最长肌和多裂肌的间隙钝性分离至关节突，并将伤椎上下椎体横突基底部和关节突关节充分显露（图 10-7），如关节囊分支动脉破裂，可用双极电凝止血。

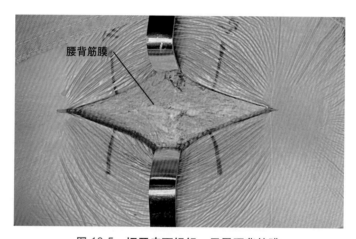

图 10-5　切开皮下组织，显露腰背筋膜

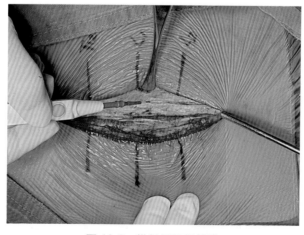

图 10-6　纵行切开肌筋膜

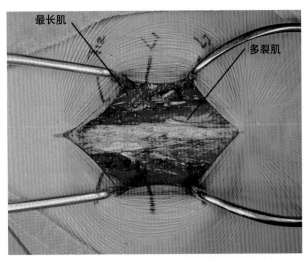

图 10-7 从最长肌和多裂肌间隙进入，显露横突基底部和关节突关节

三、注意事项

（1）多裂肌间隙一般位于棘突两侧 1.5 ～ 2cm 处，切开肌筋膜后，在上述区域进行触摸可较为容易地识别该间隙并触及上关节突。

（2）钝性解剖多裂肌束间的自然劈裂面，尽可能多地保留多裂肌的肌束，有利于肌束间瘢痕愈合后保持肌力，缓解术后腰背痛。

（柳世杰　何登伟）

第三节　经胸腔侧前方入路

经胸腔侧前方入路可充分显露 T_4 ～ T_{12} 椎体前部，因需要切除肋骨及打开胸腔，显露难度较大。中、下胸椎骨折常选左侧开胸，有助于操作时避开下腔静脉。

一、麻醉与体位

1. 麻醉　采用气管插管单肺通气静吸复合全身麻醉，麻醉诱导后用双腔气管导管分别行左右支气管插管，实施单侧肺萎陷，单侧通气，方便操作。

2. 体位　患者取右侧卧位，腋下垫一软枕以利于胸肋显露，并防止肩部及腋下神经血管束长时间受压导致损伤。双上肢向前平伸，置于双层上肢托架上。手术侧下肢屈髋屈膝，对侧下肢伸直，两大腿间垫弓形垫以防压伤。摆好体位后，触摸桡动脉搏动，并确认手臂静脉回流通畅。

二、显露步骤

（1）手术切口根据伤椎节段选择，沿高于伤椎 2 ～ 3 个节段的肋骨走行，下胸椎切口起自肩胛骨脊柱缘与胸椎棘突连线中点，略呈弧形，向前绕过肩胛骨下角下方 2 ～ 3cm，至前胸壁锁骨中线（图 10-8）。

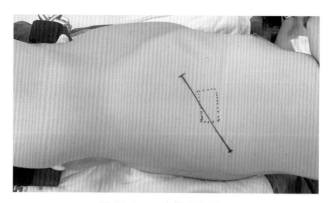

图 10-8　下胸椎手术切口

（2）根据手术节段切开皮肤及皮下组织，显露背阔肌，向前切断背阔肌及前锯肌，显露肋骨表面的筋膜，切开肌肉时注意彻底止血（图 10-9，图 10-10）。

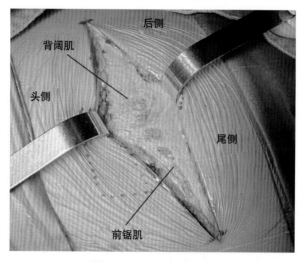

图 10-9　显露浅层肌肉

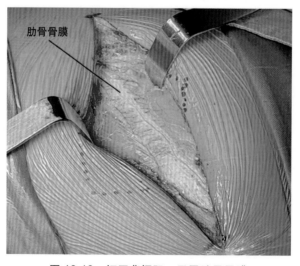

图 10-10　切开背阔肌，显露肋骨骨膜

（3）沿肋骨走向在肋骨上缘切开肋骨骨膜，把骨膜剥离推开（图 10-11）。剥离肋骨骨膜上缘时由后向前推，剥离下缘时则要自前向后推，避免损伤肋间血管和神经。游离肋骨后，用一把骨膜剥离子保护胸膜，用肋骨剪尽量靠近后侧剪断肋骨后端，再剪断前端，肋骨床将自行萎缩（图 10-12）。

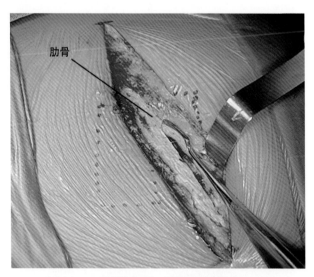

图 10-11　剥离肋骨，保护肋间神经及血管

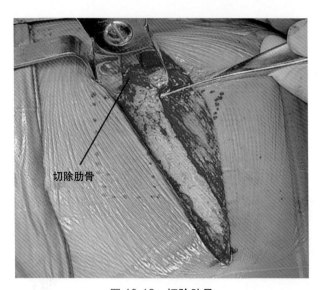

图 10-12　切除肋骨

（4）将肋骨床与胸膜切口扩大，切开壁胸膜（图 10-13），在纱垫保护下把胸壁切口撑开。将肺推向中线后显露胸腔后壁胸膜（图 10-14），触及伤椎及肋横突，纵行切开椎体旁胸膜以显露肋间血管（图 10-15），分别贯穿缝扎上下肋间血管，再将后胸膜向两侧推开，使胸椎椎体一侧及前纵韧带得以显露。

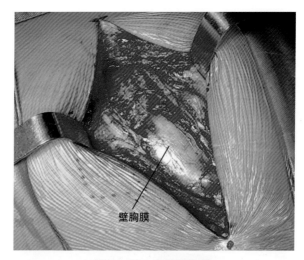

壁胸膜

图 10-13　显露壁胸膜

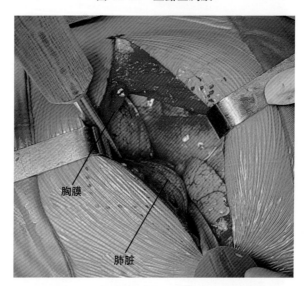

胸膜

肺脏

图 10-14　推开肺组织，显露胸腔后侧胸膜

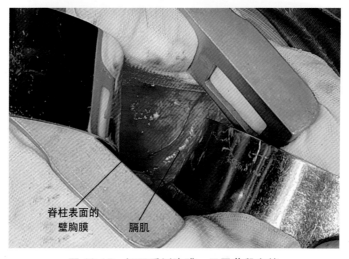

脊柱表面的
壁胸膜

膈肌

图 10-15　切开后侧胸膜，显露节段血管

三、注意事项

（1）剥离肋骨上下缘的骨膜时剥离方向需"上顺下逆"，即肋骨骨膜剥离时上缘骨膜宜由后向前剥离，下缘骨膜宜由前向后剥离，以减少肋间血管及神经损伤。

（2）应在主动脉和椎间孔中点处结扎胸椎椎体节段动静脉，以避免影响节段动脉之间的循环支而影响脊髓血供。

（3）术中注意保护胸部大血管、胸导管和肺脏，术后留置胸腔闭式引流。

（柳世杰　何登伟）

第四节　前外侧经胸腔 - 腹膜外入路

前外侧经胸腔 - 腹膜外入路是胸腰段脊柱前路手术常用的入路之一，主要适用于下胸椎和上腰椎的椎体和椎间盘显露。

一、麻醉与体位

1. 麻醉　采用气管插管单肺通气静吸复合全身麻醉，麻醉诱导后用双腔气管导管分别行左右支气管插管，实施单侧肺萎陷，单侧通气，方便操作。

2. 体位　患者取右侧卧位，腋下垫一软枕以利于胸肋显露，并防止肩部及腋下神经血管束长时间受压导致损伤。双上肢向前平伸，置于双层上肢托架上。手术侧下肢屈髋屈膝，对侧下肢伸直，两大腿间垫弓形垫以防压伤。胸腰部垫一软枕，使胸腰段抬高，术侧的肋缘和髂棘间距离增大，以利于手术操作（图 10-16）。

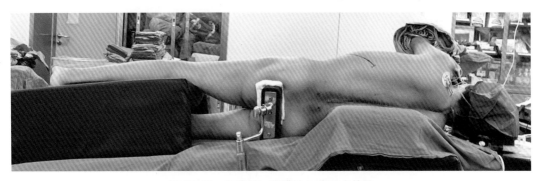

图 10-16　经胸腔 - 腹膜外入路手术体位

二、显露步骤

（1）术前 C 形臂 X 线机透视定位伤椎，手术切口选择位于腋前线和腋后线之间的部位，沿高于伤椎 2 ～ 3 个节段的肋骨走行，长约 12cm（图 10-17）。

（2）沿设定切口切开皮肤、皮下组织和深筋膜，显露背阔肌的前缘，在切口的下端显露腹外斜肌（图 10-18）。沿切口方向逐层切开背阔肌，用自动牵开器将切口两侧肌肉组织牵开固定，显露肋骨（图 10-19）。

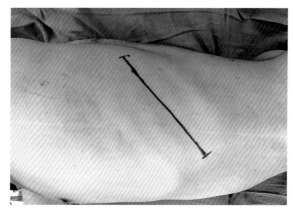

图 10-17 经胸腔 - 腹膜外入路切口选择

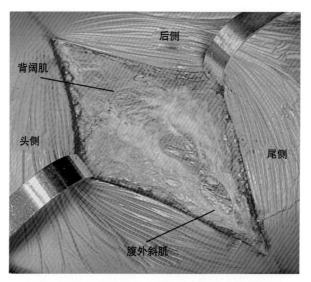

图 10-18 切开皮肤，显露背阔肌和腹外斜肌

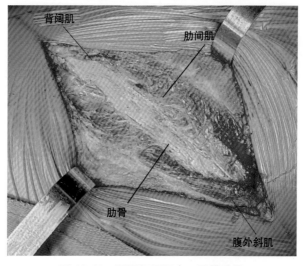

图 10-19 逐层切开肌肉，显露肋骨

（3）沿肋骨中轴线切开骨膜，按照肋骨上缘由后向前，肋骨下缘由前向后的顺序做骨膜下剥离（图 10-20），完全游离肋骨后，切除肋骨（图 10-21），骨断端用骨蜡封闭止血，取出肋骨并切断肋骨韧带及肋骨头，显露肋骨后缘骨膜。

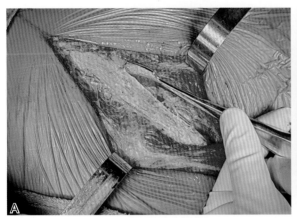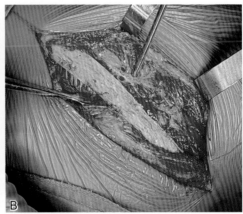

图 10-20　骨膜剥离子由后向前剥离肋骨上缘骨膜（A）；骨膜剥离子由后向前剥离肋骨下缘骨膜（B）

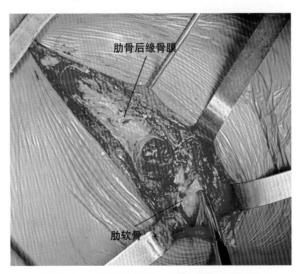

肋骨后缘骨膜

肋软骨

图 10-21　劈开肋软骨，显露肋骨后缘骨膜

（4）术者和助手分别持镊子和止血钳小心提起肋骨床，切出小口，再沿皮肤切口方向逐步扩大切口。切开壁胸膜，进入胸膜腔（图 10-22），注意不能伤及肺组织。在肋骨下方分离腹外斜肌、腹内斜肌、腹横肌，其下即腹膜外间隙。用"花生米"样纱布球仔细分离腹膜外组织，并将其与肾和输尿管一并向前推移，使腹膜外脂肪组织及肾与膈肌和腹壁分开。沿胸壁上的膈肌肋部附着点旁 1 ～ 1.5cm 处逐步剪断膈肌，缝扎出血点（图 10-23）。

（5）用拉钩将肺脏、腹膜内脏等向中线牵开，在椎体侧方纵行切开壁胸膜，将椎旁疏松结缔组织向前后方分离，分离时紧贴椎体进行。分离腰大肌前缘并将肌肉向后方牵开，即可显露椎体和椎间盘（图 10-24）。椎间盘膨隆，色白，扣之有柔韧感，而椎体则相对凹陷。在椎体的侧方中部可见横向走行的腰椎节段动静脉，予以分离、切断、结扎。然后在椎体侧方切开骨膜，行骨膜下剥离显露椎体。

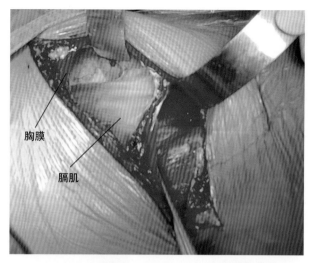

图 10-22　显露胸腔、膈肌和其下的腹膜外腔隙

胸膜

膈肌

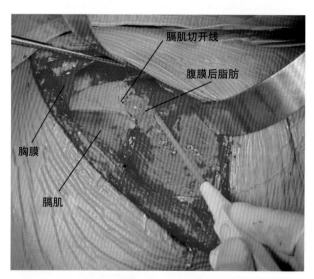

膈肌切开线

腹膜后脂肪

胸膜

膈肌

图 10-23　沿胸壁附着点 1cm 处切断膈肌并分离膈肌

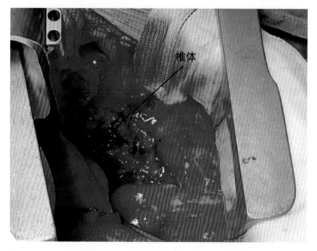

椎体

图 10-24　显露并钝性分离腹膜后间隙，显露椎体及椎间盘

（6）操作结束后逐层缝合，确认胸膜无破裂，复张肺组织，常规放置胸腔闭式引流和腹膜外腔隙引流管。

三、注意事项

（1）切除肋骨时一般要比手术椎体高 2 ～ 3 个节段才可完全显露所需要节段。

（2）注意术中出血的控制，熟悉椎体节段血管走行，必须在椎体凹陷部显露并结扎血管，从椎体侧方向前剥离骨膜，沿骨膜下显露椎体，以避免损伤大血管，同时注意保护好椎间孔处节段动脉之间的循环支，以保证脊髓的血供。

（3）对于胸膜粘连较重的患者，术中须小心分离，术后必须间断缝合椎旁的壁胸膜。

（4）术中需由深到浅缝合膈肌，建议在切断膈肌时预留缝线标记，手术结束时予以缝扎。

（柳世杰　何登伟）

第五节　前外侧经腹膜外入路

腰椎前外侧经腹膜外入路主要适用于直接显露 L_2 ～ L_5 椎体、椎间盘的前外侧。

一、麻醉与体位

1. 麻醉　采用气管插管下全身麻醉。

2. 体位　患者取右侧卧位，腋下及右侧腰部垫一软枕，辅以手术床的折顶以抬高腰部，使肋下缘与髂嵴之间的距离增大，以利于手术操作。双上肢向前平伸，置于双层上肢托架上。左髋屈曲，右髋伸直，两大腿间垫弓形垫以防压伤（图 10-25）。

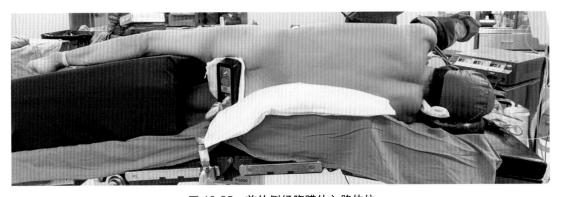

图 10-25　前外侧经腹膜外入路体位

二、显露步骤

（1）术前 C 形臂 X 线机透视定位伤椎，取腹外侧斜行切口（图 10-26）。

（2）切开皮肤、皮下组织、深筋膜，沿腹外斜肌走向切开肌纤维，拉钩牵开后显露腹内斜肌和腹横肌，电刀切断腹内斜肌和腹横肌肌束，牵开后显露腹膜外脂肪组织和腹膜（图 10-27）。

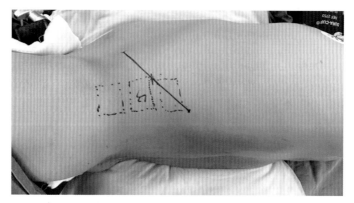

图 10-26 取右侧卧位，以伤椎为中心做切口

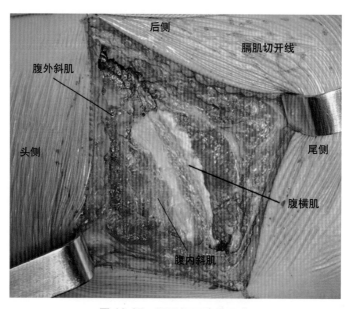

图 10-27 逐层切开腹壁肌肉

（3）显露腹膜后，做腹膜后壁分离，将腹膜连同腹内肠道小心地沿腹膜壁层钝性剥离（图 10-28），并牵向中线，越过髂腰肌，显露腰大肌（图 10-29），将腰大肌向后侧牵开，到达椎体和椎间盘侧方（图 10-30）。可将椎体表面的腰动静脉钳夹、切断和双重结扎。椎体和椎间盘表面有相当多的结缔组织，不可轻易切开，以防出血，应仔细分离和辨认组织，逐步扩大椎体和椎间盘的显露范围。

三、注意事项

（1）对于前外侧入路，左侧切口比右侧更为常用，因为邻近脾和主动脉，而右侧切口邻近肝和下腔静脉。相较而言，经左侧切口操作更加安全。

（2）上腹下神经丛在左髂动脉前方走行，如有损伤可导致男性射精障碍，应避免损伤。

（3）钝性分离腹膜时应避免撕裂腹膜，如有撕裂应及时修补。

（4）术中有时候需将输尿管向中线牵拉，应防止过度牵拉造成损伤。如需游离输尿管时需包含输尿管周围组织，以防止损伤输尿管血供。

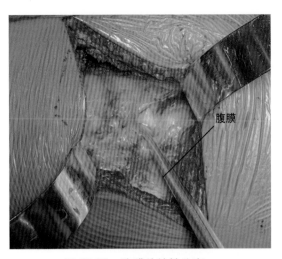

图 10-28　腹膜外钝性分离

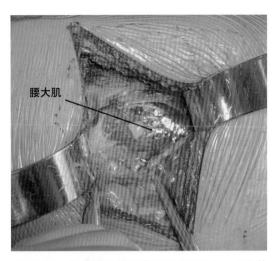

图 10-29　将腹膜及其腹膜外脂肪组织小心分离并牵向中线，显露腰大肌

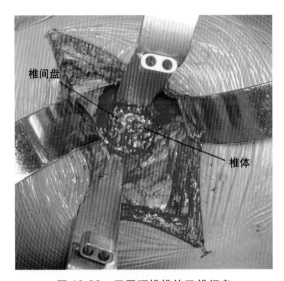

图 10-30　显露腰椎椎体及椎间盘

（柳世杰　何登伟）

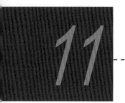

第 11 章

后 路 手 术

第一节　后路短节段内固定术

短节段椎弓根螺钉内固定术是胸腰椎骨折最常使用的治疗方法，能够起到三柱固定和三维稳定的作用。

适应证：符合短节段椎弓根螺钉内固定术指征的胸腰椎骨折。

【典型病例】

患者，女性，44 岁，高处坠落伤后腰背痛 5h 入院。体格检查发现双下肢稍麻木，无明显运动障碍。入院后 X 线片和 CT 提示 L_1 椎体爆裂骨折，椎体后缘游离骨块侵入椎管。MRI 提示 L_1 椎体爆裂骨折，椎体后方骨折块压迫硬膜囊，未见明显后方韧带复合体损伤（图 11-1）。该病例诊断 L_1 椎体爆裂骨折：A3 型骨折，TLICS 评分 5 分，LSC 评分 4 分。给予经多裂肌间隙入路 L_1 椎体骨折短节段椎弓根螺钉内固定术。

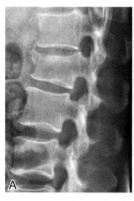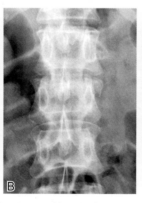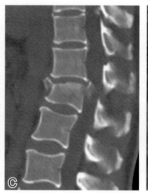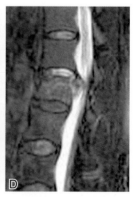

图 11-1　术前 X 线侧位片（A）、X 线正位片（B）、CT 矢状位片（C）及 MRI 脂肪抑制像（D）提示 L_1 椎体爆裂骨折，椎体后缘骨折块压迫硬膜囊

【手术步骤】

（1）患者于气管插管下全身麻醉后取俯卧位，以伤椎为中心做腰背部正中切口，切开皮肤、皮下组织，在棘突和棘上韧带两侧切开腰背筋膜。在棘突旁 1 ～ 2cm 处纵行切开肌筋膜，并将筋膜向两侧钝性分开，显露脊旁肌群。从最长肌和多裂肌的间隙钝性分离至关节突（图 11-2）。

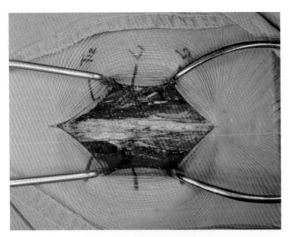

图 11-2 经多裂肌间隙入路显露关节突关节及横突起始部

（2）根据 T_{12}、L_1、L_2 椎弓根定位标志确定螺钉置入点及角度，沿椎弓根松质骨置入开路器直达椎体前中柱，用探针确认通道周壁是否均为骨性结构，留置定位杆。丝锥攻丝扩大通道，根据通道深度选择合适长度的椎弓根螺钉，顺通道拧入椎弓根螺钉，其中 T_{12} 和 L_2 为单轴螺钉，L_1 为多轴螺钉（图 11-3）。

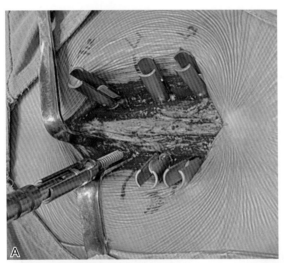

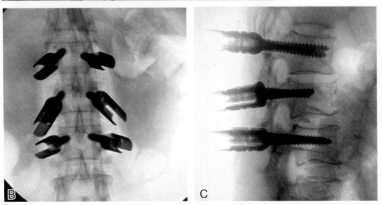

图 11-3 置入 T_{12}、L_1、L_2 椎弓根螺钉（A）；C 形臂 X 线机正侧位透视影像确认螺钉位置正确（B、C）

（3）选取适宜长度的纵棒，根据椎体排列趋势预弯，将纵棒置于螺钉间。拧紧一端钉帽，视骨折压缩情况使用撑开器进行适当撑开复位，再拧紧另一端钉帽，最后拧紧 L_1 的螺钉钉帽（图 11-4）。透视确认骨折复位良好，掰除螺钉尾翼，冲洗创口，逐层关闭切口。

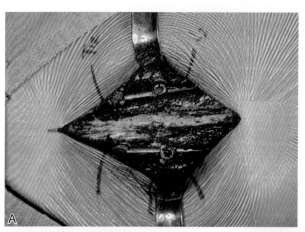

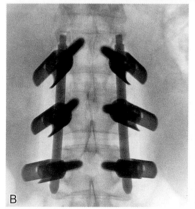
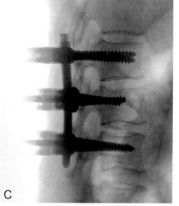

图 11-4　完成椎弓根螺钉内固定（A）；C 形臂 X 线机正侧位透视（B、C）

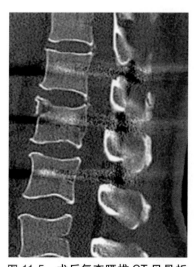

图 11-5　术后复查腰椎 CT 见骨折复位，内固定位置良好

【术后影像】

患者术后复查 CT 见内固定位置佳，L_1 椎体骨折前缘高度恢复，椎管内骨折块基本复位（图 11-5）。术后第 5 天佩戴硬质支具后下床行走。

【手术要点】

（1）椎弓根螺钉通道建立时应避免穿破椎弓根周壁，否则易损伤神经及血管。

（2）术前充分研究胸腰椎 X 线及 CT 影像有利于选择合适的椎弓根螺钉长度和置入角度。

（3）尽量避免通道钻孔次数过多，导致钉道直径过大，造成螺钉把持力下降。

（4）一般来说，伤椎置钉常为多轴螺钉，而邻椎螺钉常为单轴螺钉，复位时先拧紧邻椎螺钉尾帽，最后拧紧伤椎螺钉尾帽。

（柳世杰　何登伟）

第二节　后路短节段内固定联合椎管减压术

利用后路椎弓根螺钉内固定技术，可以稳定损伤节段序列，有效恢复伤椎椎体高度。但若前中柱撑开复位后，仍有游离骨块向后压迫椎管，可同时行椎板部分切除，利用 L 形椎管内骨折块复位器轻敲复位椎管内骨块来解除骨块对椎管的压迫。

适应证：符合短节段内固定术指征，且需要进行后方椎管减压的胸腰椎骨折。

【典型病例】

患者，男性，42 岁，高处坠落伤后腰部疼痛 12h 入院。体格检查见腰部活动障碍明显，双下肢浅感觉下降，双下肢肌力Ⅳ级。入院后 X 线及 CT 提示 L$_3$ 椎体爆裂骨折，L$_3$ 椎体后缘骨块向后压迫硬膜。MRI 提示 L$_3$ 水平硬膜囊明显受压（图 11-6）。该病例诊断 L$_3$ 椎体爆裂骨折伴不全瘫：A3 型骨折，TLICS 5 分，LSC 评分 5 分。给予经后路 L$_3$ 椎体骨折短节段内固定联合半椎板切除椎管减压术。

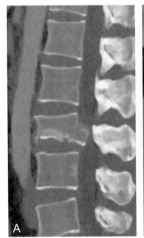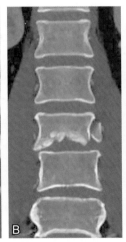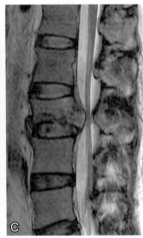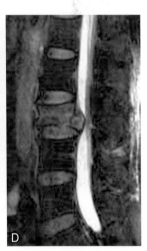

图 11-6　术前 CT 矢状位及冠状位影像提示 L$_3$ 椎体爆裂骨折，L$_3$ 椎体后缘骨块向后压迫硬膜（A、B）；MRI T$_2$ 加权像及脂肪抑制像 L$_3$ 水平硬膜囊明显受压（C、D）

【手术步骤】

（1）患者于气管插管下全身麻醉后取俯卧位，以 L$_3$ 为中心，做后正中纵行切口，切开皮肤、皮下组织、深筋膜，在棘突和棘上韧带两侧切开腰背筋膜。利用电刀行棘突两侧和椎板行骨膜下剥离软组织，显露两侧椎板、关节突。在椎弓根置钉位置用开口器开口，开路器探入椎弓根并建立通道，探针确认通道底部及四壁完整，置入定位杆。C 形臂 X 线透视定位杆位置满意，取出定位杆，将适宜长度的椎弓根螺钉分别拧入 L$_2$、L$_4$ 两侧的椎弓根通道（图 11-7）。

（2）选择合适长度的纵棒预弯后，用持棒器将纵棒放置在两端螺钉之间，在头尾两端的螺钉尾翼处置入 T 形防旋复位套筒，使用后方撑开器进行适当撑开，然后加压后方套筒复位前、中柱，伤椎复位后拧紧两端螺钉的钉帽。

（3）用超声骨刀切除 L₃ 左侧部分椎板（图 11-8），保留关节突关节，咬除部分黄韧带，显露硬膜囊。探查仍有压迫硬膜的椎体后缘骨块，用 L 形椎管内骨折块复位器轻敲骨块使其复位（图 11-9，图 11-10）。C 形臂 X 线机透视确认复位满意后，掰除螺钉尾翼。切口冲洗，彻底止血，切口内放置引流管，逐层关闭切口。

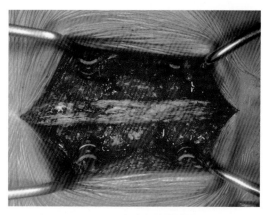

图 11-7　置入椎弓根螺钉

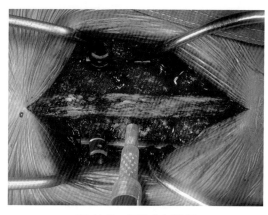

图 11-8　切除左侧椎板

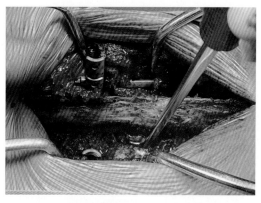

图 11-9　显露硬脊膜后用 L 形椎管内骨折块复位器轻敲复位椎体后缘骨块

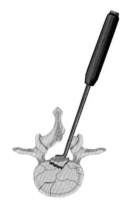

图 11-10　用 L 形椎管内骨折块复位器轻敲复位椎体后缘骨块示意图

【术后影像】

患者术后复查 CT 见内固定位置良好，L₃ 椎体骨折高度恢复可，椎管压迫解除（图 11-11）。

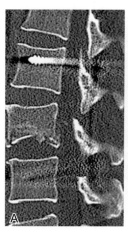
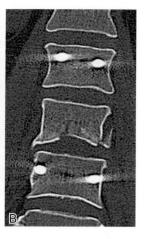

图 11-11　术后即刻复查 CT，见 L₃ 骨折复位可，椎体后缘骨块基本复位

A. CT 矢状位；B. CT 冠状位

【手术要点】

（1）行半椎板减压时应该保留关节突关节，避免过度减压后导致局部节段不稳。

（2）减压时骨折端及椎管内静脉丛出血可能会比较多，可使用双极电凝器止血，同时需备自体血回输装置。

（3）使用 L 形椎管内骨折块复位器时应注意谨慎操作，避免神经损伤。

（柳世杰　何登伟）

第三节　后路长节段内固定术

对于极不稳定的胸腰椎损伤患者，通常需固定更多节段以达到复位和稳定的目的。

适应证：符合长节段椎弓根内固定术指征的胸腰椎骨折，常见类型有 C 型骨折，伴节段明显不稳定的 B 型骨折，部分 LSC 评分 ≥ 7 分但因身体情况较差不能耐受前路手术的 A3 型或 A4 型骨折，以及合并严重骨质疏松的胸腰椎骨折。

【典型病例】

患者，男性，58 岁，高处坠落伤后腰背痛 3d 由外院转入笔者所在医院，入院时双下肢浅感觉减退，双下肢肌力Ⅲ级。入院后 X 线片和 CT 提示 T_{11} 椎体骨折伴脱位，骨块向后压迫椎管（图 11-12）。MRI 提示 T_{11} 椎体爆裂骨折，后方韧带复合体损伤。该病例诊断 T_{11} 椎体骨折脱位伴不全瘫。患者胸腰椎 C 型骨折，TLICS 9 分，LSC 评分 7 分。因多发伤后身体情况较差不能耐受前路手术，遂给予经后路 T_{11} 椎体骨折切开长节段椎弓根螺钉复位内固定术。

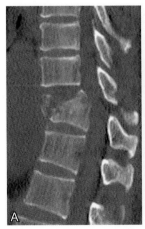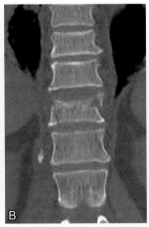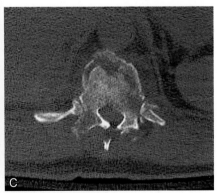

图 11-12　术前 CT 提示 T_{11} 椎体骨折伴脱位，骨块向后压迫椎管

【手术步骤】

（1）患者于气管插管下全身麻醉后取俯卧位，以 T_{11} 为中心做后正中纵行切口，切开皮肤、皮下组织、深筋膜，在棘上韧带和棘突两侧的骨膜下剥离竖脊肌，显露两侧椎板、关节突。

（2）根据 T_9、T_{10}、T_{12}、L_1 椎弓根定位标志确定螺钉置入点，用开口器开口，沿椎弓根松质骨置入开路器直达椎体，用探针确认通道周壁均为骨性结构，拧入椎弓根螺钉

（图 11-13）。其中 T_{10} 和 T_{12} 使用单轴螺钉，T_9 和 L_1 使用多轴螺钉。

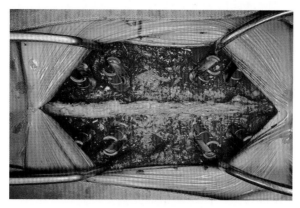

图 11-13　椎弓根螺钉置入

（3）根据骨折脱位是否合并关节突交锁和椎管内压迫的实际情况，局部给予交锁的关节突复位和椎板减压。并探查椎管情况，确认椎管内是否残留突出的椎间盘髓核组织和骨折块，需要时取出髓核组织，如发现椎体后缘突入椎管的骨折块未复位，可用 L 形椎管内骨折块复位器轻轻敲击复位。选取适宜长度的纵棒，根据椎体排列趋势预弯纵棒，将纵棒置于螺钉间。先拧紧一端的两枚钉帽，视骨折压缩情况使用撑开器进行适当撑开复位，再拧紧另一端的两枚钉帽。C 形臂 X 线透视确认复位满意后，掰除螺钉尾翼，创口冲洗，切口内放置引流管，逐层关闭。

【术后影像】

患者术后复查 X 线片和 CT 见内固定位置佳，T_{11} 椎体前缘高度基本恢复，椎管内骨折块已经复位（图 11-14）。

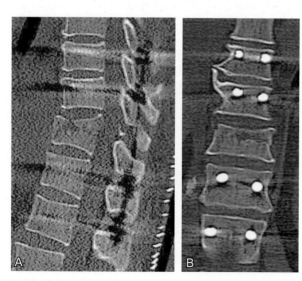

图 11-14　术后复查 CT 见骨折复位，内固定位置良好，椎管内未见骨折块残留

【手术要点】

（1）胸腰椎骨折脱位常合并关节突交锁，常需局部椎板切除减压，并给予交锁的关节

突复位。假如椎管内有骨折块或髓核组织压迫的，需要给予椎板减压骨折块复位和髓核摘除。

（2）切除关节突较多的病例，需注意术中给予后外侧植骨，可将椎板减压后的颗粒骨植在关节突和横突旁。

（3）假如术后复查 CT，仍有骨折块侵入椎管超过 1/3 者，或者考虑前中柱爆裂骨折严重而导致前方支撑不够，术后可能发生后方内固定断裂的，需二期考虑前路减压重建术。

（4）一般在伤椎的邻近节段植入单轴螺钉，而在两端的螺钉使用多轴螺钉。

（柳世杰　何登伟）

第四节　后路长节段内固定术联合椎体间植骨融合术

对于伴有椎间盘损伤而终板相对完整的胸腰椎骨折脱位，可在长节段内固定术的同时行椎体间植骨融合术。

适应证：胸腰椎骨折脱位后椎体间有明显的平移，且伴有椎间盘损伤而终板相对完整，需要进行椎管减压的病例。

【典型病例】

患者，男性，31 岁，重物挤压伤后腰部疼痛 9h 入院。入院查体见腰部活动障碍，双下肢浅感觉和痛温觉下降，双下肢肌力 III 级。入院后 CT 提示 $L_{1,2}$ 椎体骨折脱位，L_2 右侧椎弓根骨折，$L_{1,2}$ 棘突间距明显增宽。MRI 提示 $L_{1,2}$ 水平硬膜囊及脊髓明显受压，后方韧带复合体损伤，$L_{1,2}$ 椎间盘严重损伤（图 11-15）。该病例诊断 $L_{1,2}$ 椎体骨折脱位伴不全瘫。患者 $L_{1,2}$ 椎体 C 型损伤，TLICS 8 分，LSC 评分 5 分。给予后路 $L_{1,2}$ 椎体骨折长节段内固定术椎板关节突切除减压和椎间植骨融合术。

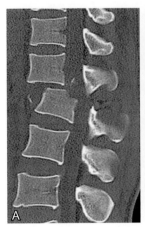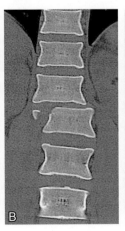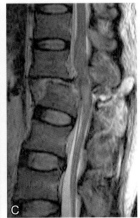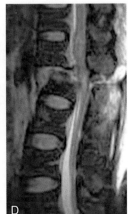

图 11-15　术前 CT 矢状位及冠状位影像提示 $L_{1,2}$ 椎体骨折脱位（A、B）；MRI T_2 加权像及脂肪抑制像提示 $L_{1,2}$ 椎体骨折脱位，硬膜囊及脊髓明显受压，脊髓高信号，后方韧带复合体损伤及椎间盘严重损伤（C、D）

【手术步骤】

（1）患者于气管插管下全身麻醉后取俯卧位，以 L_2 为中心，做后正中纵行切口，分别于 T_{12}、L_1、L_3、L_4 两侧及 L_2 左侧拧入椎弓根螺钉，拧入的螺钉均使用多轴螺钉。

（2）用超声骨刀切除 L₁ 双侧部分椎板及 L₂ 上关节突，保留 L₁ 和 L₂ 棘突。切除部分黄韧带，充分显露硬膜囊，探查椎管发现右侧椎管内有游离骨折块，给予摘除。

（3）选择合适长度的纵棒预弯后，用持棒器安装纵棒，先拧紧近端的 4 枚螺帽，使用后方撑开器进行适当撑开复位，然后再拧紧远端螺帽。

（4）切除左侧椎板和关节突后，尖刀片切开剩余的纤维环组织，摘除 L₁,₂ 椎间盘，取出髓核，用终板刮匙清除上下终板的软骨板。植骨床准备完成后，依次置入不同型号的融合器试模，植入减压颗粒骨，将选择好的合适的融合器植入 L₁,₂ 椎间隙中。

（5）松开远端的螺帽，再行加压复位后重新拧紧螺帽。C 形臂 X 线机透视确认复位满意，融合器位置合适后，掰除螺钉尾翼。切口冲洗，彻底止血，切口内放置引流管，逐层关闭切口。

【术后影像】

患者术后复查 CT 见脊柱序列恢复，L₁,₂ 椎体间融合器位置良好，椎管压迫解除。术后 1 年复查 X 线影像见 L₁,₂ 椎体间植骨愈合可，损伤节段未出现明显后凸畸形（图 11-16）。

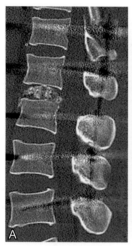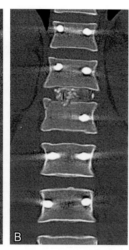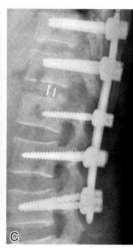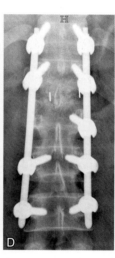

图 11-16　术后即刻复查 CT，见 L₁,₂ 椎体骨折复位，椎体间植骨融合器位置良好（A、B）；术后 1 年复查 X 线片提示椎体间融合良好，未见矫正丢失（C、D）

【手术要点】

（1）胸腰椎骨折复位一般需借助单轴螺钉的撑开复位作用，但是部分骨折脱位的病例使用多轴螺钉来完成复位也能获得很好的效果。

（2）术中需视椎管压迫情况来确定减压范围，尽量保留后方结构，如椎板、关节突、棘突和棘上韧带等，防止术后局部节段不稳定。

（3）术中终板处理和植入融合器的过程基本与经椎间孔腰椎椎体间融合术过程一致，需要将终板软骨处理干净，所以终板骨折的病例应用该术式应慎重。

（柳世杰　何登伟）

第五节　后路短节段内固定术联合椎体间融合术

　　根据临床治疗规范要求，胸腰椎骨折脱位的病例需选择长节段内固定术，但假如骨折脱位只有前后平移不存在侧方平移，则在严格把握适应证的前提下可选择后路短节段椎弓根螺钉内固定术联合椎管减压椎间融合术。

　　适应证：胸腰椎骨折脱位后椎体间有明显的前后平移但无侧方移位，且伴有椎间盘损伤而终板相对完整，需要进行椎管减压的病例。

【典型病例】

　　患者，男性，50 岁，重物砸伤后腰背痛伴双下肢感觉活动障碍 10d 由外院转入。查体见腰部及双下肢活动障碍，伴有鞍区及双下肢感觉异常。入院 CT 提示 L$_{4,5}$ 骨折脱位，伴椎管狭窄，未见明显侧方移位。MRI 提示 L$_{4,5}$ 椎管狭窄，L$_{4,5}$ 椎间盘严重损伤，后方韧带复合体损伤（图 11-17）。该病例诊断 L$_{4,5}$ 椎体骨折脱位伴马尾神经损伤，C 型损伤，TLICS 9 分，LSC 评分 4 分。给予经后路 L$_{4,5}$ 椎体骨折脱位复位联合椎管减压椎体间融合内固定术。

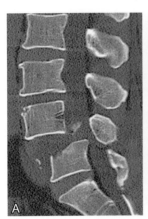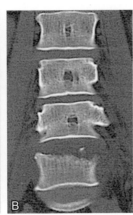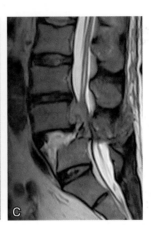

图 11-17　术前 CT 矢状位和冠状位影像提示 L$_{4,5}$ 椎体骨折脱位（A、B）；术前 MRI 脂肪抑制像提示 L$_{4,5}$ 椎间盘损伤，椎管狭窄，马尾严重受压（C）

【手术步骤】

　　（1）患者于气管插管下全身麻醉后取俯卧位，取后正中入路，以伤椎为中心，沿棘突做一纵向切口，切开皮下组织及筋膜。紧贴棘突和椎板骨膜，小心剥离骶棘肌直至椎板外缘，充分显露椎板和小关节。在 L$_4$ 和 L$_5$ 两侧各植入两枚椎弓根螺钉（均为多轴螺钉）。

　　（2）用超声骨刀将交锁的关节突部分切除，切除左侧椎板和关节突关节（图 11-18），摘除黄韧带，显露硬膜囊，小心将突入椎管内的骨折块和髓核组织取出，进一步探查硬膜及神经根直至没有压迫为止。

　　（3）选择合适长度的纵棒预弯后，用持棒器置入纵棒，使用后方撑开器进行适当撑开复位，然后再拧紧 4 枚螺帽。

　　（4）尖刀片切除剩余的椎间盘纤维环，取出髓核组织，用终板刮匙清除上下终板软骨。植骨床准备完成后，依次置入不同型号的融合器试模，植入减压颗粒骨，将选择好的合适的融合器植入 L$_{4,5}$ 椎间隙中（图 11-19）。

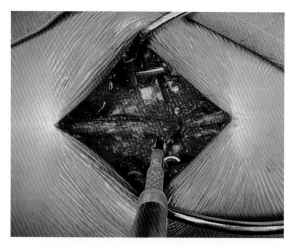

图 11-18　椎弓根螺钉置入后，超声骨刀逐渐切除部分椎板

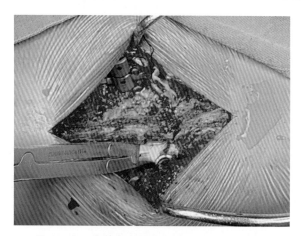

图 11-19　将装有自体骨的融合器植入椎间隙

（5）松开一端的螺帽，再行加压复位后再次拧紧螺帽（图 11-20）。C 形臂 X 线机透视确认复位满意，融合器位置适宜后，掰除螺钉尾翼。切口冲洗，彻底止血，切口内放置引流管，逐层关闭切口。

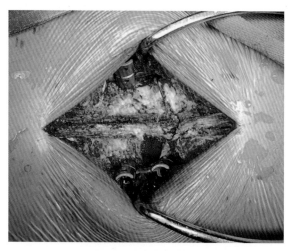

图 11-20　连接棒预弯后固定连接椎弓根螺钉

【术后影像】

患者术后复查 CT 见脊柱序列恢复，融合器位置满意，椎管内无占位（图 11-21）。

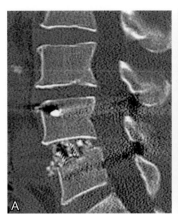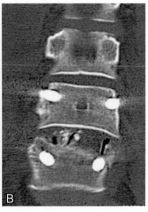

图 11-21　患者术后复查 CT 见内固定稳妥，椎体序列恢复

【手术要点】

（1）一般需先将交锁的关节突部分切除才能复位，复位后椎管容积增大，再探查椎管情况。

（2）显露硬膜囊后，应根据术前的 CT 和 MRI 提示的椎管内压迫情况小心探查椎管，避免遗漏骨折块或者脱出的髓核组织。

（3）应用短节段内固定术治疗胸腰椎骨折复位主要适用于前后平移的骨折脱位患者，如果患者伴有侧方平移，需行长节段内固定术。

（4）术中终板处理和植入融合器的过程基本与经椎间孔腰椎椎体间融合术过程一致，需要将终板软骨处理干净，所以终板骨折的病例应用该术式应慎重。

（柳世杰　何登伟）

第六节　陈旧性胸腰椎骨折后凸畸形截骨矫形内固定术

截骨矫形内固定术主要针对陈旧性胸腰椎骨折伴有严重后凸畸形的患者，可对伤椎前中柱进行截骨重建，对椎管进行减压，同时行长节段内固定术。

适应证：伴有腰背痛或迟发性神经损伤的严重后凸畸形的陈旧性胸腰椎骨折。

【典型病例】

患者，男性，49 岁，外伤致腰背部疼痛 30 年入院。无下肢麻木和放射痛，腰背部疼痛持续存在并逐渐加重。CT 提示 T_{11} 椎体陈旧骨折伴后凸畸形，Cobb 角约 46°（图 11-22）。诊断陈旧性胸椎骨折伴后凸畸形，拟行经后路 T_{11} 椎体切除矫形内固定术。

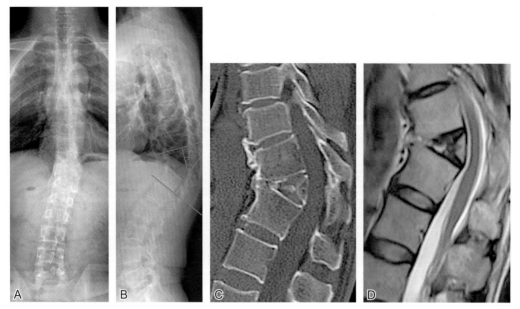

图 11-22　术前全脊柱 X 线正侧位片，其中 Cobb 角约为 46°（A、B）；CT 矢状位影像和 MRI T_2 加权像（C、D）

【手术步骤】

（1）患者于气管插管下全身麻醉后取俯卧位，以伤椎为中心，取后正中纵行切口，切开皮下组织及深筋膜，显露棘上韧带和棘突。沿椎板小心在骨膜下剥离骶棘肌，显露关节突根部及横突起始部。置入适宜长度的椎弓根螺钉，固定节段为伤椎以上及以下两节段共 8 枚多轴螺钉。

（2）用咬骨钳和超声骨刀切除 T_{11} 的全部棘突和椎板，以及 T_{10} 和 T_{12} 的部分棘突和椎板，显露黄韧带后给予切除，充分显露硬脊膜（图 11-23）。小心牵开硬膜和保护神经根，用超声骨刀切除 T_{11} 两侧关节突和椎弓根，显露 T_{11} 椎体和上下椎间盘，将椎管内静脉丛用双极电凝止血后，再用超声骨刀切除 T_{11} 椎体，用髓核钳取出碎骨块及上下邻近的椎间盘，用终板刮匙清除 T_{10} 的下终板和 T_{12} 的上终板上的软骨组织准备植骨床，植入填充有自体骨的合适长度的钛网，周围用碎骨块填充。

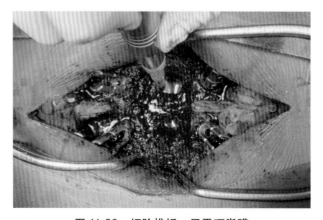

图 11-23　切除椎板、显露硬脊膜

（3）预弯纵棒并安放在螺钉之间，加压复位以矫正后凸，用螺帽拧紧固定（图 11-24），切口留置引流管，逐层缝合切口。

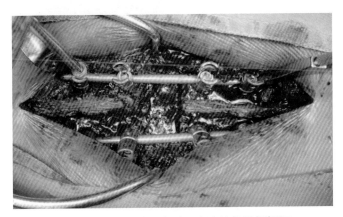

图 11-24　连接棒预弯后固定连接椎弓根螺钉

【术后影像】

患者术后复查全脊柱正侧位片级 CT 见内固定位置良好，胸腰椎后凸畸形矫正效果佳，椎体序列恢复满意（图 11-25，图 11-26）。

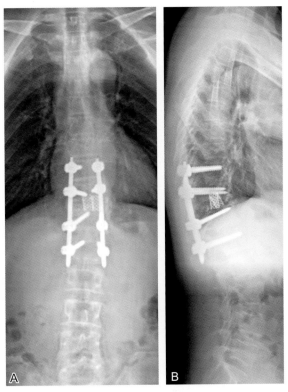

图 11-25　患者术后复查全脊柱正侧位片见胸腰椎后凸畸形矫正效果佳，椎体序列恢复可

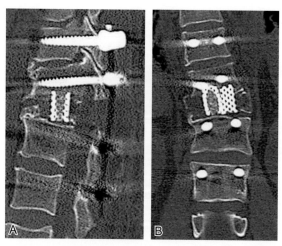

图 11-26　患者术后复查腰椎 CT 见螺钉及钛网位置良好，椎体序列恢复可

【手术要点】

（1）术中出血较多，需使用自体血回输装置，同时术中注意止血，尤其是截骨涉及椎体后壁，容易导致静脉丛出血，需用双极电凝器止血。

（2）后凸畸形重、病程长的患者，通常有硬膜和椎板粘连，若剥离时发生硬膜撕裂，应立即行硬膜修补，避免发生脑脊液漏。

（3）在切除椎板时，使用小薄层咬骨钳逐渐咬除椎板，避免损伤神经根。

（4）在截骨操作侧的对侧安装临时纵棒可以有效避免骨凿敲击时对脊髓的震荡。

（5）一般椎板的咬除范围应包括骨折椎体的椎板及上下邻近椎体的 1/3 至 1/2 椎板，以避免截骨操作后出现椎板对硬膜的卡压。

（柳世杰　何登伟）

第一节　后路微创短节段内固定术

经皮椎弓根螺钉内固定术作为一种微创手术,在近年备受推崇,它能明显减少手术损伤,让患者得到更好的康复,并取得与开放手术同样的复位效果。

适应证:符合后路内固定术指征且无须椎管减压的胸腰椎骨折。

【典型病例】

患者,男性,58 岁,交通伤致腰部疼痛 2h 入院。查体见下肢感觉稍减退,双下肢肌力Ⅳ级。入院 X 线及 CT 检查(图 12-1)提示 L_1 椎体爆裂骨折,MRI 检查未见明显后方韧带复合体损伤。该病例诊断 L_1 椎体爆裂骨折,A3 型骨折,TLICS 5 分,LSC 评分 5 分,给予经后路 L_1 椎体骨折微创短节段内固定术。

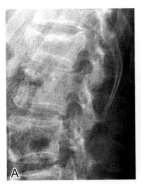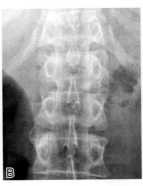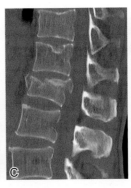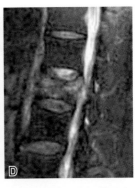

图 12-1　术前 X 线侧位片(A)、X 线正位片(B)、CT 矢状位片(C)及 MRI 脂肪抑制像(D)提示 L_1 椎体爆裂骨折,椎体后缘骨折块侵入椎管,硬膜受压

【手术步骤】

(1)患者于气管插管下全身麻醉后取俯卧位,将定位金属网格放置在伤椎体表位置,网格中线放在棘突连线上。在 C 形臂 X 线机正位透视下,寻找 T_{12}、L_2 的椎弓根部位,即透视影像的"眼睛部位",通过"眼睛"与网格的位置关系,在体表标记出"眼睛"的外侧缘(图 12-2)。

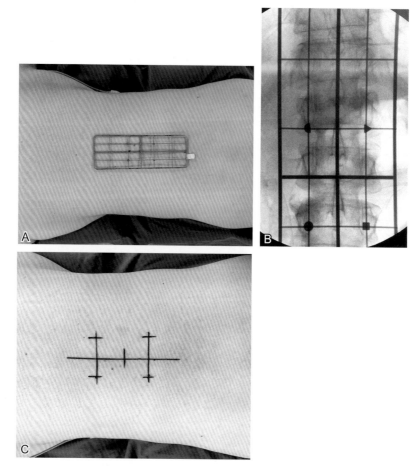

图 12-2　术前定位，将网格放置在伤椎体表位置，C 形臂 X 线机正位透视确认椎弓根体表位置，做好体表标记

　　（2）消毒铺巾后，再用两枚注射器针头在标记处插入皮下，C 形臂 X 线机透视侧位，在侧位片上进一步确认节段和椎弓根位置，防止正位片上可能出现的误差现象（图 12-3）。

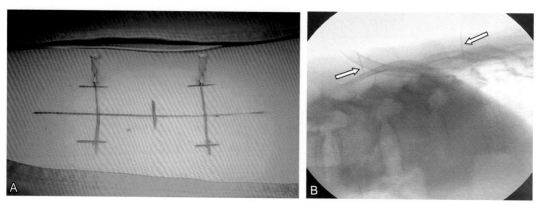

图 12-3　将两枚注射器针头在标记处插入皮下（A）；C 形臂 X 线机透视侧位，在侧位片上进一步确认节段和椎弓根位置（B）

（3）椎弓根螺钉置入有两种方法，以下将分别简述。

1）第一种微创置钉方法（微创直视下置钉技术）

A. 在标记点各做一纵行切口，长 1.5 ～ 2.0cm，切开皮肤、皮下组织、深筋膜，经多裂肌间隙钝性分离，用通道拉钩牵开，可直接显露关节突及椎板，电刀止血，清理骨面软组织，即可在直视下见到椎弓根开口位置。在椎弓根置钉位置用开口器开口，随后将开路器置入椎弓根并建立通道，探针探查通道底部及四壁是否完整，确认完整后，置入定位杆（图 12-4）。整个置钉过程与开放手术无异，只是将开放切口手术换成了通道拉钩牵开的小切口下的直视手术。

B. 用丝锥攻丝沿着定位杆方向扩大椎弓根螺钉的通道，再次用探针探查通道底部及椎弓根四壁是否完整，将适宜长度的椎弓根螺钉拧入 T_{12}、L_2 的椎弓根通道（图 12-5）。

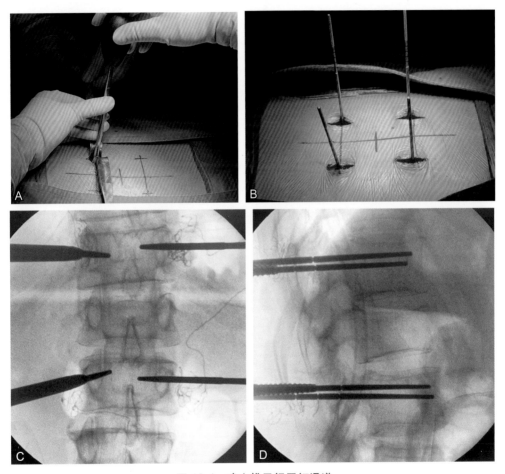

图 12-4　建立椎弓根置钉通道

A. 开路器置入椎弓根通道；B. 插入定位杆；C、D. C 形臂 X 线机正侧位摄片确认定位杆位置正确

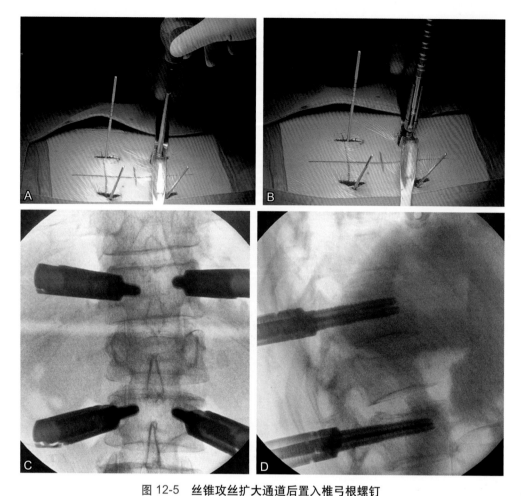

图 12-5　丝锥攻丝扩大通道后置入椎弓根螺钉

A. 丝锥攻丝沿定位杆扩大通道；B. 置入椎弓根螺钉；C、D. 正侧位摄片确认椎弓根螺钉位置正确

2）第二种微创置钉方法（X 线透视监测下置钉技术）

A. 分别在 T_{12}、L_2 椎弓根标记点处做 1.5cm 纵行切口，在 C 形臂 X 线机正位透视监测下，用 3.5mm 或 4.0mm 椎体穿刺针先到达椎弓根"眼睛"外上的置钉点，向内 10°～15°缓慢钻入，C 形臂 X 线机正侧位透视监测，侧位穿刺针通过椎弓根中轴并与终板平行，正位透视中穿刺针尖距棘突连线 1～1.5cm，距离终板线 1cm 为宜（图 12-6）。取出穿刺针内芯，置入金属导丝，取出穿刺针外套管（图 12-7）。

B. 用中空丝攻沿着导针攻丝并扩大钉道后，退出中空丝攻。将中空椎弓根螺钉沿着导丝拧入 T_{12}、L_2 两侧椎弓根，再次行 C 形臂 X 线机正侧位透视确认螺钉位置（图 12-8）。

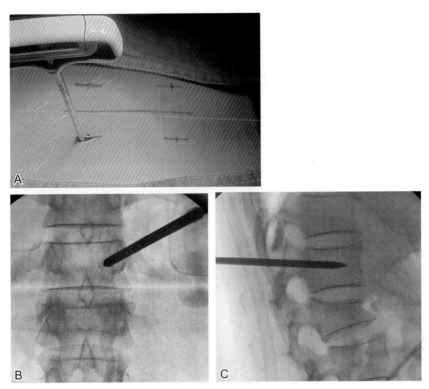

图 12-6　穿刺针进入伤椎上下椎弓根内

A. 穿刺针到达椎弓根置钉点；B、C. 正侧位透视确认穿刺针位置正确

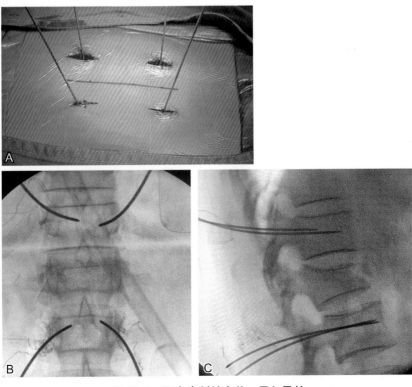

图 12-7　取出穿刺针内芯，置入导丝

A. 置入导丝；B、C. 正侧位透视确认导丝位置正确

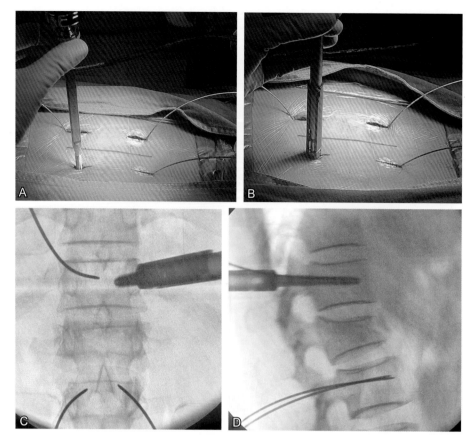

图 12-8　空心丝攻通过导丝扩大钉道后，置入中空椎弓根螺钉

A.沿导丝空心丝攻扩大钉道；B.沿导丝置入中空椎弓根螺钉；C、D.正侧位透视确认螺钉位置

（4）选择适宜长度的纵棒，根据骨折椎体高度情况及骨折节段矢状位序列，对纵棒进行预弯，用持棒器将纵棒穿过深层肌肉下方隧道，放置在两端螺钉之间，先在头端螺钉内置入钉帽（图 12-9），拧紧钉帽固定头端的纵棒，在头尾两端的螺钉尾翼处置入 T 形防旋复位套筒，使用后方撑开器进行适当撑开，然后在防旋套筒尾端适当加压，以达到加压后柱撑开前中柱的目的（图 12-10）。伤椎复位后拧紧尾端螺帽，C 形臂 X 线机透视见复位满意后（图 12-11），掰除露出体表的螺钉尾翼。

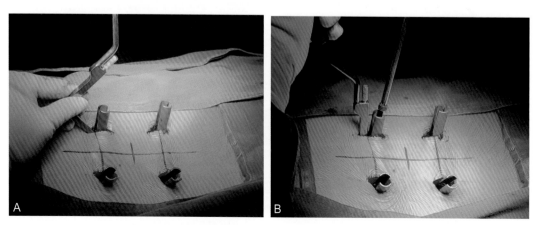

图 12-9　预弯后的纵棒经肌肉下隧道置入（A）；在螺钉内拧入钉帽，并拧紧头端钉帽（B）

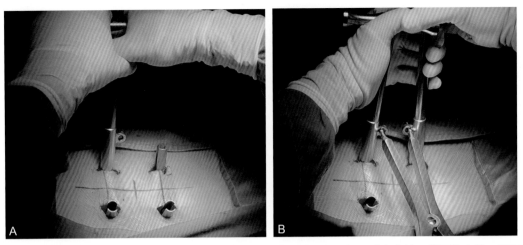

图 12-10 撑开器撑开复位伤椎后拧紧近端螺帽，适当撑开后固定，加压后方套筒，撑开前中柱，拧紧远端钉帽

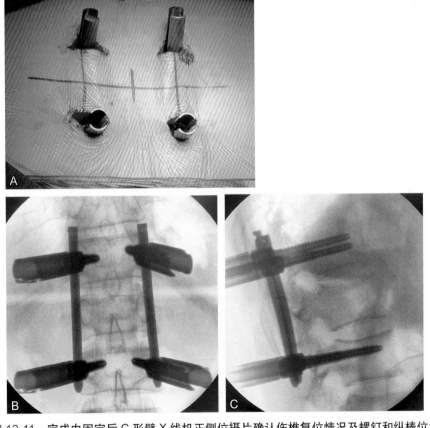

图 12-11 完成内固定后 C 形臂 X 线机正侧位摄片确认伤椎复位情况及螺钉和纵棒位置

（5）切口冲洗，彻底止血，逐层关闭切口，皮内缝合切口。

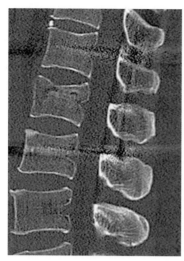

图 12-12　术后复查腰椎 CT 见 L_1 骨折复位可

【术后影像】

患者术后复查 CT 见内固定位置佳（图 12-12），L_1 椎体骨折前缘高度恢复。术后 3 ～ 5d 佩戴硬质支具后下地行走，术后 5 ～ 7d 即可出院。

【手术要点】

（1）椎弓根螺钉通道建立时应确认位置良好，避免穿破椎弓根周壁，否则易损伤神经及血管。

（2）术中只需显露关节突及部分椎板，避免损伤过多肌肉组织，以免造成更多出血。

（3）术中 X 线监测有利于准确评估螺钉置入方向及深度是否合理，防止螺钉进入椎管。

（4）如选择微创直视下置钉技术，术中照明可选择无影灯，也可借用头灯等设备增加小切口内的光亮度。

（柳世杰　何登伟）

第二节　后路微创长节段内固定术

对于需要固定更多节段的胸腰椎骨折，利用后路微创技术，不但能取得与开放手术同样的复位和固定效果，而且还能减少手术创伤，让患者得到更快速的康复。

适应证：符合长节段后路椎弓根内固定术指征的，且无须椎管减压的胸腰椎骨折。

【典型病例】

患者，男性，38 岁，高处坠落伤后腰部疼痛 7h 入院。查体见腰部活动障碍，无双下肢麻木及肌力下降。入院后 X 线及 CT（图 12-13）检查提示 T_{11}、T_{12} 椎体爆裂骨折，T_{12} 椎体后缘骨块轻度向后压迫椎管，T_{11}、T_{12} 棘突间隙明显增宽。MRI 提示 T_{11}、T_{12} 后方韧带复合体损伤。该病例诊断 T_{11}、T_{12} 椎体骨折：T_{11} 椎体 A3 型骨折，TLICS 2 分，LSC 评分 4 分；T_{12} 椎体 B2 型骨折，TLICS 5 分，LSC 评分 6 分，给予经后路胸腰椎骨折后路微创长节段内固定术。

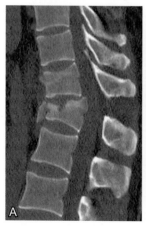
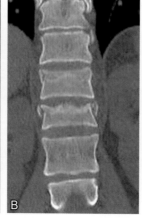
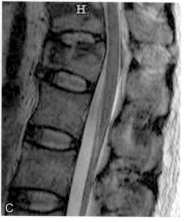

图 12-13　术前 CT 及 MRI 提示 T_{11}、T_{12} 椎体骨折，T_{11}、T_{12} 后方韧带复合体损伤

【手术步骤】

（1）患者在气管插管下全身麻醉后取俯卧位，在 C 形臂 X 线机正位透视下，根据本章第一节描述的置钉方法，将椎弓根螺钉分别拧入 T_{10}、T_{11}、L_1、L_2 两侧的椎弓根通道（图 12-14）。其中 T_{11}、L_1 为单轴螺钉，T_{10}、L_2 为多轴螺钉。

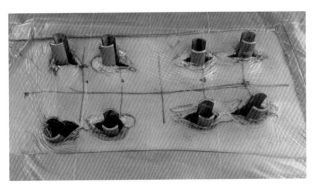

图 12-14　置入椎弓根螺钉

（2）选择合适长度的纵棒，根据骨折椎体高度情况及骨折节段矢状位序列，对纵棒进行预弯，并根据本章第一节描述的方法置入纵棒，复位后拧紧螺帽，C 形臂 X 线机透视确认复位满意，掰除露出体表的螺钉尾翼。切口冲洗，彻底止血，逐层关闭切口。

【术后影像】

术后复查 CT 见内固定位置良好，T_{11}、T_{12} 椎体骨折高度恢复可。术后 1 年复查 CT 见 T_{11}、T_{12} 骨折愈合可（图 12-15）。

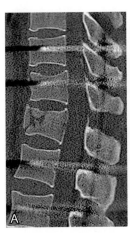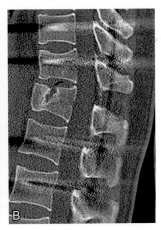

图 12-15　术后即刻复查 CT，见 T_{11}、T_{12} 骨折复位可（A）；术后 1 年复查 CT 见 T_{11}、T_{12} 骨折愈合可（B）

【手术要点】

（1）胸腰椎骨折长节段内固定术中，纵棒的预弯很重要，既要参考原有的脊柱生理弯曲，也需评估伤椎需复位的程度，预弯不当可能导致头端或尾端螺钉拔出。

（2）长节段固定时如何选择多轴螺钉和单轴螺钉需视具体情况，一般在伤椎的邻近节段植入单轴螺钉，而在两端的螺钉使用多轴螺钉。

（柳世杰　何登伟）

第三节　后路多节段骨折微创内固定术

对于跳跃的多节段胸腰椎骨折的病例，术前需仔细评估各损伤节段稳定性，设计最佳的内固定方案，既能减少不必要的手术创伤，又能有效维持椎体稳定，实现坚强固定。

适应证：多个椎体损伤，且无须椎管减压的胸腰椎骨折。

一、病例 1

【典型病例】

患者，女性，58 岁，高处坠落伤后腰背痛 6h 入院。查体见腰部活动障碍，双下肢感觉和肌力正常。入院后 X 线及 CT 提示 L_2、L_4 椎体爆裂骨折。MRI 提示 L_2、L_4 水平后方韧带复合体无明显信号改变（图 12-16）。该病例诊断 L_2、L_4 椎体爆裂骨折：L_2、L_4 椎体均为 A3 型骨折，TLICS 均为 2 分，LSC 评分均为 4 分，给予经后路 L_2、L_4 椎体骨折微创多节段内固定术。

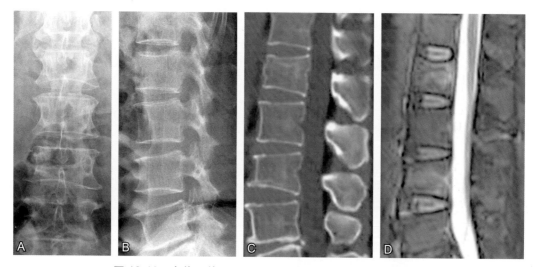

图 12-16　术前 X 线、CT 及 MRI 提示 L_2、L_4 椎体爆裂骨折

【手术步骤】

（1）患者于气管插管下全身麻醉后取俯卧位，在 C 形臂 X 线机正位透视下，根据本章第一节描述的置钉方法，将适宜长度的椎弓根螺钉分别拧入 L_1、L_3、L_5 两侧的椎弓根通道。

（2）选择适宜长度的纵棒，根据本章第一节描述的方法预弯后，置入纵棒并复位伤椎，C 形臂 X 线机透视确认复位满意，掰除露出体表的螺钉尾翼，冲洗后关闭手术切口（图 12-17）。

【术后影像】

患者术后复查 X 线及 CT 见内固定位置可，骨折椎体高度恢复，椎体序列稳定（图 12-18）。

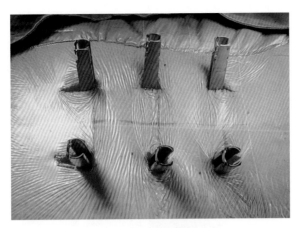

图 12-17　冲洗后关闭手术切口

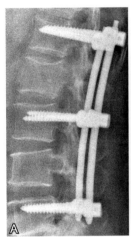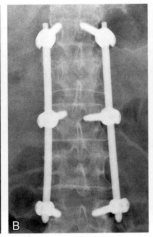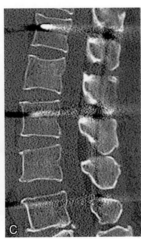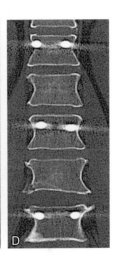

图 12-18　术后即刻复查 X 线及 CT，见 L_2、L_4 骨折复位可

二、病例 2

【典型病例】

患者，男性，44 岁，高处坠落伤后腰背痛 6h 入院。查体见腰部活动障碍，双下肢感觉活动正常。入院后 X 线及 CT 提示 T_{12}、L_2 椎体爆裂骨折。MRI 提示 T_{12}、L_2 水平后方韧带复合体信号异常（图 12-19）。该病例诊断 T_{11}、L_2 椎体爆裂骨折：T_{11}、L_2 椎体均为 B2 型骨折，TLICS 均为 5 分，LSC 评分均为 5 分，给予经后路 T_{11}、L_2 椎体骨折微创多节段内固定术。

【手术步骤】

（1）患者于气管插管下全身麻醉后取俯卧位，在 C 形臂 X 线机正位透视下，根据本章第一节描述的置钉方法，将椎弓根螺钉分别拧入 T_{10}、T_{12}、L_1、L_3 两侧的椎弓根通道（图 12-20）。L_1、L_3 为单轴螺钉，T_{10}、T_{12} 为多轴螺钉。

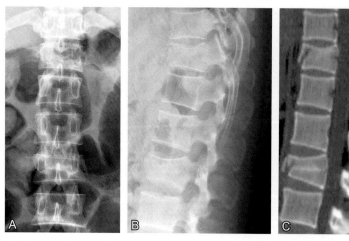
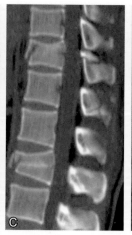
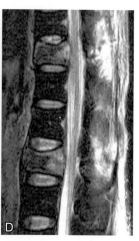

图 12-19　术前 X 线、CT 及 MRI 提示 T$_{11}$、L$_2$ 椎体爆裂性骨折，T$_{11}$、L$_2$ 水平后方韧带复合体信号异常

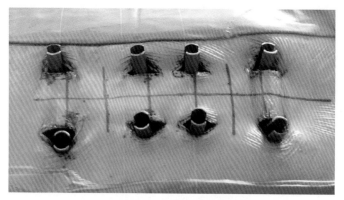

图 12-20　置入椎弓根螺钉

（2）选择合适长度的纵棒，根据本章第一节描述的方法预弯后，置入纵棒并复位伤椎，C 形臂 X 线机透视确认复位满意，掰除露出体表的螺钉尾翼（图 12-21）。

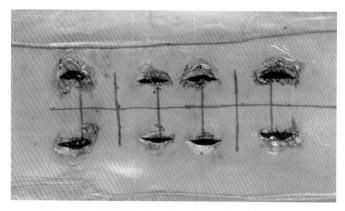

图 12-21　掰除螺钉尾翼，切口冲洗，止血，缝合

【术后影像】

患者术后复查 CT 见内固定位置可，T$_{11}$、L$_2$ 椎体高度恢复可，椎体序列稳定（图 12-22）。

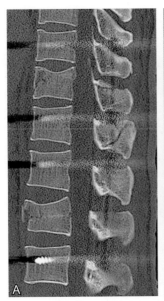
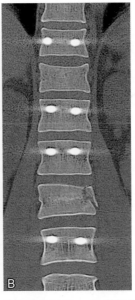

图 12-22 术后复查 CT 矢状位和冠状位影像见 T_{11}、L_2 骨折复位可

【手术要点】

（1）多节段的胸腰椎骨折，需根据骨折压缩程度和脊柱生理曲度来调整纵棒的预弯。

（2）应根据骨折压缩程度来选择哪个伤椎先复位，一般优先考虑压缩严重的椎体作为重点复位的节段，所以考虑为了更好复位压缩严重的 L_2 椎体，L_1、L_3 置入单轴螺钉，T_{10}、T_{12} 为多轴螺钉。

（柳世杰　何登伟）

第四节　后路微创长节段内固定联合开窗减压术

后路微创椎弓根螺钉内固定术中，若前中柱撑开复位后，仍有游离骨折块向后压迫椎管，可使用小切口开窗减压术来解除游离骨折块对椎管的压迫。

适应证：符合长节段内固定术指征，且需要进行后路椎管减压的胸腰椎骨折。

【典型病例】

患者，男性，53 岁，平地跌倒后腰部疼痛 4d 入院。查体见腰部活动障碍，双下肢浅感觉减退，肌力Ⅳ级。入院后 X 线及 CT 提示 L_1 椎体爆裂骨折，L_1 椎体后缘骨块向后压迫椎管，L_1 右侧椎板骨折。MRI 提示 L_1 水平硬膜囊及脊髓明显受压（图 12-23）。该病例诊断 L_1 椎体爆裂骨折伴不全瘫：L_1 椎体 A4 型骨折，TLICS 5 分，LSC 评分 8 分。因为患者既往患有冠心病，前路经胸腹联合切口手术存在风险，给予经后路 L_1 椎体骨折微创长节段内固定联合开窗减压术。

【手术步骤】

（1）患者于气管插管下全身麻醉后取俯卧位，在 C 形臂 X 线机正位透视下，根据本章第一节描述的置钉方法，将椎弓根螺钉拧入 T_{11}、T_{12}、L_2、L_3 两侧的椎弓根通道（图 12-24）。其中 T_{12}、L_2 为单轴螺钉，T_{11}、L_3 为多轴螺钉。

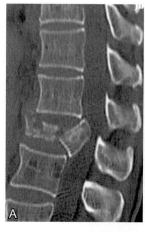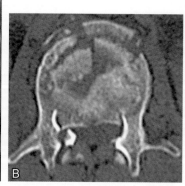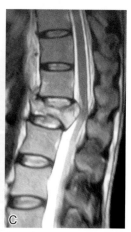

图 12-23　术前 CT 及 MRI 提示 L₁ 椎体爆裂骨折

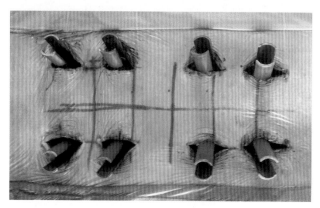

图 12-24　置入椎弓根螺钉

（2）选择合适长度的纵棒，根据本章第一节描述的方法预弯后，置入纵棒并复位伤椎，C 形臂 X 线机透视确认复位满意。

（3）以 L₁ 为中心做纵行切口，长约 6cm，沿 L₁ 棘突右侧钝性剥离脊旁肌，显露 L₁ 右侧椎板，切除部分椎板和黄韧带，显露硬膜囊（图 12-25）。在硬膜右侧向前方探查侵入椎管的骨折块，用 L 形椎管内骨折块复位器轻敲椎管内骨折块使其复位。C 形臂 X 线机透视确认复位满意后，掰除露出体表的螺钉尾翼。切口冲洗，彻底止血，逐层关闭切口。

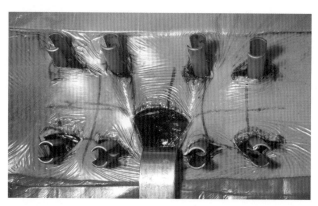

图 12-25　切除部分椎板及黄韧带，显露硬脊膜，轻敲椎管前缘骨折块使其复位

【术后影像】

患者术后复查 CT 见内固定位置良好，L_1 椎体骨折高度恢复可，椎管内骨折块已经复位，椎管压迫解除（图 12-26）。术后 1 年复查 X 线片见 L_1 骨折愈合，损伤节段未出现明显后凸畸形（图 12-27）。

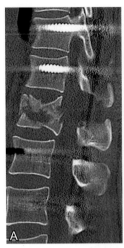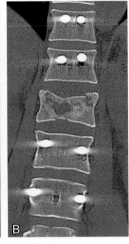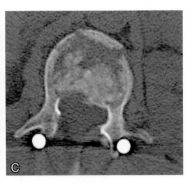

图 12-26　患者术后即刻复查 CT，见 L_1 骨折复位可，椎管前缘骨折块复位

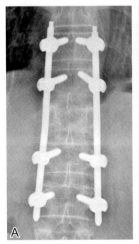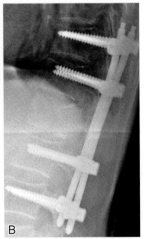

图 12-27　术后 1 年复查 X 线正侧位片见骨折愈合可，未出现内固定断裂及明显后凸畸形

【手术要点】

（1）先行微创内固定复位后，经 C 形臂 X 线机透视确认椎体后缘骨折块未复位，再行小切口半椎板切除减压，利用 L 形椎管内骨折块复位器复位椎管内骨折块。

（2）半椎板减压时应注意保留关节突关节，避免过度减压后导致局部不稳。

（3）减压和复位椎管内骨折块时，骨折端及椎管内静脉丛出血会比较多，可使用双极电凝器止血，同时备有自体血回输装置。

（4）使用 L 形椎管内骨折块复位器时需注意避免神经损伤。

（柳世杰　何登伟）

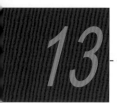

第13章

前 路 手 术

第一节　前路椎体次全切除减压重建内固定术

前路椎体次全切除减压重建内固定术的手术目的是直接解除脊髓/神经来自前方的压迫，恢复脊柱正常生理序列和稳定脊柱。其优点在于直视下手术，能直接解除前方的压迫使得减压充分彻底，不损伤后方张力带结构，以及尽可能地保留脊柱的生理功能和活动范围。其缺点是创伤较大，出血相对较多，手术较为复杂，而且也有不融合和固定失败的可能。对于 C 型或者不稳定的 B 型骨折，单纯前路手术通常不能提供脊柱稳定所需要的有效固定和支持，常需前后路联合手术。

适应证：适用于 LSC 评分 ≥ 7 分的 A3、A4 型骨折，尤其是伴有椎管前方较大骨折块压迫神经需要前路减压者。

一、病例 1

【典型病例】

患者，男性，69 岁，高处坠落伤致腰痛伴活动障碍 3h 入院。查体腰部活动障碍，双下肢感觉正常，肌力 V 级。X 线片及 CT 提示 L_1 椎体爆裂骨折，椎体后缘骨折块侵入椎管。MRI 未见后方韧带复合体损伤（图 13-1）。该病例诊断 L_1 椎体爆裂骨折：A4 型骨折，LSC 评分 7 分，TLICS 2 分，给予经前路椎体次全切除减压钛网植入内固定术。

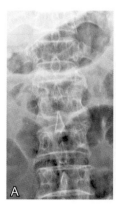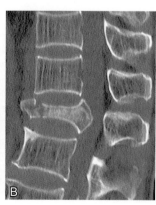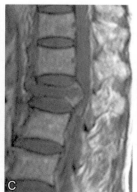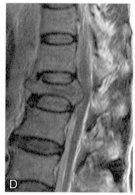

图 13-1　术前 X 线片、CT 及 MRI 影像
A. 正位 X 线片；B. CT 矢状位影像；C、D. MRI T_1 加权像和 T_2 加权像

【手术步骤】

（1）患者于气管插管下全身麻醉后取右侧卧位，术前行 C 形臂 X 线机定位并标记切口。从脊柱左旁腋后线至锁骨中线设计切口，沿左侧第 11 肋做长约 12cm 的斜行切口（图 13-2A），依次切开皮肤、皮下组织、深筋膜及部分背阔肌，于前锯肌下部、腹外斜肌上部显露并游离第 11 肋，剥离骨膜，游离肋骨并剪断保留前方肋软骨，断端骨蜡止血。

（2）在肋骨床的远端下方分离腹外斜肌、腹内斜肌、腹横肌，进入腹膜后间隙，游离显露膈肌的腹腔面；在肋骨床近端切开小口，沿切口走向扩大切口，进入胸膜腔，游离显露膈肌胸腔面（图 13-2B）。沿膈肌边缘 1～1.5cm 处切开膈肌，胸膜腔与腹膜后间隙相通后，将腹膜后脂肪连同前方组织一起推向中线显露腰大肌及椎体侧方。从腰大肌前缘将肌肉向后方牵拉，完整显露 L_1 椎体侧方、T_{12}/L_1、$L_{1,2}$ 椎间盘。用剥离器钝性分离 L_1 节段血管，钳夹、切断并止血，然后在椎体侧方切开骨膜，行骨膜下剥离显露椎体。

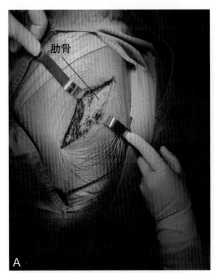
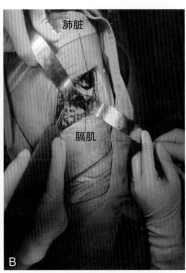

图 13-2　A. 沿第 11 肋做斜行切口；B. 显露胸腔、膈肌和腹膜后间隙

在减压之前，用尖刀切开 T_{12}/L_1、$L_{1,2}$ 椎间盘纤维环，注意不要损伤前纵韧带，切除椎间盘直到对侧纤维环，刮除 T_{12} 下终板软骨和 L_2 的上终板软骨（图 13-3）。

（3）切除 L_1 椎体大部分骨质，直至见对侧皮质。使用髓核钳或刮匙取出突入椎管的骨块，直至显露后纵韧带及硬膜囊（图 13-4）。

（4）确认减压彻底后，准备植骨床，在 T_{12}～L_2 椎体间置入充填碎骨块的钛网（图 13-5），选取适宜长度的固定板并放置其中，保证固定板与骨面密切接触后旋入螺钉加压固定（图 13-6）。冲洗切口，止血，留置引流管，缝合膈肌（图 13-7），逐层缝合胸膜、肌层、皮下及皮肤切口。

【术毕影像】

患者术毕 C 形臂 X 线正侧位片见内固定系统位置良好（图 13-8）。

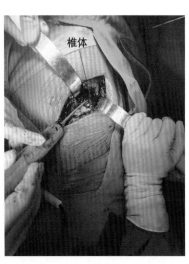

图 13-3　确认节段并显露伤椎

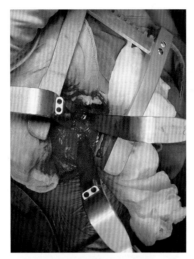

图 13-4　椎体次全切除

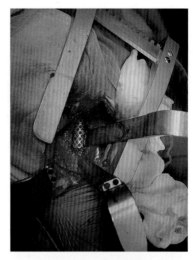

图 13-5　植入钛网

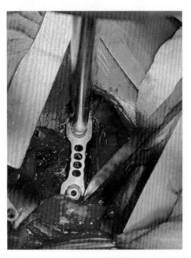

图 13-6　固定板植入

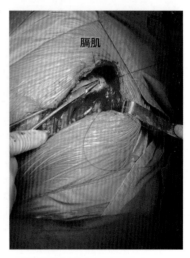

膈肌

图 13-7　缝合膈肌

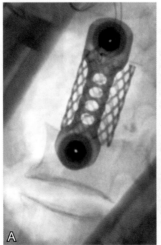

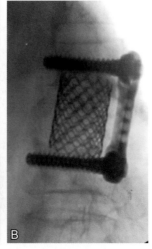

图 13-8　术毕 C 形臂 X 线正侧位片见钛网及固定板位置可

【手术要点】

（1）进胸腹腔：以尖刀片在肋骨床做一小切口，注意只切开肋骨骨膜，提起肋骨骨膜切缘，用弯止血钳夹住"花生米"小纱布球，钝性分离胸腹膜。

（2）膈肌处理：膈肌切开位置在距离膈肌肋骨止点 1 ~ 1.5cm，从膈肌外周边缘切开。减压固定完毕后膈肌须仔细缝合，避免膈疝发生，缝合之前须检查有无气胸发生。切断的肌肉须缝合，钝性分离撑开的肌肉（只缝合肌筋膜）。

（3）节段血管处理：仔细分离节段血管，并在主动脉及椎间孔的中点切断结扎或双极电凝止血。

（4）减压程度：术中需注意后突骨块的位置和切除椎体的范围，避免神经损伤。减压后硬膜囊必须恢复充盈，如果充盈不均匀，必须检查是否还有残余压迫。新鲜骨折时如后纵韧带完整，可不予切除，而陈旧性骨折因韧带难以和椎体后缘分离，所以减压时应一并切除。

（5）选择尽可能大的合适长度钛网，尽量避免为追求钛网即刻稳定而选择过长的钛网，术中可以通过钉板系统轻度压缩椎间隙来达到稳定钛网目的。

二、病例 2

【典型病例】

患者，男性，65 岁，高处坠落致腰背部疼痛 4h 入院。查体见腰部活动障碍，右下肢浅感觉下降，右下肢肌力Ⅳ级。CT 及 MRI 示 L$_3$ 椎体爆裂骨折，椎体后缘骨块突入椎管，无后方韧带复合体损伤（图 13-9）。该病例诊断 L$_3$ 椎体爆裂骨折伴神经损伤：A3 型骨折，TLICS 5 分，LSC 评分 7 分，给予经前路 L$_3$ 椎体次全切减压人工椎体植入术。

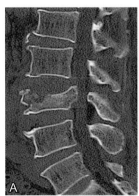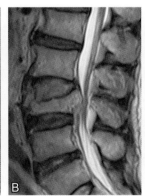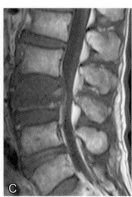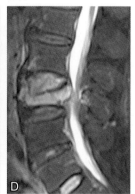

图 13-9　术前 CT 及 MRI 影像

A. CT 矢状位影像；B. MRI T$_1$ 加权像；C. MRI T$_2$ 加权像；D. MRI 脂肪抑制像

【手术步骤】

（1）患者于气管插管下全身麻醉后取右侧卧位，术前行 C 形臂 X 线机定位并标记切口。以伤椎为中心取腋后线至锁骨中线斜行切口长约 12cm，切开皮肤、皮下组织及筋膜，沿肌束方向钝性分离撑开腹外斜肌，切断腹内斜肌、腹横肌，显露腹膜和腹膜外脂肪组织，将腹膜后脂肪连同前方组织一起推向中线显露腰大肌及椎体侧方。将腰大肌前缘向后方牵拉，显露 L_3 椎体、$L_{2,3}$ 和 $L_{3,4}$ 椎间盘，小心游离节段血管、切断并用双极电凝止血。

（2）切除 $L_{2,3}$ 和 $L_{3,4}$ 椎间盘，处理软骨终板，次全切除 L_3 椎体，直至见到对侧皮质，使用髓核钳或刮匙取出突入椎管骨块，直至显露后纵韧带及硬膜囊。

（3）确认减压彻底后，准备植骨床，在 $L_2 \sim L_4$ 椎体间置入充填碎骨块的人工椎体，并适度撑开，放置适宜长度的固定板，旋入螺钉加压固定。冲洗切口，止血，留置引流管，逐层缝合肌层，筋膜、皮下组织及皮肤切口。

【术后影像】

患者术后复查 X 线片及 CT 见内固定系统位置良好（图 13-10）。

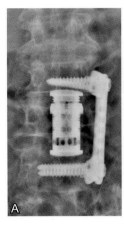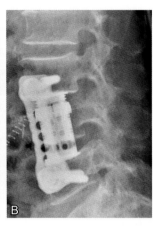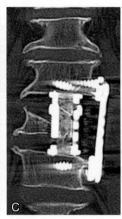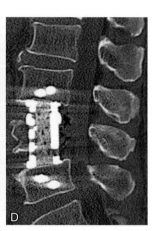

图 13-10　术后复查 X 线片及 CT
A、B. X 线正侧位片；C. CT 冠状位影像；D. CT 矢状位影像

【手术要点】

（1）手术显露：沿肌束方向切开腹外斜肌，切断腹内斜肌、腹横肌，注意腹膜的反折，通过此处进入腹膜后可避免腹膜撕裂，如有撕裂应及时修补，然后再进行后续操作。

（2）输尿管保护：腰大肌显露充分后，腰大肌筋膜前方表面有输尿管斜向内下方，应仔细识别，将腰大肌前缘牵向后方时，需注意保护前方的输尿管及其周围脂肪组织。当右侧入路时，存在下腔静脉和输尿管变异可能，输尿管走向下腔静脉后方，要特别注意鉴别并予以保护。

（3）血管处理：当接近中线时可见腹主动脉和腔静脉，可用湿纱布加以保护。显露腰椎椎体中部，可见椎体表面的节段血管，仔细分离血管，可将其钳夹、切断、双重结扎或双极电凝止血，椎体和椎间盘表面有相当多的结缔组织，不可贸然切开，应钝性分离为主，仔细分离以免出血，逐步扩大显露范围。

（4）人工椎体选择：需根据患者的情况，选择合适大小与角度的人工椎体，使人工椎体与椎体终板有良好的接触。在人工椎体进行撑开前，必须再次 X 线透视确认人工椎体与上下终板接触良好，避免撑开过程中由于终板受力不均而导致终板骨折。

（马海伟　刘飞俊）

第二节　后路微创内固定联合侧前路通道下减压重建术

胸腰椎骨折的前后路联合手术治疗，即后路内固定联合前路减压重建术。其优点在于直接的椎管减压，坚强的后路固定及前路支撑。直接减压有利于神经恢复，坚强的固定和支撑能提高融合率并降低内固定失败率。另外，后路固定后前路可以仅切除损伤椎间盘和爆裂部分的椎体及骨折的终板，亦可保留正常的椎间盘和终板。此外，前路微创通道下手术可减少手术创伤和术中出血。

适应证：胸腰椎骨折 LSC 评分 ≥ 7 分的患者，累及三柱的不稳定骨折或椎间盘严重损伤；胸腰椎爆裂骨折经后路复位内固定术后仍有脊髓前方压迫或骨缺损严重者，需行前后路联合手术。

一、病例 1

【典型病例】

患者，女性，40 岁，高处坠落伤致腰痛伴活动障碍 5h 入院。查体见腰部活动障碍，双下肢浅感觉下降。CT 及 MRI 示 L_2 椎体爆裂骨折，椎体后缘骨块侵入椎管，后方韧带复合体损伤。该病例诊断 L_2 椎体爆裂骨折伴神经损伤：B2 型骨折，TLICS 8 分，LSC 评分 8 分，给予后路微创内固定联合侧前路经腹膜后通道下减压重建术（图 13-11）。

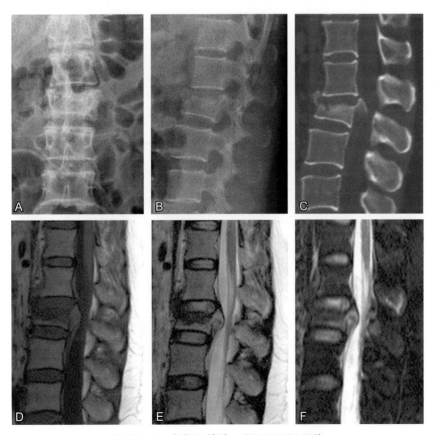

图 13-11　术前 X 线片、CT 及 MRI 影像

A、B. X 线正侧位片；C. CT 矢状位影像；D ～ F. MRI T_1 加权像、T_2 加权像及脂肪抑制像

【手术步骤】

（1）患者于气管插管下全身麻醉后取俯卧位，C 形臂 X 线机透视下在 L₁ 和 L₃ 两侧椎弓根植入 4 枚椎弓根螺钉，安置固定纵棒及螺帽，将骨折复位后旋紧螺帽。冲洗切口，并逐层关闭切口。

（2）再取右侧卧位（图 13-12），C 形臂 X 线机定位标记后，从左侧腋后线起沿第 12 肋方向做长约 5cm 的斜行切口，切开皮肤、皮下组织及筋膜，可见第 12 肋，沿肋骨中轴线切开骨膜，按照肋骨上缘由后向前，肋骨下缘由前向后的顺序做骨膜下剥离，显露和游离第 12 肋骨远端，游离并切除远端部分肋骨，完全游离肋骨后切除并取出（图 13-13～图 13-15），骨断端用骨蜡封闭止血。在肋骨床远端做小切口，钝性分离腹膜，并用长直角拉钩牵开，在腹膜反折处分离腹膜后脂肪组织，将腹膜后脂肪连同前方组织一起推向中线显露腰大肌及椎体侧方。

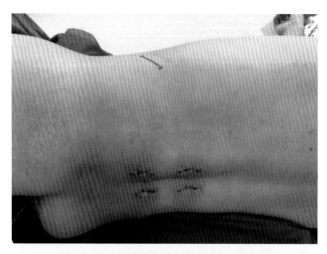

图 13-12　后路微创内固定术切口缝合后

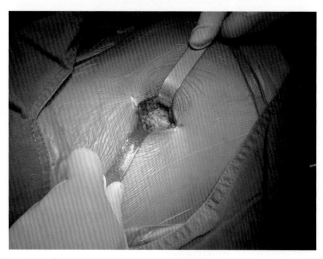

图 13-13　显露肋骨

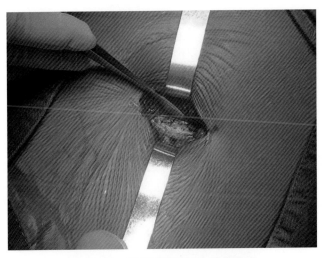

图 13-14　骨膜剥离子剥离肋骨骨膜

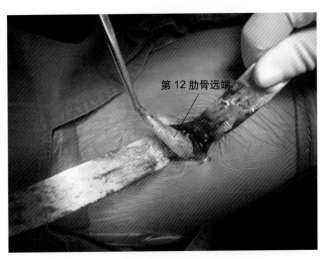

第 12 肋骨远端

图 13-15　显露和游离第 12 肋骨远端

（3）将腰大肌向后方牵拉，显露 L_2 椎体和上方椎间盘（图 13-16），克氏针插入椎间盘（图 13-17），C 形臂 X 线机透视定位确认后，置入逐级扩张套管（图 13-18），安装可扩张微创通道装置，在 L_1 椎体固定通道页片，根据减压范围大小，向远端适度撑开扩张通道（图 13-19），分离 L_2 椎体节段血管、双极电凝止血并切断，充分显露 L_2 椎体和 $L_{1,2}$ 椎间盘。

（4）探查见 L_2 椎体上半部分骨折爆裂，给予切除 $L_{1,2}$ 椎间盘和 L_2 椎体上半部分骨块，显露椎体后壁，用刮匙和髓核钳取出侵入椎管骨块。刮除 L_1 下软骨终板，准备植骨床，选择合适大小的钛网并用植骨颗粒填实，将钛网植入 L_1 和 L_2 椎体之间并敲平（图 13-20）。C 形臂 X 线机再次透视确认内固定位置满意。冲洗止血，留置引流管，逐层闭合切口（图 13-21）。

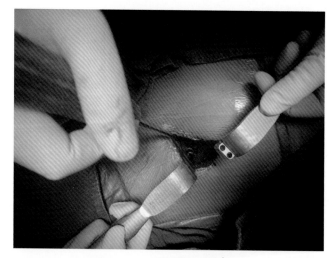

图 13-16　显露椎体和椎间盘

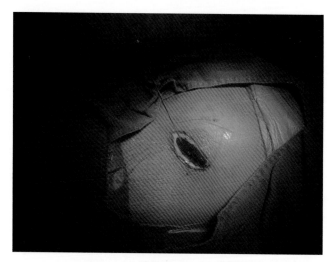

图 13-17　置入克氏针定位确认

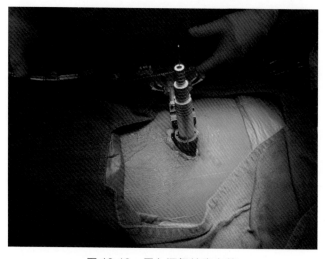

图 13-18　置入逐级扩张套管

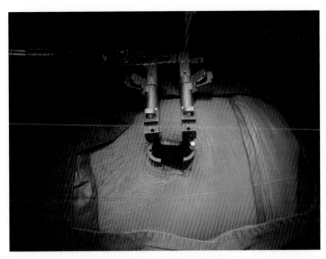

图 13-19　撑开微创通道

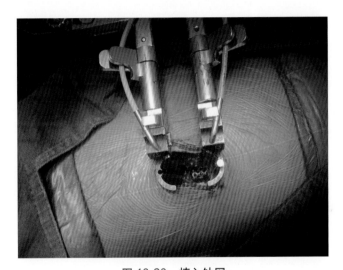

图 13-20　植入钛网

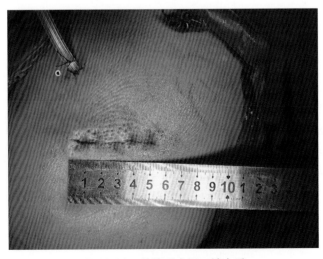

图 13-21　前路手术切口缝合后

【术后影像】

患者术后复查 X 线片及 CT 见钛网及钉棒系统位置良好（图 13-22）。术后 1 年复查 X 线片见腰椎骨折后路内固定拆除术后 L_2 骨折愈合可（图 13-22）。

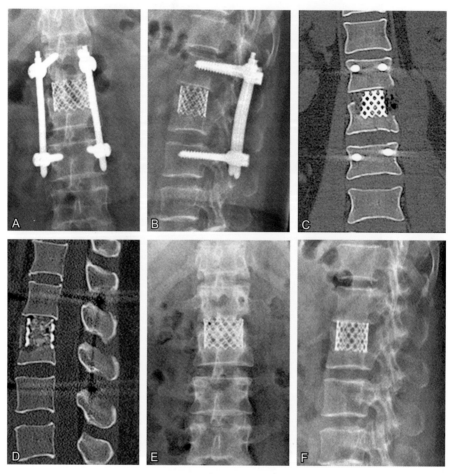

图 13-22　术后复查 X 线片及 CT 检查

A、B. X 线正侧位片；C、D. CT 冠状位及矢状位影像；E、F. 后路内固定术术后 1 年拆除内固定后 X 线正侧位片

【手术要点】

（1）手术切口：术前 C 形臂 X 线机定位后，再规划手术切口，一般选择左侧入路。

（2）安装可扩张通道装置：腰大肌向后侧牵拉后再安装通道装置，利用椎间盘纤维环的隆起确立通道页片固定位置，固定后再撑开页片，充分显露所需的减压长度和宽度范围。

（3）通道下血管处理：对于椎体前侧的腹主动脉和腔静脉，可用湿纱布和拉钩阻挡保护；椎体节段血管游离后血管结扎不方便，可在靠近椎体前方和后方的两端用双极电凝止血。

（4）通道下椎体切除：先切除椎间盘，再切除椎体，如椎体骨缺损为主，可保留椎体后壁，减少创伤，如椎管侵占严重，需切除椎体后壁，摘除骨折块，直至显露硬膜囊。

（5）通道装置比较固定，手术操作有所限制，对于伤椎下半部分和下位椎间盘损伤不重的，可保留伤椎的下半部分和运动节段，创伤更小。

（6）撤除通道装置后须再次确认节段血管情况，必要时再次双极电凝止血或结扎处理。

二、病例 2

【典型病例】

患者，男性，63 岁，高处坠落伤后腰背疼痛 9h 入院。查体见腰部活动障碍，双下肢及鞍区感觉减退，双下肢肌力Ⅲ级。X 线片、CT 及 MRI 提示 L₁ 椎体爆裂骨折，椎体后缘骨块压迫椎管，后方韧带复合体损伤（图 13-23）。该病例诊断 L_1 椎体爆裂骨折伴双下肢不全瘫；B1 型骨折，TLICS 9 分，LSC 评分 8 分。给予一期后路微创腰椎骨折经椎弓根螺钉内固定术 + 二期行侧前路经胸腹膜后通道下减压重建术。

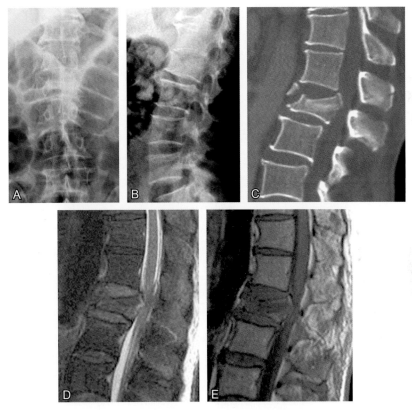

图 13-23 术前 X 线片、CT 及 MRI 影像
A、B. X 线正侧位片；C. CT 矢状位影像；D. MRI T_2 加权像；E. MRI 脂肪抑制像

【手术步骤】

（1）患者于气管插管下全身麻醉后取俯卧位，C 形臂 X 线机定位标记后，行后路微创腰椎骨折经椎弓根螺钉内固定术。术后常规复查 CT 见 L_1 前柱椎体结构性缺损较大且上下终板损伤严重（图 13-24），有前路手术指征，给予二期侧前路经胸腹膜后通道下减压重建术。

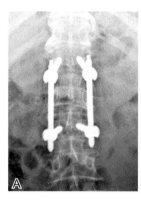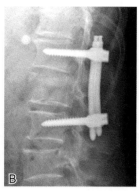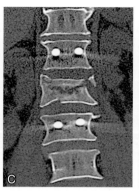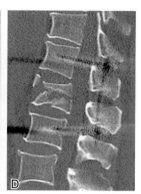

图 13-24 后路内固定术后 X 线片及 CT 影像

A、B. X 线正侧位片；C、D. CT 冠状位及矢状位影像

（2）患者于双腔气管插管下全身麻醉后取右侧卧位，C 形臂 X 线机定位标记后，从左侧腋后线起沿第 11 肋做长约 8cm 的斜行切口，依次切开皮肤、皮下组织、深筋膜，于前锯肌下部、腹外斜肌上部显露部分第 11 肋，剥离骨膜切除第 11 肋骨远端，断端骨蜡止血（图 13-25A）。

（3）在肋骨床的下方切开，其下即为腹膜外间隙，可见腹膜和肾周围脂肪囊。用"花生米"样纱布球小心自腹膜后壁分离腹膜、肾和输尿管，并向前方牵开。显露膈肌的腹面、腰大肌起点，C 形臂 X 线机定位确认，如 T_{12}/L_1 椎间盘显露充分，可不必进胸膜腔。如 T_{12}/L_1 椎间盘显露不充分，在肋骨床近端适当稍微扩大切口，进入胸膜腔，并显露膈肌胸腔面，沿膈肌边缘 1 ~ 1.5cm 处切开部分膈肌（图 13-25B），并将膈肌、肺组织和腹膜后脂肪牵向前方，从腰大肌前缘将肌肉向后方牵拉，完整显露 L_1 椎体侧方、T_{12}/L_1、$L_{1,2}$ 椎间盘。

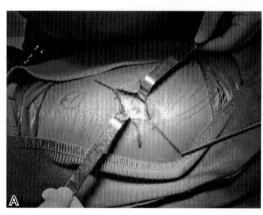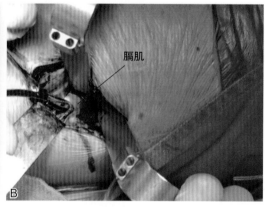

图 13-25 沿第 11 肋做斜行切口（A）；显露膈肌（B）

（4）显露 L_1 椎体、T_{12}/L_1 和 $L_{1,2}$ 椎间盘并用 C 形臂 X 线机透视定位后安装可扩张微创通道装置（图 13-26），分离 L_1 节段血管、切断并止血，然后在椎体侧方切开骨膜，行骨膜下剥离显露椎体，切除 T_{12}/L_1、$L_{1,2}$ 椎间盘并刮除软骨终板，切除 L_1 椎体及侵入椎管骨折块，准备好植骨床，选择合适大小钛网并用植骨颗粒填实，将钛网植入 T_{12} ~ L_2 椎体间并敲平（图 13-27）。C 形臂 X 线机透视下内固定位置满意后，拆除通道装置，切口冲洗，留置引流管，缝合膈肌，逐层关闭切口（图 13-28）。

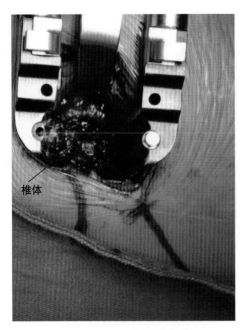

椎体

图 13-26　植入微创通道

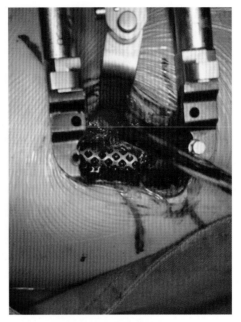

图 13-27　植入钛网

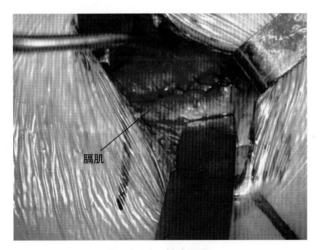

膈肌

图 13-28　缝合膈肌

【术后影像】

患者术后复查 CT 见钛网及内固定系统位置良好（图 13-29）。

【手术要点】

（1）双腔气管插管单侧肺通气有助于手术视野清晰。连续缝合膈肌结束前行双肺通气，可以检查是否存在气胸和排出进入胸腔的积血，术后需行胸腔闭式引流。

（2）对于 L₁ 椎体重建，部分病例在通道辅助下无须进入胸膜腔和切断膈肌。所以先进入腹膜外腔显露评估术野是否足够，再决定是否进入胸膜腔和切断膈肌。

（3）术后必须间断缝合椎旁的壁胸膜和内侧弓状韧带。

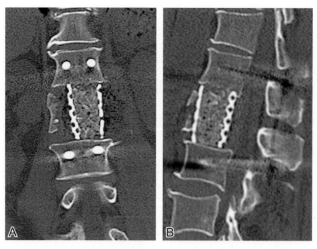

图 13-29　术后复查腰椎 CT 冠状位及矢状位影像

三、病例 3

【典型病例】

患者，男性，49 岁，高处坠落伤致腰痛伴活动障碍 7h 入院。查体见腰部活动障碍，双下肢浅感觉降低，肌力下降。X 线、CT 及 MRI 提示 L_2 椎体爆裂骨折，椎体后缘骨块压迫椎管，后方韧带复合体损伤（图 13-30）。该病例诊断 L_2 椎体爆裂骨折伴神经损伤：B1 型骨折，TLICS 8 分，LSC 评分 8 分，给予一期后路微创腰椎骨折经椎弓根螺钉内固定术 + 二期侧前路经腹膜后通道下减压重建术。

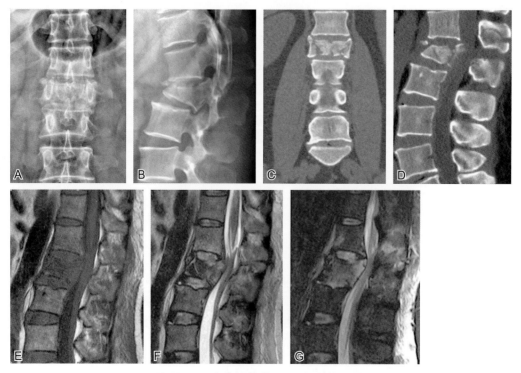

图 13-30　术前 X 线片、CT 和 MRI 影像

A、B. X 线正侧位片；C、D. CT 冠状位及矢状位影像；E～G. MRI T_1 加权像、T_2 加权像及脂肪抑制像

【手术步骤】

（1）患者于气管插管下全身麻醉后取俯卧位，C 形臂 X 线机定位标记后，于 T_{12}、L_1、L_3、L_4 置钉，行后路微创腰椎骨折经椎弓根螺钉内固定术。术后常规复查 CT 见 L_2 椎体终板损伤严重，且椎体结构性缺损较大（图 13-31），有前路手术指征。给予二期侧前路经腹膜后通道下减压重建术。

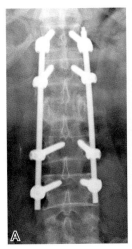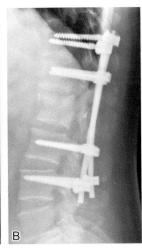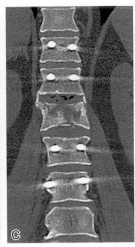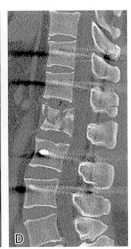

图 13-31　后路内固定术后 X 线片及 CT 影像

A、B. X 线正侧位片；C、D. CT 冠状位及矢状位影像

（2）患者于气管插管下全身麻醉后取右侧卧位，C 形臂 X 线机透视定位标记后（图 13-32），从左侧腋后线起沿第 12 肋方向做长约 8cm 的斜行切口，切开皮肤、皮下组织及筋膜，撑开腹外斜肌、腹内斜肌及腹横肌并用拉钩牵开，在腹膜反折处分离腹膜外脂肪组织并将其连同前方组织一起推向中线显露腰大肌。

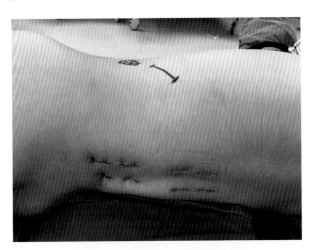

图 13-32　经腹膜外入路切口标记

（3）将腰大肌向后方牵拉，显露 L_2 椎体和上下椎间盘，透视定位后安装微创通道（图 13-33A），分离并切断 L_2 椎体节段血管，给予充分显露并切除 $L_{1,2}$、$L_{2,3}$ 椎间盘和大部分

L$_2$ 椎体。准备植骨床后在 L$_1$～L$_3$ 椎体间置入充填碎骨块的钛网，再次透视确认内固定位置满意（图 13-33B、C）后冲洗止血，留置引流管并闭合切口。

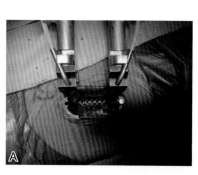
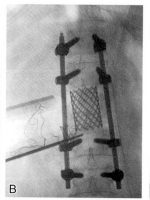
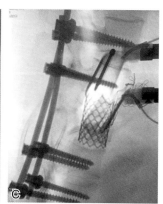

图 13-33　术中图像

A. 置入微创通道；B、C. C 形臂 X 线机正侧位片

【术后影像】

患者术后复查 X 线片及 CT 见钛网及钉棒系统位置良好（图 13-34）。

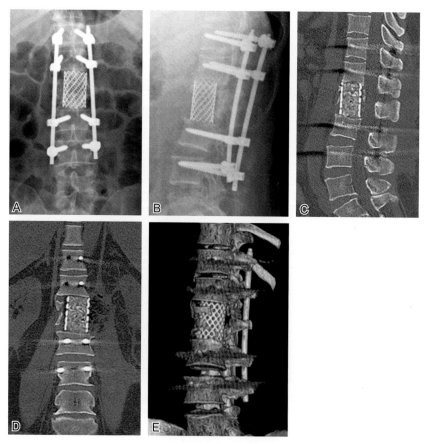

图 13-34　术后复查 X 线片及 CT 影像

A、B. X 线正侧位片；C、D. CT 矢状位及冠状位影像；E. CT 三维重建影像

四、病例4

【典型病例】

患者，男性，47岁，高处坠落致全身多处疼痛6h入院。查体见腰部活动障碍，双下肢浅感觉下降，双下肢肌力Ⅱ级。入院后CT及MRI显示L_2、L_5椎体爆裂骨折，椎体后缘骨块压迫椎管，见后方韧带复合体损伤。该病例诊断L_2、L_5椎体爆裂骨折：L_2为B1型骨折，TLICS 8分，LSC评分7分；L_5为A3型骨折，TLICS 4分，LSC评分3分，给予一期后路微创椎弓根螺钉内固定术+二期侧前路经腹膜后通道下减压重建术（图13-35）。

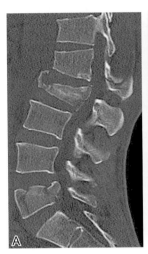 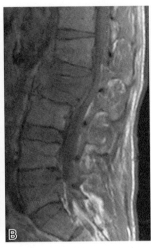 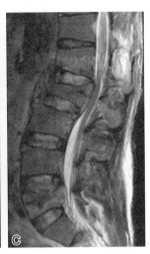

图13-35　术前CT和MRI影像

A. CT矢状位影像；B、C. MRI T_1加权像和T_2加权像

【手术步骤】

（1）患者于气管插管下全身麻醉后取俯卧位，C形臂X线机定位标记后，于T_{12}、L_1、L_3、L_4、S_1置钉，行后路微创腰椎骨折经椎弓根螺钉内固定术（图13-36）。术后常规复查CT见L_2上终板塌陷损伤严重，前柱椎体结构性缺损较大，有前路手术指征（图13-37），给予侧前路经腹膜后通道下减压重建术。

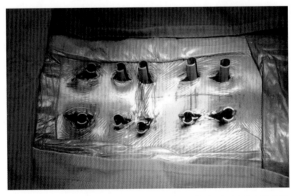

图13-36　后路微创腰椎骨折经椎弓根螺钉置入后图像

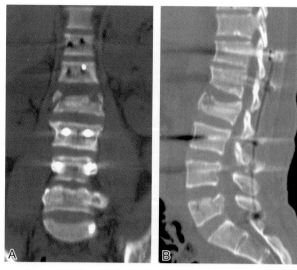

图 13-37　后路内固定术后 CT 冠状位及矢状位影像

（2）患者于气管插管下全身麻醉后再取右侧卧位，C 形臂 X 线机定位标记后，从左侧腋后线起沿第 12 肋方向做长约 6cm 的斜行切口，切开皮肤、皮下组织及筋膜，撑开腹外斜肌、腹内斜肌及腹横肌，并用拉钩牵开，在腹膜反折处分离腹膜外脂肪组织并将其连同前方组织一起推向中线显露腰大肌。

（3）将腰大肌向后方牵拉，显露 L_2 椎体和上方椎间盘。透视定位后安装微创通道，分离并切断 L_2 椎体节段血管，充分显露并切除 $L_{1,2}$ 椎间盘和 L_2 椎体的中上部分骨块，准备植骨床后在 L_1 和 L_2 椎体间置入充填碎骨块的钛网。再次透视确认内固定位置满意（图 13-38）后冲洗止血，留置引流管并闭合切口。

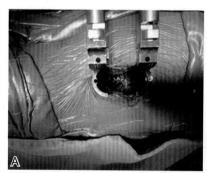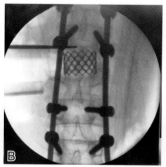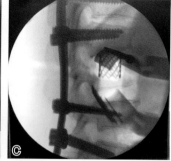

图 13-38　微创通道下植入钛网（A）；术中 C 形臂 X 线机正侧位片（B、C）

【术后影像】

患者术后复查 CT 见钛网及钉棒系统位置良好（图 13-39）。

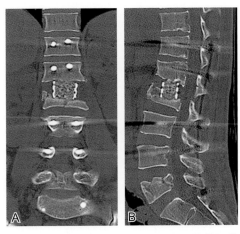

图 13-39 术后复查 CT 冠状位和矢状位影像

五、病例 5

【典型病例】

患者，男性，38 岁，高处坠落致全身多处疼痛 3d 入院。查体见腰部活动障碍，双下肢浅感觉降低，双下肢肌力 I 级。CT 及 MRI 示 L_1、L_4 椎体爆裂骨折，椎体后缘骨块压迫椎管，见后方韧带复合体损伤。该病例诊断 $L_{1、4}$ 椎体爆裂骨折：L_1 为 B2 型骨折，TLICS 8 分，LSC 评分 5 分；L_4 为 B2 型骨折，TLICS 8 分，LSC 评分 7 分，给予一期后路腰椎骨折微创椎弓根螺钉内固定术 + 二期侧前路经腹膜后通道下减压重建术（图 13-40）。

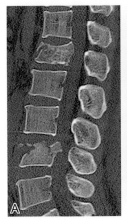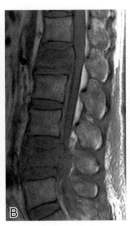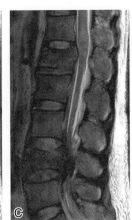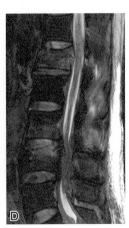

图 13-40 术前 CT 和 MRI 影像

A. CT 矢状位影像；B ~ D. MRI T_1 加权像、T_2 加权像及脂肪抑制像

【手术步骤】

（1）患者于气管插管下全身麻醉后取俯卧位，C 形臂 X 线机定位标记后，于 T_{12}、L_2、L_3、L_5 置钉，行后路腰椎骨折微创椎弓根螺钉内固定术（图 13-41）。术后常规复查 CT 见 L_4 椎体上终板损伤严重且前柱椎体结构性缺损较大，骨折块突入椎管，有二期前路手术指征（图 13-42），给予侧前路经腹膜后通道下减压重建术。

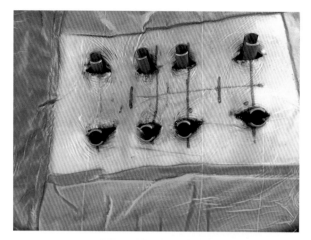

图 13-41　后路微创腰椎骨折经椎弓根螺钉置入后

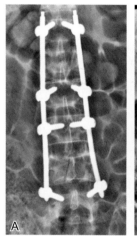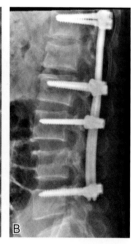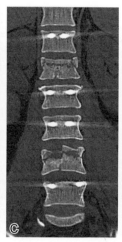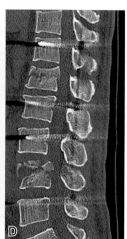

图 13-42　后路内固定术后 X 线片及 CT 影像

A、B. X 线正侧位片；C、D. CT 冠状位及矢状位影像

（2）患者于气管插管下全身麻醉后取右侧卧位，C 形臂 X 线机透视定位标记后，以伤椎为中心，从左侧腋后线起做长 6cm 的斜行切口，切开皮肤、皮下组织及筋膜，用血管钳沿肌纤维分别撑开腹外斜肌、腹内斜肌及腹横肌，并用拉钩牵开，在腹膜反折处分离腹膜外脂肪组织，将腹膜后脂肪连同前方组织一起推向中线显露腰大肌。将腰大肌向后方牵拉，显露 L_4 椎体及上方椎间盘。透视定位后安装微创通道，注意前方血管的保护，分离并切断 L_4 椎体节段血管，充分显露并切除 $L_{3、4}$ 椎间盘和 L_4 椎体的中上部分骨块，准备植骨床后在 L_3 和 L_4 椎体间置入充填碎骨块的钛网（图 13-43）。再次透视确认内固定位置满意后冲洗止血，留置引流管并闭合切口。

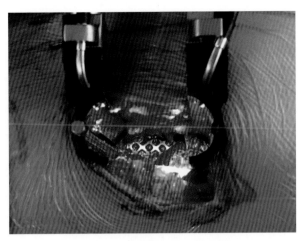

图 13-43 微创通道下植入钛网

【术后影像】

患者术后复查 CT 见钛网及钉棒系统位置良好（图 13-44）。

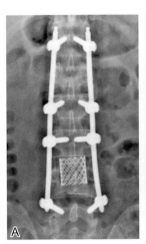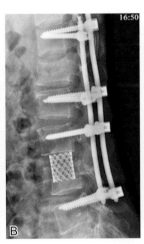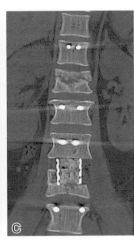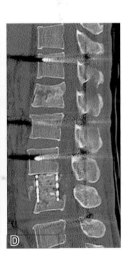

图 13-44 术后复查 X 线及 CT 影像

A、B. X 线正侧位片；C、D. CT 冠状位和矢状位影像

六、病例 6

【典型病例】

患者，女性，51 岁，高处坠落致全身多处疼痛 6h 入院。查体见腰部活动障碍，鞍区及双下肢浅感觉下降，双下肢肌力 I 级。CT 及 MRI 示 T_{11}、T_{12}、L_4 椎体爆裂骨折，椎体后缘骨块压迫椎管，见后方韧带复合体损伤。该病例诊断 T_{11}、T_{12}、L_4 椎体爆裂骨折伴双下肢不全瘫：T_{11} 为 A3 型骨折，TLICS 2 分，LSC 评分 3 分；T_{12} 为 B 型骨折，TLICS 7 分，LSC 评分 5 分；L_4 为 A3 型骨折，TLICS 5 分，LSC 评分 7 分，给予一期后路胸腰椎骨折微创椎弓根螺钉内固定术 + 二期侧前路经腹膜后通道下减压重建术（图 13-45）。

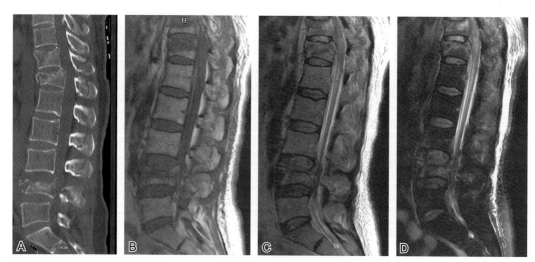

图 13-45　术前 CT 和 MRI 影像

A. CT 矢状位影像；B ～ D. MRI T_1 加权像、T_2 加权像及脂肪抑制像

【手术步骤】

（1）患者于气管插管下全身麻醉后取俯卧位，C 形臂 X 线机定位标记后，于 T_{10}、T_{11}、L_1、L_3、L_5 置钉，行后路胸腰椎骨折微创椎弓根螺钉内固定术（图 13-46）。术后常规复查 CT 见 L_4 椎体上终板损伤严重且椎体结构性缺损较大，骨折块突入椎管，有前路手术指征（图 13-47），给予二期侧前路经腹膜后通道下减压重建术（详见前述病例 5）。

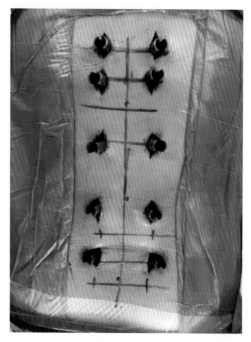

图 13-46　后路微创腰椎骨折经椎弓根螺钉置入后

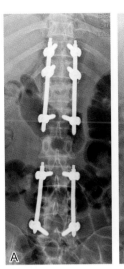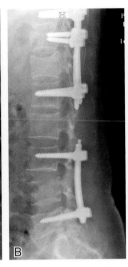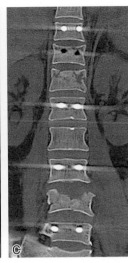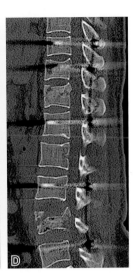

图 13-47　后路内固定术后 X 线片及 CT 影像

A、B. X 线正侧位片；C、D. CT 冠状位及矢状位影像

（2）患者于气管插管下全身麻醉后取右侧卧位，C 形臂 X 线机透视定位标记后，从左侧腋后线起做长 6cm 的斜行切口，切开皮肤、皮下组织及筋膜，用血管钳沿肌纤维分别撑开腹外斜肌、腹内斜肌及腹横肌，并用拉钩牵开，在腹膜反折处分离腹膜外脂肪组织，将腹膜后脂肪连同前方组织一起推向中线显露腰大肌。将腰大肌向后方牵拉，显露 L_4 椎体及上方椎间盘。透视定位后安装微创通道，注意前方血管的保护，分离并切断 L_4 椎体节段血管，充分显露并切除 $L_{3,4}$ 椎间盘和 L_4 椎体的中上部分骨块，准备植骨床后在 L_3 和 L_4 椎体间置入充填碎骨块的钛网（图 13-48）。再次透视确认内固定位置满意后冲洗止血，留置引流管并闭合切口。

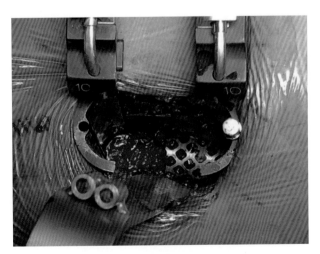

图 13-48　微创通道下植入钛网

【术后影像】

患者术后复查 CT 见钛网及钉棒系统位置良好（图 13-49）。

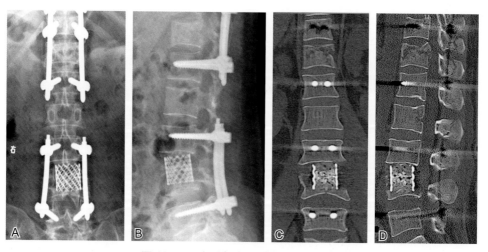

图 13-49　术后复查 X 线片及 CT 影像

A、B. X 线正侧位片；C、D. CT 冠状位和矢状位影像

（马海伟　何登伟）

胸腰椎骨折脱位主要是由旋转暴力引起，且多合并压缩性损伤，使脊柱处于极度不稳定的状态。目前胸腰椎骨折的 AO 分型是应用最广泛的分类系统，在 AO 分型中胸腰椎骨折脱位都被归类为单一类型，即 AO 分型 C 型损伤。但在影像学上，这些损伤却不是单一的模式，受伤椎体可发生不同方向的平移和旋转。

1983 年 Denis 报道了 412 例胸腰段脊髓损伤，其中骨折脱位占这些损伤的 16%。在另一项含 1019 例患者的多中心研究中观察到几乎相同的损伤比率。大多数骨折脱位都伴有严重的脊髓损伤和神经功能障碍，超过 50% 的骨折脱位可伴有硬脊膜撕裂和脑脊液漏，且常合并胸腔内和腹腔内器官损伤。

胸腰椎骨折脱位的治疗包括按照高级创伤生命支持方案进行复苏，治疗危及生命的器官损伤，恢复脊柱稳定和功能。胸腰椎骨折脱位的处理应遵循的两大原则是维持生物力学稳定和改善神经功能。胸腰椎骨折脱位的后遗症包括脊柱后凸畸形、神经功能障碍和慢性疼痛，容易影响患者的远期生活质量，因此此类损伤应尽快行复位减压内固定治疗。即使在脊髓完全损伤的情况下，实现有效脊柱复位仍然很重要，因为有效复位可以使脊柱获得良好的生物力学稳定性，改善矢状位和冠状位脊柱序列，从而促进脊柱功能恢复。

胸腰椎后路内固定技术在过去的几十年里不断发展，而椎弓根螺钉固定系统实现了三柱固定和三维稳定，是脊柱手术中的一个革命性进步。现在的脊柱外科医师更倾向于利用比较稳健的技术来复位和固定胸腰椎骨折脱位。

一、复位固定

AO 脊柱组推荐了基于后路长节段固定的 5 种治疗骨折脱位的手术技术。

（一）复位技术一

将一根纵棒固定在远端两个椎弓根螺钉的一侧，由于脱位未复位，该纵棒处于远离近端螺钉的状态。然后在脱位水平的棘突之间放置椎板撑开器，并进行缓慢地撑开。当脱位复位时，立即固定纵棒和近端螺钉螺帽。然后将另一根纵棒固定在另一侧螺钉，并增加两个横连杆以增强内固定稳定性（图 14-1）。该技术的优点是相对简单，且无须切除关节突，如果能经过简单的撑开实现复位，脊柱序列可保持相对稳定，而其缺点是复位可能很难实现，特别是用于陈旧性骨折脱位的情况，而且存在神经损伤的风险。

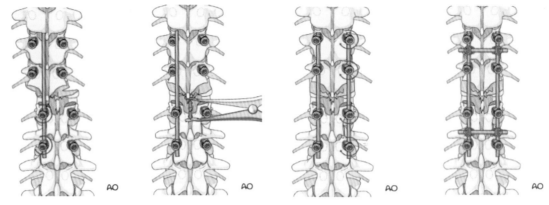

图 14-1　技术一手术示意图

引自：Kumar S，Patralekh MK，Boruah T，et al，2020. Thoracolumbar fracture dislocation（AO type C injury）：A systematic review of surgical reduction techniques. J Clin Orthop Trauma，11（5）：730-741.

（二）复位技术二

将一根纵棒固定在远端两个螺钉上。由于存在骨折脱位，该纵棒远离近端螺钉钉尾。利用布巾钳钳夹脱位椎体近端和远端的棘突，复位骨折脱位后将纵棒固定在近端椎弓根螺钉中（图 14-2）。与技术一相似，其优点是操作相对简单，且由于手动牵拉棘突，理论上造成神经损伤的风险较小。其缺点是布巾钳牵拉棘突时造成棘突骨折的风险较高，特别是在骨质疏松的病例中，容易出现复位困难。

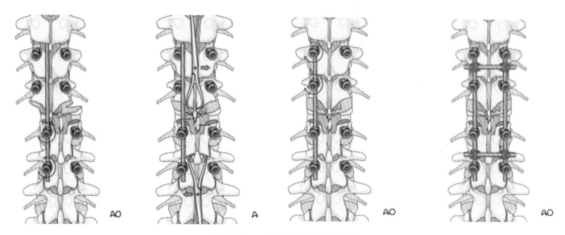

图 14-2　技术二手术示意图

引自：Kumar S，Patralekh MK，Boruah T，et al，2020. Thoracolumbar fracture dislocation（AO type C injury）：A systematic review of surgical reduction techniques. J Clin Orthop Trauma，11（5）：730-741.

（三）复位技术三

将两根临时棒横向分别固定在两个近端和远端椎弓根螺钉上，利用持棒器夹持临时横棒牵引实现复位。骨折脱位复位后，在椎体一侧先使用一根短棒固定，取下两个临时横棒后，将一根长棒固定在另一侧。然后拆除短棒，换长棒固定，最后在近端和远端的椎弓根螺钉间用横连杆连接（图 14-3）。该技术的优点是复位脱位节段时有更精确和稳健的操作，从而有更好的机会实现脱位的复位，降低神经损伤的风险，减少医源性软组织损伤，有效维持后方韧带和骨结构的生物力学特性，但其缺点是椎弓根螺钉抓持力下降，可能导致椎体内小骨折线进一步裂开，尤其是在骨质疏松的椎体中。此外，该技术所需的手术时间更长，因为它需要多次更换长短棒。

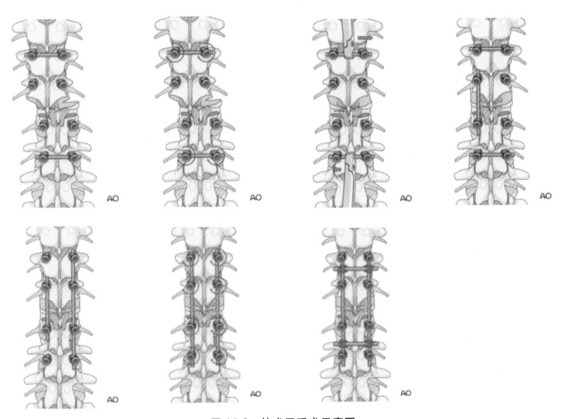

图 14-3　技术三手术示意图

引自：Kumar S，Patralekh MK，Boruah T，et al，2020. Thoracolumbar fracture dislocation（AO type C injury）：A systematic review of surgical reduction techniques. J Clin Orthop Trauma，11（5）：730-741.

（四）复位技术四

将两个短棒暂时固定在脱位节段水平上下椎体的一侧，再用持棒器夹持短棒行轻柔复位。复位完成后，以一个长棒固定在椎体另一侧。然后移除短棒，并由另一根长棒替代，最后利用两个横连杆进行固定（图 14-4）。该技术的优势在于有较好的三柱固定和脱位复位效果，降低神经损伤的风险，减少医源性软组织损伤，且对有生物力学价值的后方骨性结构有更好的保护。此外，与技术三不同的是，可以利用另一侧棒来维持脱位复位，因为该侧 4 枚椎弓根螺钉可以用塑形后的长棒来固定。缺点是临时固定侧的 4 枚椎弓根螺钉可能由于操作而出现松动，尤其是在骨质疏松的病例中。

（五）复位技术五

这种技术适用于不能使用较大力量去复位的不完全性神经损伤的病例。先以两根塑形后的长棒固定在远端两侧椎弓根螺钉上，此时长棒近端远离近端椎弓根螺钉。然后再行椎板和关节突关节切除以进行椎管减压。近端椎体置入长尾螺钉，使用两个持棒器向近端椎

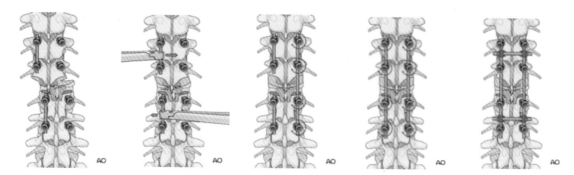

图 14-4　技术四手术示意图

引自：Kumar S，Patralekh MK，Boruah T，et al，2020. Thoracolumbar fracture dislocation（AO type C injury）：A systematic review of surgical reduction techniques. J Clin Orthop Trauma，11（5）：730-741.

弓根螺钉方向施加轻柔的力量达到复位。当近端螺钉中的棒固定到位后，拧紧螺帽。最后利用两个横连杆进行固定（图 14-5）。技术优点是进一步降低神经损伤的风险，而且因为关节突关节被切除后脱位复位难度降低，无须过多复杂操作。缺点是关节突关节及椎板被切除导致脊柱稳定性下降和融合面积减少。此外，可能出现暴露硬膜过程中，器械意外损伤脊髓的罕见风险。

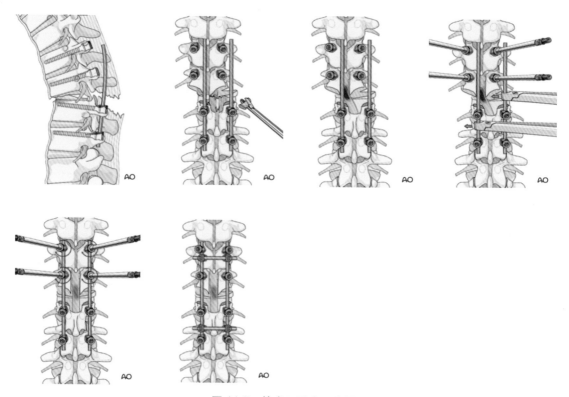

图 14-5　技术五手术示意图

引自：Kumar S，Patralekh MK，Boruah T，et al，2020. Thoracolumbar fracture dislocation（AO type C injury）：A systematic review of surgical reduction techniques. J Clin Orthop Trauma，11（5）：730-741.

（六）其他复位技术

还有一些文献报道了其他复位技术。例如，Hadgaonkar 等提出的杠杆技术（图 14-6），类似于 AO 复位技术四，但 Hadgaonkar 使用了 4 个临时短棒（每侧 2 根）。利用 4 个持棒器加持 4 个短棒，施加轻柔持续的力量使脱位椎体复位。复位完成后先移除一侧两根短棒，以一根长棒固定。之后再移除另一侧短棒，并由另一根长棒替代，该方法的优点是脱位复位的作用力更加对称，更加强大。缺点是该技术所需的手术时间更长，因为它需要多次更换长短棒。

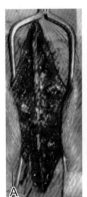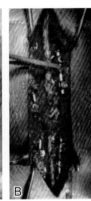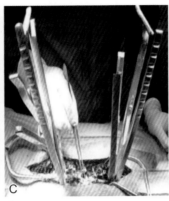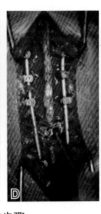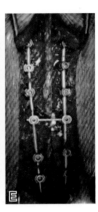

图 14-6　术中照片显示复位操作步骤

A. 伤椎上下椎体置入椎弓根螺钉；B. 将 4 根短棒（上 2、下 2）分别固定两侧椎弓根螺钉；C. 持棒器进行复位操作；D. 临时短棒换成长棒固定，并在损伤部位进行减压；E. 横连杆加固

引自：Hadgaonkar S，Shah K，Khurjekar K，et al，2017. A levering technique using small parallel rods for open reduction of high-grade thoracolumbar dislocation[J]. Global Spine J，7（4）：302-308.

这些基于钉棒系统的复位技术（如 AO 复位技术三和技术四、Hadgaonkar 等的杠杆复位技术）的优势是均能降低神经损伤的风险，减少医源性后方韧带复合体损伤。操作过程中需避免不合理的牵引，否则可能会导致进一步的椎管狭窄，在复位过程中可能使椎间盘组织或骨碎片进一步突入椎管，导致脊髓的医源性损伤。此外，一旦骨折嵌顿解除，就需以与椎体移位相反的方向施加持续轻柔的力量。因此外科医师在执行上述操作时必须十分小心，尽量避免切除过多的骨性结构。通常经过上述操作，即可实现有效的脱位复位，并保留相对重要的骨与软组织功能单位，包括小关节面和后方韧带复合体。然而一旦出现骨折脱位难以复位，就必须暂时停止复位，同时寻找并松解可能阻碍复位的异常结构（包括小关节突关节关节囊、黄韧带、骨碎片等）。在松解完成后，再次轻柔地复位，然后进行后路椎管减压术。

二、融合

为了增加胸腰椎骨折脱位节段长期稳定性，一般需进行椎体融合手术，融合方法如下。

（一）后路融合

根据目前 AO 分型系统，椎体融合适应证仅限于不稳定的椎体骨折脱位。后路融合要求切除小关节囊并刮除关节表面软骨，再将骨碎块（自体骨移植、同种异体骨移植）移植于小关节处进行融合（图 14-7）。

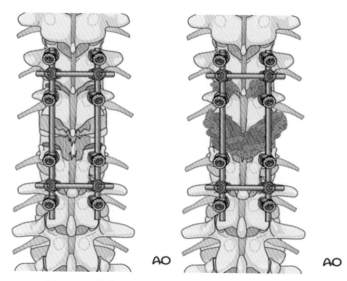

图 14-7　关节囊刮除植骨床的准备以及关节突植骨

引自：Kumar S，Patralekh MK，Boruah T，et al，2020. Thoracolumbar fracture dislocation（AO type C injury）：A systematic review of surgical reduction techniques[J]. J Clin Orthop Trauma，11（5）：730-741.

（二）经椎间孔融合

Machino 等报道了经椎间孔融合技术治疗胸腰椎骨折，利用后入路重建前柱、中柱。然后，他们将该技术与下胸椎区的前路、后路和前后路联合手术进行比较，认为该技术实现了椎体坚强重建，且能实现早期下床活动。Schmid 等报道了 100 例采用类似 PLIF/TLIF 的技术，通过自体骨移植进行椎体重建的治疗，其中 82 例患者的前柱高度恢复满意。

针对有前路重建融合指征的胸腰椎骨折脱位，临床上常给予前后路联合手术。而在后路减压复位内固定治疗胸腰椎骨折脱位的同时，实施经椎间孔融合手术，可以避免二次前路手术，减少了创伤。

【典型病例 1】

患者，男性，31 岁，车祸后腰背痛 10h 入院，入院时双下肢浅感觉减退，双下肢肌力Ⅰ级。入院后 CT 提示 $T_{11、12}$ 椎体骨折伴完全脱位，椎管严重受压。该病例诊断 $T_{11、12}$ 椎体骨折脱位，截瘫性。患者胸腰椎 C 型骨折，TLICS 评分 8 分，LSC 评分 7 分。给予经后路 $T_{11、12}$ 长节段椎弓根螺钉复位内固定及经椎间孔椎间植骨融合术（图 14-8）。

【典型病例 2】

患者，男性，36 岁，高处坠落伤后腰背痛 7h 入院，入院时双下肢浅感觉减退，双下肢肌力Ⅰ级。入院后 X 线和 CT 提示 $L_{3、4}$ 椎体骨折伴完全脱位，椎管严重受压。MRI 提示 $L_{3、4}$ 椎体爆裂骨折，L_4 椎体向后方移位并压迫椎管（图 14-9）。该病例诊断 $L_{3、4}$ 椎体骨折脱位，截瘫。患者胸腰椎 C 型骨折，TLICS 9 分，LSC 评分 6 分。给予经后路 $L_{3、4}$ 椎体骨折切开长节段椎弓根螺钉复位内固定椎间植骨融合术。

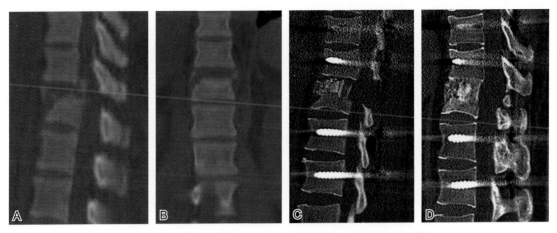

图 14-8　患者，男性，31 岁，交通伤史，ASIA 分级 A 级

A、B. 术前 CT 冠状面与矢状面影像示 T$_{11}$、$_{12}$ 椎体骨折脱位；C. 经椎间孔融合及长节段内固定后即刻复查 CT 矢状位影像示 T$_{11}$、$_{12}$ 椎体骨折脱位复位良好；D. 2 年后 CT 矢状面影像示椎体序列恢复良好，未出现明显后凸畸形，椎体间融合效果佳

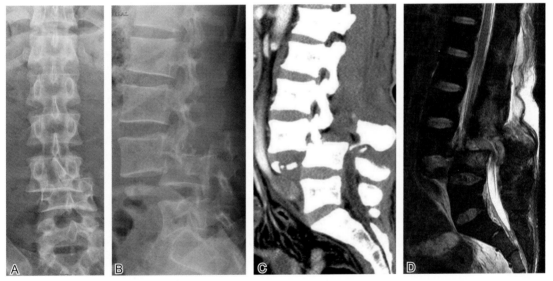

图 14-9　术前 X 线正侧位片及 CT 矢状位影像提示 L$_{3、4}$ 椎体爆裂骨折伴完全脱位，L$_4$ 椎体向后压迫硬膜（A～C）；MRI 脂肪抑制像见 L$_3$ 水平硬膜囊明显受压（D）

【术后情况】

患者术后复查 X 线片见脊柱序列恢复，L$_{3、4}$ 椎体间融合器位置良好，椎管压迫解除（图 14-10）。

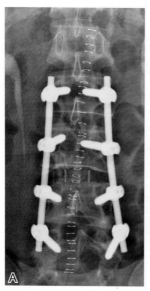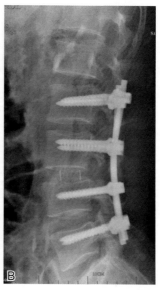

图 14-10　术后即刻复查 X 线正侧位片，见 L$_{3、4}$ 骨折复位可，椎管压迫解除

　　胸腰椎骨折脱位严重影响了脊柱的稳定性，而长节段固定对于均衡应力分布和减少内固定失败率非常重要。此外，术中是否切除关节突关节，也将进一步影响节段稳定性及内固定的负荷。因此，手术预后与椎体融合技术的选择密切相关。Fang 等在骨折脱位的病例中会根据前柱、中柱损伤部位不同，采用不同的融合技术：如果损伤主要位于椎体内，长节段固定可使椎体内的骨质相互附着，前柱、中柱能够较早实现骨融合，因此仅需行关节突融合。而发生椎间盘水平脱位的病例，则需完全切除损伤的椎间盘，并在椎间隙放置一个填充自体骨的钛网或融合器，实现椎体间融合。

　　除此之外，胸腰椎骨折脱位通常伴有椎板和关节突骨折，且常合并硬脊膜撕裂和脑脊液漏。关节绞锁通常是脱位复位的阻碍，一般需行椎板切除和至少一侧关节突切除，这不仅有利于神经减压，还便于清除椎管内的骨碎片，使硬膜囊修复更快，使脑脊液漏得到缓解，并且它还能使术中减压和融合操作的视野更清晰。

　　总而言之，以上所诉的各种技术手段对于胸腰椎骨折脱位的治疗具有一定指导意义，且术者的经验和技术对于治疗的实施也至关重要。在胸腰椎骨折脱位病例中，这些技术能达到有效减压和改善椎体序列稳定性的目的。

（黄文君　陈　剑）

主要参考文献

Cengiz ŞL, Kalkan E, Bayir A, et al, 2008. Timing of thoracolomber spine stabilization in trauma patients；impact on neurological outcome and clinical course. A real prospective(rct)randomized controlled study[J]. Arch Orthop Trauma Surg, 128(9):959-966.

Cho SK, Lenke LG, Hanson D, 2006. Traumatic noncontiguous double fracture-dislocation of the lumbosacral spine[J]. Spine J, 6(5):534-538.

Dai LY, 2012. Principles of management of thoracolumbar fractures[J].Orthop Surg, 4(2):67-70.

Denis F, 1983. The three column spine and its significance in the classification of acute thoracolumbar spinal injuries[J]. Spine, 8(8):817-831.

Fehlings MG, Tator CH, 1999. An evidence-based review of decompressive surgery in acute spinal cord injury:rationale, indications, and timing based on experimental and clinical studies[J]. J Neurosurg, 91(1):1-11.

Garg M, Kumar A, Sawarkar DP, et al, 2018. Traumatic lateral spondyloptosis:case series[J]. World Neurosurgery, 113:e166-e171.

Gertzbein SD, 1992. Multicenter spine fracture study[J]. Spine(Phila Pa 1976), 17(5):528-540.

Hadgaonkar S, Shah K, Khurjekar K, et al, 2017. A levering technique using small parallel rods for open reduction of high-grade thoracolumbar dislocation[J]. Global Spine J, 7(4):302-308.

Hidalgo-Ovejero AM, 2010. García-Mata S, Martínez-Leceaet al FJ, et al, 2010. L_3-L_4 dislocation without neurological lesions [J].Bull NYU Hosp Jt Dis, 68(1):60-64.

Kumar S, Patralekh MK, Boruah T, et al, 2020. Thoracolumbar fracture dislocation(AO type C injury):a systematic review of surgical reduction techniques[J]. J Clin Orthop Trauma, 11(5):730-741.

Lorente A, Palacios P, Burgos J, et al, 2018. Total vertebrectomy and spine shortening for the treatment of T_{12}-L_1 spine dislocation:management with suboptimal resources[J].Neurocirugia(English Edition), 29(6):304-308.

Machino M, Yukawa Y, Ito K, et al, 2010. A new thoracic reconstruction technique "transforaminal thoracic interbody fusion" [J]. Spine, 35(19):E1000-E1005.

Reddy SJ, Al-Holou WN, Leveque JC, et al, 2008. Traumatic lateral spondylolisthesis of the lumbar spine with a unilateral locked facet:description of an unusual injury, probable mechanism, and management[J]. J Neurosurg Spine, 9(6):576-580.

Schmid R, Krappinger D, Seykora P, et al, 2010. PLIF in thoracolumbar trauma:technique and radiological results[J]. Eur Spine J, 19(7):1079-1086.

Shimer AL, Su BW, 2010. Operative versus nonoperative treatment of thoracolumbar burst fractures[J]. Seminars in Spine Surgery, 22(1):38-43.

Song KJ, Lee KB, 2005. Bilateral facet dislocation on L_4-L_5 without neurologic deficit[J]. J Spinal Disord Tech, 18(5):462-464.

Vialle R, Charosky S, Rillardon L, et al, 2007. Traumatic dislocation of the lumbosacral junction diagnosis, anatomical classification and surgical strategy[J]. Injury, 38(2):169-181.

Wang XB, Yang M, Li J, et al, 2014. Thoracolumbar fracture dislocations treated by posterior reduction interbody fusion and segmental instrumentation[J]. Indian journal of orthopaedics, 48(6):568-573.

Yu SW, Fang KF, Tseng IC, et al, 2002. Surgical outcomes of short-segment fixation for thoracolumbar fracture dislocation[J].Chang Gung Med J, 25(4):253-259.

Zeng J, Gong Q, Liu H, et al, 2018. Complete fracture-dislocation of the thoracolumbar spine without neurological deficit[J]. Medicine(Baltimore), 97(9):e0050.

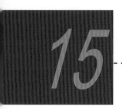

第 15 章

椎弓根置钉技术

第一节　常用椎弓根置钉技术

胸腰椎椎弓根螺钉的置入时关于置钉点定位的方法较多，其中包括 Roy-Camille 法、Weinstein 法、Magerl 法和人字嵴顶点法等。

一、Roy-Camille 法

20 世纪 80 年代，Roy-Camille 首次提出以胸椎横突中轴线与关节突关节中线的交点为置钉点，其中去除关节突的关节囊可以更有效地确定关节突关节中线。此外，由于腰椎横突位置较深，进针点通常定位在关节突关节中线下方约 1mm 处，且进钉方向需与矢状位平行（图 15-1）。该方法的缺点是损伤上关节突关节的风险较高，这可能导致邻椎病的发生。

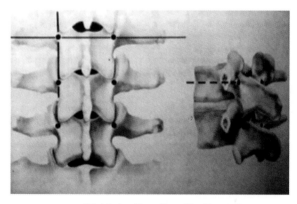

图 15-1　Roy-Camille 法

引自：Roy-Camille R，Saillant G，Mazel C，1986. Internal fixation of the lumbar spine with pedicle screw plating[J]. Clin Orthop Relat Res，203：7-17.

二、Weinstein 法

Weinstein 于 1988 年提出将上关节突外下缘作为置钉点，即"上关节突的颈部"，外倾角度为 10°～ 15°（图 15-2），他认为腰椎置钉点应稍远离关节突关节，以减少内固定对未置钉节段的运动功能的影响。

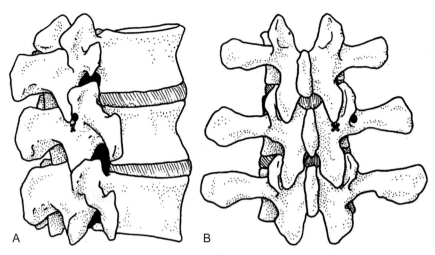

图 15-2 Weinstein 法与 Roy-Camille 法比较

●.Weinstein 法定位点；✖.Roy-Camille 法定位点

引自：Weinstein JN，Spratt KF，Spengler D，et al，1988. Spinal pedicle fixation：Reliability and validity of roentgenogram-based assessment and surgical factors on successful screw placement[J]. Spine（Phila Pa 1976），13（9）：1012-1018.

三、十字定位法

目前胸腰椎置钉较为常用的还有十字定位法。十字定位法，又称 Magerl 法，是指显露上关节突和横突，以上关节突外缘切线及横突中线的交点作为进钉点，螺钉与椎体终板平行，外倾 10°～15°，进钉方向选择向内或者向前（图 15-3）。

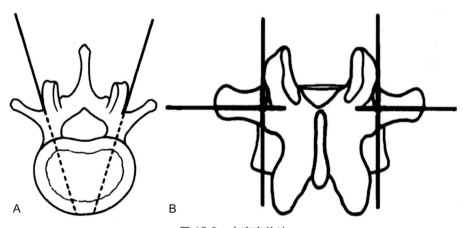

图 15-3 十字定位法

引自：Magerl FP，1984. Stabilization of the lower thoracic and lumbar spine with external skeletal fixation[J]. Clin Orthop Relat Res，10（189）：125-141.

四、人字嵴定位法

2002 年国内叶启彬教授团队对人字嵴及其毗邻结构进行解剖学研究后提出以人字嵴顶点作为椎弓根螺钉的进钉点。人字嵴为椎板外缘的峡部嵴和副突嵴汇合形成的"人"字形结构，以该结构的顶点为进钉点，常规置钉（图 15-4）。缺点是上腰椎人字嵴偶尔会出现顶点宽大，两嵴无明显交点，以至于顶点无法被准确找到。

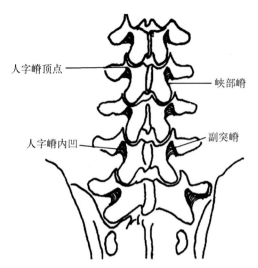

图 15-4　人字嵴定位法形态示意图

引自：杜心如，赵玲秀，张一模，等，2002. 腰椎人字脊顶点椎弓根螺钉进钉方法的解剖学研究 [J]. 中国临床解剖学杂志，（2）：86-88.

椎弓根螺钉置钉定位过程中可能存在多种解剖结构变异，造成置钉误差，主要包括以下几种。

（1）椎弓根最狭窄处冠状面形态各异，包括肾形、椭圆形、泪滴形及不规则形，进针角度难以把控。

（2）椎弓根结构变异导致置钉困难，包括椎弓根发育不全、偏斜、过于垂直、旋转等。

（3）合并横突骨折，无法借助横突定位。

（4）两侧横突不对称或横突异常肥大、过小或横突缺如。

（5）由于脊柱退变、脊柱侧弯或脊柱不稳导致椎弓根定位点周围骨性结构增生。

（6）人字嵴过浅、不明显、难以辨别等。

（柳世杰　陈振中）

第二节　影像导航技术在置钉方面的应用

随着现代医学的进步，脊柱外科手术不断向更加精细和微创的方向发展，对椎弓根螺钉置入的精准性也提出了更高的要求。在影像导航技术问世之前，脊柱外科医师在手术中，通常凭借人体的骨骼解剖特点、术前影像学资料（X 线、CT、MRI）和术中的 X 线透视进行定位，其过程复杂，术中的辐射暴露大，置钉的准确率也参差不齐。随着数字影像、计算机及空间定位技术的快速发展，计算机辅助导航系统（computer assisted navigation system，CANS）应运而生。CANS 是 20 世纪 80 年代出现的新技术，利用计算机强大的数据处理能力将医学图像采集设备获取的患者数据进行分析处理，供医师进行术前或者术中的手术规划。

1986 年美国的 Roberts 等率先将这一技术应用于神经外科手术治疗中。20 世纪 90 年代，美国医师 Steinmann 等将计算机辅助手术导航系统用于脊柱手术，这被认为是脊柱外科发展的里程碑。

1995 年，瑞士伯尔尼大学的 Nolte 等首次报道术前 CT 导航系统在腰椎椎弓根螺钉固定的临床应用，利用术前 CT 导航系统所获得的图像更加清晰，且具有三维成像能力，使术前置钉点定位更加准确有效。

然而早期的导航系统要求将骨骼解剖系统与术前的 CT 数据进行手动注册，注册过程烦琐耗时，且脊柱的解剖序列变化容易出现注册匹配失准从而导致置钉准确性降低。针对这一问题，后续导航技术的开发重点逐渐转移至术中成像系统。以术中透视为基础的导航技术和虚拟透视（图 15-5）被研发并广泛应用于临床实践。传统 C 形臂 X 线机需要反复多次透视，易增加术区污染风险，同时对医患造成更多辐射。其透视图像为透视方向上全部结构的二维叠加，空间位置不明确，术中定位很大程度依赖于术者对二维投影信息的人为解读，无法做到精确定位。为此，Hofstetter 等提出了由定位系统、C 形臂 X 线机及计算机图像处理系统组成的计算机辅助导航系统，可以对透视图像进行处理后直观显示图像的三维空间结构。1999 年，德国西门子公司基于此原理研制出 Iso-C 3D 手术导航系统（图 15-6），Iso-C 3D 手术导航系统可以获取术中即时三维重建图像并自动传输到导航系统，可进行自动注册和图像实体融合，实现了透视导航和术前 CT 导航两种方法的优点整合。虽然其三维图像较 CT 图像粗糙，但两者在引导置钉操作中差别不大，均可满足精确定位的需要。2000 年，Hum 等首次报道成功利用术中 CT 系统定位进行脊柱肿瘤切除。此后由美力敦公司推出的 O 形臂手术图像系统和 StealthStation 手术导航系统组成的 O 形臂导航系统，可短时间内获得较高质量的术中三维 CT 图像，直接输入到导航计算机中即可自动匹配和注册，使术者能够近乎"直视下"精准地完成手术操作，是目前脊柱外科领域最先进的导航技术。术中 CT 导航系统的引入革新了计算机辅助导航系统，实现了自动注册并能提供高质量的成像数据及横断面图像，显著简化了手术医师的操作流程，极大地降低了医患的辐射暴露。

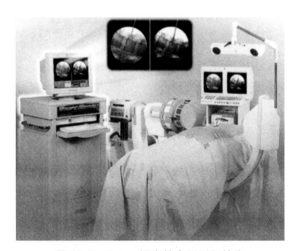

图 15-5　Foley 提出的虚拟透视技术

引自：Foley KT，Simon DA，Rampersaud YR，2001. Virtual fluoroscopy：computer-assisted fluoroscopic navigation[J]. Spine（Phila Pa 1976），26（4）：347-351.

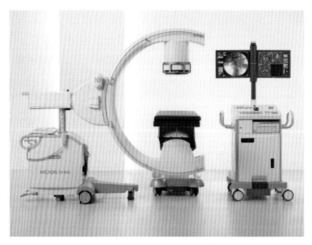

图 15-6　Iso-C 3D 手术导航系统

　　越来越多的文献证实，基于计算机辅助系统的术中导航可以显著提高螺钉置入的准确性。Mason 等对 30 项研究进行了大规模的荟萃分析后发现在传统开放置钉中，二维透视或三维透视导航下进行椎弓根螺钉内固定的错位率分别为 31.9%、15.7%。另有文献报道，胸腰椎骨折徒手置钉的偏移率在 2%～31%，而基于二维透视技术置钉的偏移率在 2%～22%。Gelalis 对 26 项前瞻性研究进行系统性回顾分析，结果显示在使用徒手置钉技术的研究中，完全置于椎弓根内的螺钉的比例为 69%～94%，借助二维透视时为 28%～85%，使用基于二维透视的导航技术时为 81%～92%，而使用 CT 导航时可达到 89%～100%。除此以外，孟小彤对 14 项包含 9019 例椎弓根螺钉置入的研究进行荟萃分析发现计算机辅助导航与透视导航能显著降低螺钉错位率、并发症发生率、手术时间及术中出血。

（李伟青　柳世杰）

第三节　机器人辅助系统在置钉方面的应用

　　自 20 世纪 90 年代以来，手术机器人的技术优化从未停止，已经被越来越多地应用到临床中，其在经皮椎弓根螺钉置入等脊柱微创手术中的优势也被大量文献报道。2001 年以色列 Mazor 医疗技术公司研发推出 SPINE ASSIST 系统，应用于椎弓根螺钉的置入，并取得良好的临床效果，成为第一个被 FDA 批准的脊柱手术机器人。随后，该公司分别在 2011 年和 2016 年推出 Mazor Renaissance 和 Mazor X 脊柱手术机器人（图 15-7）。目前，以色列 Mazor 医疗技术公司的 Mazor 系列手术机器人、2014 年法国 Medtech 公司推出的 Rosa Spine 机器人和 2017 年美国 Gloubus Medical 公司推出的 Excelsius 手术机器人已经被 FDA 批准用于椎弓根螺钉轨迹指导。

　　在国内，脊柱机器人正处于从起步阶段到逐步完善的过程。2002 年，北京积水潭医院牵头联合多家单位开启了中国骨科手术机器人研究，并于 2004 年联合北京航空航天大学研制出一种小型双平面骨科手术机器人系统，实现了术中的靶点精确定位，完成了国内首例机器人辅助骨科手术。2010 年，第三军医大学联合中国科学院沈阳自动化研究所研制了脊柱微创手术机器人样机，可在术中辅助医师进行置钉操作，减少医患的辐射损伤。

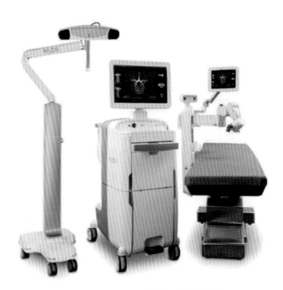

图 15-7　Mazor X 脊柱手术机器人

　　此后北京天智航医疗科技有限公司于 2012 年和 2015 年研制出第二代骨科手术机器人和第三代天玑机器人（图 15-8）。天玑机器人是唯一获得国家食品药品监督管理总局批准的应用于脊柱外科手术的机器人。2015 年，北京积水潭医院使用天玑机器人辅助技术完成了世界首例基于术中实时三维影像的机器人辅助胸腰椎骨折的微创内固定手术，并取得满意的临床效果。

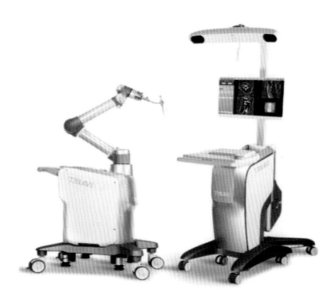

图 15-8　天玑机器人

　　机器人系统在脊柱手术中的理论优势包含 3 个方面：①提高了椎弓根螺钉放置的准确性；②减少了手术创伤；③减少了医患的辐射暴露。此外，机器人系统具有独特的优势，即不容易疲劳、没有生理性肌肉震颤和能够精确有效地完成重复操作。Fatima 通过对包含 7 项 RCT 研究在内的 19 项研究进行荟萃分析后发现，机器人辅助椎弓根螺钉置入达到"完美"

精度的可能性是常规手术组的 1.68 倍，获得 "临床可接受" 椎弓根螺钉置入的可能性是常规手术组的 1.54 倍，手术的并发症发生率和近端小关节侵犯率分别比常规手术组低 69%、92%，且术中辐射时间更短。Shafi 等进行了一项单中心回顾性队列研究，共纳入 222 例患者，其中 92 例行机器人导航置钉，130 例行经皮术中导航置钉，结果显示两组在置钉准确性上差异无统计学意义，而机器人置钉组允许放置更长更粗的螺钉，从而获得更佳的固定作用。这些报道都证明了机器人系统具有更高的椎弓根置入精确度，能减少术中辐射及术后并发症等优点。未来，进一步完善的脊柱机器人将成为脊柱外科医师手术操作的一种高效工具。

（李伟青　柳世杰）

主要参考文献

杜心如，赵玲秀，张一模，等，2002. 腰椎人字嵴顶点椎弓根螺钉进钉方法的解剖学研究 [J]. 中国临床解剖学杂志，20(2):86-88.

郭卫春，黄文俊，汪光晔，2016. 计算机辅助导航技术在骨科中的应用进展 [J]. 中国医药导报，13(3):55-59.

韩晓光，刘亚军，范明星，等，2017. 骨科手术机器人技术发展及临床应用 [J]. 科技导报，35(10):19-25.

魏兵，常山，2022. 脊柱骨折矢状面不同角度置钉方式的有限元分析 [J]. 中国组织工程研究，26(6):864-869.

吴龙，谢成龙，林仲可，2019. 椎弓根螺钉设计与其生物力学稳定性的研究进展 [J]. 脊柱外科杂志，17(6):431-435.

于凌佳，孟海，杨雍，等，2020. 国产 "天玑" 骨科机器人辅助微创椎弓根钉置入的新技术报道 [J]. 临床和实验医学杂志，19(14):1514-1518.

张鹤，韩建达，周跃，2011. 脊柱微创手术机器人系统辅助打孔的实验研究 [J]. 中华创伤骨科杂志，13(12):1166-1169.

Chao CK, Hsu CC, Wang JL, et al, 2008. Increasing bending strength and pullout strength in conical pedicle screws:biomechanical tests and finite element analyses[J]. J Spinal Disord Tech, 21(2):130-138.

Doulgeris JJ, Aghayev K, Gonzalez-Blohm SA, et al, 2013. Comparative analysis of posterior fusion constructs as treatments for middle and posterior column injuries:an in vitro biomechanical investigation[J]. Clin Biomech(Bristol, Avon), 28(5):483-489.

Fatima N, Massaad E, Hadzipasic M, et al, 2021. Safety and accuracy of robot-assisted placement of pedicle screws compared to conventional free-hand technique:a systematic review and meta-analysis[J]. Spine J, 21(2):181-192.

Gelalis ID, Paschos NK, Pakos EE, et al, 2012. Accuracy of pedicle screw placement:a systematic review of prospective in vivo studies comparing free hand, fluoroscopy guidance and navigation techniques[J]. Eur Spine J, 21(2):247-255.

Ghasem A, Sharma A, Greif DN, et al, 2018. The arrival of robotics in spine surgery[J].Spine(Phila Pa 1976), 43(23):1670-1677.

Hofstetter R, Slomczykowski M, Sati M, et al, 1999. Fluoroscopy as an imaging means for computer-assisted surgical navigation[J].Comput Aided Surg, 4(2):65-76.

Hum B, Feigenbaum F, Cleary K, et al, 2000. Intraoperative computed tomography for complex craniocervical operations and spinal tumor resections[J]. Neurosurgery, 47(2):374-381.

Kantelhardt SR, Martinez R, Baerwinkel S, et al, 2011. Perioperative course and accuracy of screw positioning in conventional, open robotic-guided and percutaneous robotic-guided, pedicle screw placement[J]. Eur Spine J, 20(6):860-868.

Karapinar L, Erel N, Ozturk H, et al, 2008. Pedicle screw placement with a free hand technique in thoracolumbar spine:is it safe?[J]. J Spinal DisordTech, 21(1):63-67.

Kim YJ, Lenke G, Bridwell KH, et al, 2004. Free hand pedicle screw placement in the thoracic spine:is it safe[J]? Spine(Phila Pa 1976), 29(3):333-342.

Kochanski RB, Lombardi JM, Laratta JL, et al, 2019. Image-guided navigation and robotics in spine surgery[J]. Neurosurgery, 84(6):1179-1189.

Krag MH, Beynnon BD, Pope MH, et al, 1986. An internal fixator for posterior application to short segments of the thoracic, lumbar, or lumbosacral spine design and testing[J]. Clin Orthop Relat Res, (203):75-98.

Krenn MH, Piotrowski WP, Penzkofer R, et al, 2008. Influence of thread design on pedicle screw fixation[J]. J Neurosurg Spine, 9(1):90-95.

Kueny RA, Kolb JP, Lehmann W, et al, 2014. Influence of the screw augmentation technique and a diameter increase on pedicle screw fixation in the osteoporotic spine:pullout versus fatigue testing[J]. Eur Spine J, 23(10):2196-2202.

Magerl FP, 1984. Stabilization of the lower thoracic and lumbar spine with external skeletal fixation[J]. Clin Orthop Relat Res, (189):125-141.

Mason A, Paulsen R, Babuska JM, et al, 2014. The accuracy of pedicle screw placement using intraoperative image guidance systems[J].J Neurosurg Spine, 20(2):196-203.

Meng XT, Guan XF, Zhang HL, et al, 2016. Computer navigation versus fluoroscopy-guided navigation for thoracic pedicle screw placement:a meta-analysis[J]. Neurosurg Rev, 39(3):385-391.

Modi HN, Suh SW, Hong JY, et al, 2010. Accuracy of thoracic pedicle screw using ideal pedicle entry point in severe scoliosis[J]. Clin Orthop Relat Res, 468(7):1830-1837.

Nolte LP, Zamorano L, Visarius H, et al, 1995. Clinical evaluation of a system for precision enhancement in spine surgery[J].Clin Biomech(Bristol, Avon), 10(6):293-303.

Parker SL, McGirt MJ, Farber SH, et al, 2011. Accuracy of free-hand pedicle screws in the thoracic and lumbar spine:analysis of 6816 consecutive screws[J]. Neurosurgery, 68(1):170-178.

Roy-Camille R, Saillant G, Mazel C, 1986. Internal fixation of the lumbar spine with pedicle screw plating[J]. Clin Orthop Relat Res, (203):7-17.

Shafi KA, Pompeu YA, Vaishnav AS, et al, 2022. Does robot-assisted navigation influence pedicle screw selection and accuracy in minimally invasive spine surgery[J]? Neurosurg Focus, 52(1):E4.

Shi L, Wang L, Guo Z, et al, 2012. A study of low elastic modulus expandable pedicle screws in osteoporotic sheep[J]. J Spinal Disord Tech, 25(2):123-128.

Weinstein JN, Spratt KF, Spengler D, et al, 1988. Spinal pedicle fixation:reliability and validity of roentgenogram-based assessment and surgical factors on successful screw placement[J]. Spine(Phila Pa 1976), 13(9):1012-1018.

第 16 章

胸腰椎骨折治疗的相关争议

第一节　胸腰椎骨折前后路手术如何选择

胸腰椎骨折手术治疗目的是复位、减压和固定，目前治疗胸腰椎骨折的手术方法很多，主要包括后路手术、前路手术及前后路联合手术。当然还有一些医师采用经后路的前方椎体减压重建手术，因未广泛开展，故本节暂不讨论该入路的手术方式。

前后路手术争议的前提是椎体后缘骨块突入至椎管内，导致硬膜和马尾神经受压迫产生神经功能障碍，对于这部分病例有学者主张采用后路减压重建，有学者主张前路减压重建，因此存在争议。

后路椎弓根内固定系统主要的优势在于入路简单，创伤相对较小，符合大部分医师的手术习惯，且经后路即可完成减压、复位和重建，对胸腹腔器官干扰小，术后恢复快。有学者认为，后路手术完全可以处理胸腰椎后方结构损伤和复位突入椎管内的骨折块。但在减压方面，后路手术因为硬膜囊及神经根的阻挡，常通过内固定系统撑开，利用后纵韧带的张力间接复位骨折块。即便从后路直接切除致压骨块，发生神经损伤的风险也比前路手术高很多。

而前路直接减压重建手术可在直视下清除骨折块，不损伤原本就完整的后方韧带复合体，不影响患者的腰背肌功能，因为椎体前方承受压应力，所以术后植骨融合率更高。前路手术的直接减压比后路间接减压更彻底，但同时也存在手术创伤较大，入路相对复杂，学习曲线长和相关并发症较多等不足。

在面对椎体后缘骨块侵入椎管压迫硬脊膜和马尾神经的病例时，如何选择前后路手术，一直存在争议。直至 1994 年 McCormack 等引入了载荷分享评分（LSC）系统，LSC 系统依据患者的骨折椎体 CT 矢状面的粉碎程度，骨折椎体 CT 横断位骨折块移位程度和侧位 X 线平片上后凸畸形的矫正度数等来对患者的骨折严重程度进行评分，建议对评分 ≤ 6 分的患者行单纯后路内固定治疗，而对于评分 ≥ 7 分的患者则建议增加前路重建手术。该评分系统在过去 20 年中被广泛使用，现有的研究表明，当评分 ≤ 6 分时，接受了单纯后路内固定治疗的胸腰椎爆裂骨折患者，没有在术后出现明显的进行性后凸或内固定失败，说明 LSC 在评分 ≤ 6 分的患者中有效。

但是 LSC 在评分 ≥ 7 分的患者中存在争议。因为评分越高，损伤程度越重，McCormack 认为当评分 ≥ 7 分，仅使用后路内固定手术不能完全承担脊柱载荷的应力，术后可能出现内固定失败及进行性后凸畸形的发生，因此需要前路手术。但也有学者认为在部分 LSC 评分 ≥ 7 分的情况下，仅采用椎弓根螺钉内固定（包括长节段内固定及伤椎置钉技术等），也可以维持不稳定的胸腰椎损伤，避免了前路重建的损伤。

结合已有的文献报道及本团队的临床实践，我们发现 LSC 评分方法操作简单易行，能准确测量出相关指标并进行评分，是临床工作中可靠的评分系统，尤其是在评分 ≤ 6 分的患者中，可以根据评分系统的要求实施单纯后路内固定即可以完成胸腰椎骨折的治疗。而对于评分 ≥ 7 分的患者，根据本团队的临床实践，在行后路内固定术后，可根据术后复查的 CT 影像学结果评估以下 3 个方面来决定二期是否需行前路重建手术：①椎间盘损伤导致的椎间隙过撑；②椎体前方皮质缺损大于 5mm 的层面超过 1/3；③存在神经损伤且椎管内骨块占位大于 1/3。若术后影像学结果符合其中一项，则建议行二期前路重建手术。当然何种情况下需行前路重建手术，其临床标准需要进行更多高质量的研究。

前后路手术决策流程改良如下（图 16-1）。

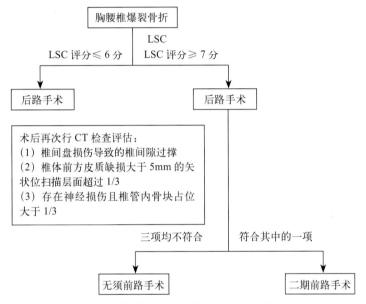

图 16-1　胸腰椎爆裂骨折手术策略优化流程

（张业瑾　何登伟）

第二节　伤椎是否需要置钉

对于单节段胸腰椎骨折手术的患者，后路椎弓根螺钉内固定技术是一种可靠、安全和有效的方法。但尽管有椎弓根螺钉的支撑固定，早期的下床活动还是会给伤椎造成一定的负担，存在着术后伤椎矫正丢失，后凸畸形和断钉断棒等并发症的风险。因此，一些学者主张在伤椎置 1 ~ 2 枚椎弓根螺钉以增强钉棒系统预防矫正丢失的能力，但近年来学者们对于伤椎是否常规置钉仍存在争议。

1994 年 Dick 等首次对伤椎是否置钉进行了生物力学研究并证实在轴向、屈曲和扭转测试中六钉模型较四钉模型均增加了具有统计学意义的刚度。但后来的一段时期，一些学者认为伤椎置钉虽然在一定程度上增加了脊柱的稳定性，但也在一定程度上增加了手术时间及术中出血量，并且在很多情况下伤椎置钉与否所获得的治疗效果相当，因此四钉两棒的手术方式在之后的很长一段时间里仍是主要的选择。

直到 2001 年中国台湾沈文哲等在 *Spine* 上发表了一项前瞻性研究，研究显示伤椎置钉的六钉技术在无神经功能损伤的胸腰椎爆裂骨折治疗中获得了更加满意的疗效。之后在北京积水潭医院田伟等的研究支持下，伤椎置钉观念重新获得了大部分学者的支持。

当然，在后续研究中还是有些学者对伤椎置钉提出了不同的观点，不管是在并发症发生率、疼痛及功能恢复还是在影像学参数的矫正及维持方面均有不同观点。Sun 等评估了对于 LSC 为 3 分和 4 分的患者，伤椎置钉与否是否存在治疗差异，对比研究发现伤椎不置钉是一种安全有效的治疗手段，它可以恢复和维持椎体的稳定性，同时取得非常满意的影像学和临床疗效。Trungu 等通过 6 年的随访发现，虽然伤椎置钉组患者的影像学结果更好，但伤椎置钉与不置钉组患者的临床功能结果无显著性差异。因此结合现有研究及笔者经验，我们认为：

（1）尽管很多文献在治疗胸腰椎骨折时对伤椎置钉持支持的观点，而且目前在实际的临床工作中胸腰椎骨折选择伤椎置钉也是主流，但是否常规需要伤椎置钉还是存在争议的。

（2）我们认为当 LSC 评分 ≤ 6 分时，选择四钉两棒而伤椎不置钉仍然可以获得很好的临床效果，近些年相关的一些临床研究也证实了这一点。

（3）对于 LSC 评分 ≥ 7 分的爆裂骨折患者，如果我们考虑需要前路手术的，伤椎置钉需慎重，尤其是左侧椎弓根的置钉。因为此时伤椎置钉反而会在前路椎体切除减压手术时遭到螺钉的阻碍，因此对于需要考虑做前路手术的患者，尽量避免伤椎置钉，尤其是左侧椎弓根的置钉对前路手术影响更大。

（楼　超　朱　烨）

第三节　是否经椎弓根伤椎植骨

后路椎弓根螺钉复位内固定术是目前临床上治疗胸腰椎骨折最常采用的手术方式。虽然经后路撑开能使伤椎椎体高度得以恢复，但椎体内骨小梁结构很难重建，伤椎内会遗留较大的骨缺损，呈"蛋壳"样改变。当脊柱承受较大应力时，前中柱丧失传递载荷的能力，弯曲力矩作用于椎弓根钉棒系统，导致螺钉在椎体内切割，最终发生矫正丢失，出现后凸畸形，甚至内固定断裂。

在 1986 年首先报道通过伤椎内植骨消除椎体内骨缺损以增强伤椎承载能力的术式后，各国学者对这一手术技术进行了较多的尝试。伤椎植骨材料主要包括自体松质骨，同种异体骨和人工骨。2010 年 Liao 等用自体松质骨行椎体内植骨以治疗 31 例胸腰椎骨折，随访 2 年以上，发现其在后凸矫正和椎体高度维持等方面有较好的临床效果，且内固定失败率低。2014 年印飞等报道了 40 例患者伤椎内植入同种异体骨，植骨均融合，指出伤椎内植骨能有效恢复并维持伤椎高度，但不能避免矫正的丢失及相邻节段的退变。Toyone 等报道了 12 例伤椎植入羟基磷灰石，经过 10 年的随访，无相关并发症的发生，证实椎体内羟基磷灰石植骨可以取得较好的临床效果。

但是另外一些学者对伤椎植骨持反对意见，他们列举了伤椎植骨的弊端。首先是材料本身存在的弊端：采用自体骨植骨时，常引发供骨部位的并发症，如血肿、感染、慢性疼痛、神经和血管的损伤等；异体骨植骨时仅具有一定的骨传导和较低的骨诱导活性，不能促进成骨；应用硫酸钙或磷酸钙植骨时早期支撑强度不够，两个月即可被吸收，此时骨小梁尚未完全重建。其次，部分学者认为尽管椎体内植骨可以有效消除椎体内骨缺损，但同时会增加手术成本与住院费用，给患者带来不必要的负担。Ahmet 等开展了一项前瞻性、随机对照试验，对胸腰椎爆裂骨折行后路短节段椎弓根螺钉内固定经椎弓根植骨与不植骨的效果做了相关对比研究，认为经椎弓根植骨对后路短节段固定术后矫正角度的丢失并无明显改善。Knop 等通过对 71 例患者进行平均 3.5 年的随访表示经椎弓根植骨并不能获得可靠的椎体间融合，仍会导致术后矫正度数丢失。

所以，尽管经伤椎植骨似乎是恢复和维持伤椎载荷能力的有效方式，但是否应当被广泛或者常规应用于临床胸腰椎骨折手术治疗中呢？

笔者团队认为，在胸腰椎爆裂骨折的患者中，伤椎植骨的目的通常是通过消除椎体内骨缺损以增强伤椎的承载能力，从而避免前路重建手术，Liao 等通过回顾性分析 56 例患者发现，在 LSC 评分为 3 ~ 5 分的患者中，单纯后路内固定即可取得良好的效果，同时在 6 分和 7 分的患者中，伤椎植骨可以减少内固定失败的风险，但在载荷严重失衡即 LSC 评分为 8 分和 9 分的患者中，即使进行了伤椎的植骨，也存在较高的内固定失败的风险。这说明后路内固定加伤椎植骨这一术式并不能完全替代前路手术所带来的稳定。

通过文献检索发现，在检索有关"经椎弓根伤椎植骨"的文章中，大部分均是提及了植骨的优势，认为植骨可以有效改善伤椎载荷，有助于降低内固定失败率。但这些文章主要集中在 2001 ~ 2015 年。经过扩大搜索时间范围，发现 2001 年以前的研究"胸腰椎爆裂骨折"的文献中，很少有文献提及经椎弓根植骨的治疗。而在 2015 年以后的大部分时间里，也几乎很少有文献提及伤椎植骨内容。因此分析经椎弓根伤椎是否需植骨仍应谨慎，还需开展更多高质量大样本的临床随机对照试验研究予以验证。

目前临床医师的经验是绝大部分胸腰椎骨折患者手术中即使未行经椎弓根植骨，也可取得较好的临床预后。因此，综上所述，建议在胸腰椎骨折的手术治疗中要严格把握经椎弓根植骨的适应证。

（1）在胸腰椎爆裂骨折的手术中，尽管经椎弓根椎体植骨有效，但随着内固定器械的更新及护理方式的改进，它并不是一种必要的手术步骤。

（2）在一些特殊的胸腰椎骨折的手术中可以考虑经椎弓根植骨治疗，椎体压缩较严重，椎体高度丢失超过 50% 的，尤其是伴有严重骨质疏松者。

（3）大多数胸腰椎爆裂不严重的病例，如 LSC 评分 ≤ 6 分的患者，一般不需要植骨，而一些胸腰椎严重爆裂骨折（如 LSC 评分为 8 分或 9 分）的患者，临床上仍应首先选择前路手术，而不是椎体内植骨。

（张业瑾　朱　烨）

第四节　后路手术是否需行后方融合

传统观点认为胸腰椎骨折后路手术需要后方融合，未做融合或融合不充分，以及融合失败是发生断钉、断棒、螺钉松动和矫正丢失等并发症的主要原因。有报道指出，短节段内固定术后内固定装置的失效与脊柱骨折后局部后凸复发存在一定的相关性，因此提示融合应该作为后路短节段内固定术中必不可少的步骤。此外，也有学者认为，骨折间隙纤维组织生成会影响骨性愈合，骨折后椎体的"蛋壳样"改变也使椎体前柱轴向载荷能力显著下降，因此胸腰椎骨折手术需常规行后方植骨融合。

2006年《中华外科杂志》编辑部邀请20余位来自全国各地在脊柱外科领域的专家在北京举办了"胸腰椎骨折诊断与治疗热点问题高峰论坛"，并发表了《胸腰骨折诊断与治疗热点问题高峰论坛纪要》。关于胸腰椎骨折复位固定后是否植骨的问题，专家们一致认为，对于术中完全复位的、不伴有椎间盘损伤的A型骨折，将来要取出内固定，为保持椎间活动度的病例，可以考虑不做植骨融合，而其他病例复位固定后应常规做植骨，尤其是对于有椎间盘损伤者，更应强调植骨融合。因为复位固定后骨折是可以愈合的，但椎间盘损伤通常难以愈合，日后可能出现不稳定而导致内固定失败。术中未植骨或植骨未融合是导致胸腰椎骨折后期断钉及后凸畸形的重要原因之一。

脊柱融合的主要方式有椎间融合、后外侧融合和360°环形融合。胸腰椎骨折后路手术采用的后外侧融合是指通过去除部分小关节突的关节软骨及横突骨皮质，将取下的髂骨或椎板减压后经裁剪的椎板骨片植入小关节间隙及其上下横突间。该融合方法具有手术时间短、出血少、对脊髓神经干扰较小等优点，但术中对椎旁肌及韧带剥离较多，后方结构损伤严重，术后节段性骨性融合率低，存在内固定物失效及遗留术后腰背痛等并发症的缺点（图16-2）。

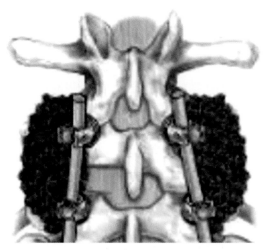

图 16-2　后外侧融合示意图

然而，近年来越来越多的证据表明很多病例不融合也可取得满意疗效。一些研究结果表明，内固定失败是融合与非融合的共同并发症，非融合固定并不会增加内固定失败率。在系统回顾与荟萃分析方面，Mao等在研究中筛选纳入了220例经后路椎弓根螺钉固定治疗胸腰椎爆裂骨折的融合与非融合患者，比较其临床功能及影像学结果，发现融合组与非融合组在放射学结果、功能结果和内固定失败率等方面两组无显著性差异。而杨新建等的一项纳入了445例病例的荟萃分析结果也表明，对于胸腰椎爆裂骨折，进行后方椎弓根螺钉内固定，融合与非融合患者的内固定失败率并无明显差异，且非融合组还有着更少出血量和更短手术时间的优势。

关于矫正丢失的问题，部分研究认为无论融合与否，术后矫正丢失不可避免，因此可不做融合。Kim 和 Hwang 等报道胸腰椎爆裂骨折固定融合术后及单纯固定术后均会发生 Cobb 角丢失。在一项长达 10 年的长期随访研究中，22 例患者入组为非融合组，24 例患者入组为融合组，平均随访期为 134 个月，非融合组术前平均后凸角为 16.4°，融合组为 19.5°。非融合组术后后凸角平均为 1.5°，融合组为 4.0°。而在最新随访时，非融合组的平均后凸角为 13.8°，融合组的平均后凸角为 14.7°，且两组之间的平均后凸角在所有随访时间都是相似的。无论融合与否，后凸角的渐进性减小均是显著的（$P < 0.05$），但在非融合组中，脊柱运动节段得到了最大限度的保存。

当前，临床上胸腰椎骨折微创内固定手术越来越普及，在微创手术中是无法行后外侧融合的，那么胸腰椎后路手术后还需要外侧融合吗？一些学者提出了采取非融合手术方式的适应条件，总结如下：

（1）研究表明，在完整脊柱结构中，站立时约 80% 的载荷通过前中柱，约 20% 的载荷通过后柱，所以后外侧融合对于完整脊柱的三柱的载荷改变并没有临床预想得那么大。

（2）有研究证实，当植入内固定后，对于完整脊柱，约 10% 的应力通过内固定系统，但切除前中柱之后，则近 100% 的应力会通过后路内固定器械，易造成断钉断棒等并发症。而在前柱有效重建后，约 80% 的力通过前中柱，仅较小的轴向应力及牵张应力通过后路内固定器械，可显著提高内固定成功率，因此临床上良好的前柱重建对减少后路内固定失败至关重要。

（3）LSC 评分 ≤ 6 分的胸腰椎骨折手术不建议融合。戴力扬等通过对 73 例胸腰椎爆裂骨折患者进行为期 5 年的随访，比较其临床与影像学结论后认为，对于 LSC 评分 ≤ 6 分的单节段 Dennis B 型胸腰椎爆裂骨折的患者，采用后路短节段内固定的手术方式即可取得满意疗效，不需要后路植骨融合。

（4）当 LSC 评分 ≥ 7 分时，单独行后路内固定并不可靠，会伴随较高的内固定失败率，需考虑融合，首先考虑前路融合。

（5）当胸腰椎骨折合并椎间盘严重损伤，尤其是伴有后方韧带复合体损伤的病例，需融合时首先考虑前路融合。

（6）后路手术时需实施椎板减压的病例因为可能增加医源性不稳，可行后外侧融合，植骨材料可使用减压颗粒骨。

（胡星宇　陈彦霖）

第五节　术后是否拆除内固定

对于有症状的胸腰椎骨折内固定术后患者，拆除内固定装置已被证实可以减轻疼痛和改善临床功能。然而对于无症状的胸腰椎骨折内固定患者，在术后随访中是否需常规拆除内固定还是存在争议的。

一、拆除内固定的优点

（一）改善节段活动度

节段活动度是指胸腰椎在屈伸状态下的局部角度的改变程度，拆除内固定有利于恢复更大的运动范围，从而最大限度地减少相邻节段出现退变的机会。Jeon 等发现拆除内固定组的运动节段活动角度从拆内固定时的 1.6°±1.5° 提高到术后 1 年随访时的 5.8°±3.9°，在术后两年随访时仍旧保持在 5.9°±4.1°。Ho-Seok Oh 等研究发现，椎体愈合后拆除内固定可以有效恢复活动范围（ROM），且术后 12 个月内早期拆除植入物内固定比 12 个月后拆除能获得更好的 ROM。

（二）提高生活质量

已有部分文献报道，胸腰椎骨折内固定术后再接受内固定拆除手术可以有效缓解患者后背痛等症状。Jeon 等发现，拆除组的平均 VAS 在拆除内固定前为 3.8 分 ±2.1 分，在术后两年随访时降至 1.6 分 ±1.6 分，这种显著性差异在术后两年的随访中仍然存在（2.1 分 ±1.7 分）。内固定植入物在移除前的平均 ODI 为 26.6±10.4，术后 1 年随访时改善到 16.3±11.5，在术后两年时进一步改善至 12.7±8.1，差异存在统计学意义。

此外部分患者内固定术后无论是否存在持续性后背痛，由于心理、社会等因素都会强烈要求进行再次手术拆除内固定物。如 Takeshi Sasagawa 等基于此进行了一项回顾性研究，结果显示无论是否存在持续性背痛，患者都更倾向于拆除内固定。

（三）避免远期内固定失败

内固定失败是胸腰椎骨折患者接受融合内固定术或非融合内固定术均可能出现的并发症。如 Yang 等的报道中，一共 64 例胸腰椎骨折术后患者中，7 例患者未行内固定拆除术，其中 4 例患者远期发生内固定失败。Xu 等报道中，有 8 例患者拒绝内固定拆除，其中 1 例患者内固定术后 8 年时出现螺钉松动，两例患者分别在术后 5 年和 6 年时出现螺钉断裂，两例患者分别在术后 6 年和 8 年时出现异物排斥反应。

二、拆除内固定的缺点

（一）需承受二次手术的创伤

拆除内固定需要再次住院，经历麻醉和手术，尤其是部分老年患者基础疾病多，可能难以耐受，同时二次手术亦将增加社会经济负担。Xu 等对 107 例年龄 ≥ 65 岁无神经功能缺损的老年患者进行了回顾性研究后发现，内固定拆除与否，二者的影像学和功能结局是相似的，并且尽管局部腰部活动度有所增加，但是没有观察到整体腰部活动度改善，因此考虑到老年人在全身麻醉下进一步手术的风险，可以保留内固定装置。

（二）拆除后可能出现矫正丢失和后凸畸形

胸腰椎骨折在内固定植入后可以明显矫正后凸畸形，但有研究显示内固定拆除后存在具有统计学意义的矫正丢失。Aono 等 2016 年的研究显示，拆除内固定后矫正丢失 7.5°（图 16-3），这一发现在他们 2017 年的研究中得到再次印证，拆除内固定 12 个月后较刚拆除内固定时再次丢失 6.8°。Chen 等和 Toyone 等研究中也显示，拆除内固定后出现矫正丢失和后凸畸形的加重。

但对内固定拆除后出现矫正丢失和后凸畸形的观点，也有学者提出质疑，在 Kweh 等最新的一项荟萃分析中，显示内固定拆除组和未拆除组术后矫正丢失相似，无显著性差异。该研究最终纳入 13 篇文献总共 673 例患者，结论提示在末次随访时，拆除组和未拆除组的矫正丢失无显著性差异。

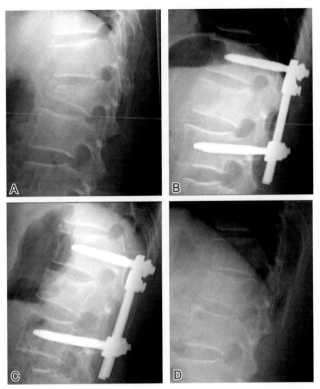

图 16-3　患者，男性，56 岁，L₁ 椎体爆裂骨折的侧位 X 线片显示 Cobb 角和楔形角随时间的变化

A. 手术前，楔形角是 31°，Cobb 角是 24°；B. 内固定后，楔形角和 Cobb 角分别矫正至 8°和 7°；C. 内固定后 1 年，两个角度均无明显变化；D. 内固定后 2 年移除内固定，楔形角保持不变但 Cobb 角已变化至 14°（矫正丢失 7°）

引自：Aono H，Tobimatsu H，Ariga K，et al，2016. Surgical outcomes of temporary short-segment instrumentation without augmentation for thoracolumbar burst fractures[J]. Injury，47（6）：1337-1344.

综上所述，临床上在决定每一例胸腰椎骨折术后的患者是否拆除内固定时，应视具体情况来决定，以下情况可以考虑行内固定拆除。

（1）青壮年患者中有保留脊柱运动节段需求者可常规给予拆除，拆除内固定后可避免远期内固定松动和断裂，提高生活质量。

（2）内固定出现松动，并出现腰背疼痛症状者也可考虑拆除。内固定拆除时间一般为骨折术后 1～2 年，经 X 线和 CT 检查评估骨折愈合后才能考虑拆除。

（3）由于患者心理因素要求进行再次手术拆除内固定物，而且没有手术禁忌证者。

当然，以下情况可以考虑保留内固定：

（1）老年患者生理状态较差和（或）伴有基础疾病，权衡考虑围手术期的风险，可以选择保留内固定。

（2）胸腰椎骨折术后随访经影像学证实有良好融合的患者。

（3）心理上惧怕而不敢拆除内固定的患者。对于内固定保留的患者，临床医师需告知患者可能存在内固定松动、断裂等失败风险和远期相邻节段椎体加速退化等可能。

（杨　涛　楼　超）

第六节　伴神经损伤的胸腰椎爆裂骨折是否需行椎管减压术

一直以来，对于伴有神经损伤的胸腰椎爆裂骨折，手术几乎是公认的治疗方案，学者们普遍认为骨折块的持续性压迫抑制了损伤神经的恢复，在这些骨块被移除之前，神经损伤不能最大限度地恢复。因此，他们认为通过减压手术获得的神经系统改善优于非减压下的自发性神经恢复。但是，另外的一些研究表明，爆裂骨折的椎管压迫程度与神经功能缺损发生的相关性没有得到充分地证明。创伤瞬间暴力损伤峰值、自发性椎管重塑等相关假说及理论的提出，使得学者们在治疗伴有神经损伤的胸腰椎骨折时椎管侵犯达到何种程度才需减压、选择前路还是后路手术减压、直接减压还是间接减压之间产生了争议。

与非手术治疗患者相比，手术治疗患者的椎管内骨折块的吸收更容易发生，这可能是因为手术固定后能够提供更大的稳定性，有利于这种吸收的发生。与此同时，早期手术稳定能够减少疼痛，允许患者进行更快速、更大强度的活动，有利于患者的早期康复锻炼。综上所述，对于伴有神经损伤的胸腰椎骨折患者，进行早期的手术治疗是毋庸置疑的，但是采取直接还是间接的神经减压则还存在一定的争议。

间接减压是术中在椎弓根螺钉内固定复位撑开时，在俯卧位过伸状态下利用后纵韧带的前推力对骨折进行复位，将突入椎管内的骨折块回纳，其中后纵韧带对骨折块的间接复位起至关重要的作用。Lemons 等在对 22 例胸腰椎骨折合并神经损伤的研究中报道，直接减压的患者与那些未经减压的患者在神经功能评分或神经功能恢复方面没有显著性差异。同样的，Dall 等报道了 14 例胸腰椎爆裂骨折，采用非手术、单纯后路间接减压融合术或前路直接减压融合术治疗，研究发现，神经系统恢复与治疗方法或椎管减压程度没有显著相关性，表明直接减压术后的神经系统恢复并未优于单纯的后路间接减压内固定。

尽管有椎管骨折块占位的大部分胸腰椎骨折手术均能通过间接减压来恢复椎管容积，但临床上有一些病例还是需要直接减压手术：①后纵韧带断裂的患者，其突入椎管的骨折块无法凭借后纵韧带的张力而间接复位。此时若行撑开，反而会导致骨折块进一步压迫神经而加重损伤。②合并椎板骨折的患者，手术时未行椎板切除而直接撑开复位时可能会造成硬膜撕裂或硬膜囊及马尾神经进一步卡压，术后可能会导致神经损伤加重。③ C 型骨折患者，通常患者合并较严重的神经损伤、椎管占位和后方结构的损伤，在追求骨折脱位复位的同时通常需要进一步扩大椎管并行椎间融合，从而为神经恢复创造最佳条件。因此，在临床中处理上述患者时需采用直接减压联合融合手术的治疗方案。

直接减压是通过前路手术还是后路手术完成呢？这取决于椎管占位来自前方为主还是后方为主，也需综合考虑其他因素如术者是否擅长前路手术技术等因素。同时还需根据 1994 年 McCormack 提出的 LSC 评分作为决策依据，LSC 至今还是被很多医师作为爆裂骨折的前后路手术选择依据，即 LSC 评分 ≤ 6 分应考虑行后入路手术，而 LSC 评分 ≥ 7 分应考虑行前入路手术。

（陈彦霖　何登伟）

第七节 TLICS 为 2 分的爆裂骨折是否需要手术治疗

目前，对于胸腰椎骨折的患者是否需要手术治疗，在前文我们已经提及可使用 TLICS 进行评估，对于 TLICS 评分 < 4 分的患者，建议行非手术治疗。于是对于 TLICS 为 2 分的患者（无神经损伤的爆裂骨折），很多学者认为应该选择非手术治疗。对于此类骨折手术治疗与非手术治疗的临床疗效对比，国内外也有较多的文献报道，如 Wood 等进行了一项随访时间长达 22 年的 RCT 研究，他们认为非手术治疗是稳定的胸腰椎爆裂骨折患者（TLICS 为 2 分）的适宜治疗方法。Yi 等通过系统性综述分析得出两者的临床效果并无显著性差异。在 2017 年 Rometsch 等的荟萃分析中得出结论，在神经功能完整的 A3 和 A4 型骨折患者中，发现手术和非手术治疗在功能结局上差异无统计学意义。

但是在检索近十几年的文献报道中，也发现了胸腰椎爆裂骨折患者（TLICS 2 分）非手术治疗失败的报道。如在 Mattei 等的一项病例报告中，一例 54 岁的女性患者初次就诊时 CT 显示 L_1 椎体爆裂骨折，约有 20% 的高度丢失，脊柱后凸成角 19°，骨折分型为 A3 型骨折，TLICS 为 2 分，行非手术治疗 12 个月后，因背部疼痛加剧再次就诊。腰椎 CT 显示骨折椎体高度损失超过 90%，大约 30° 的后凸畸形和椎管占位加重并且骨密度显示存在轻度骨质减少（图 16-4），最后行一期前后路手术。

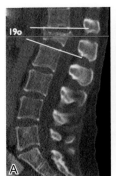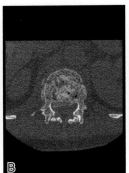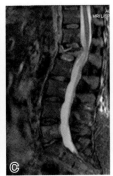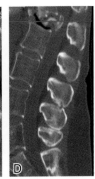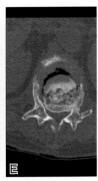

图 16-4 患者，女性，54 岁，撞击后致 L_1 椎体爆裂骨折，无神经症状，骨折分型为 A3 型骨折，TLICS 为 2 分，行非手术治疗失败

A. 初次就诊时 CT 矢状位显示 L_1 椎体爆裂骨折，椎体高度丢失接近 20%，局部楔形角 19°；B. CT 横断位显示超过 50% 的椎体移位大于 2mm（根据 LSC 评分），后缘骨折块突入椎管；C. MRI 脂肪抑制序列显示无后方韧带复合体损伤；D、E. 非手术治疗 12 个月后复查矢状位 CT 显示超过 90% 的椎体高度丢失，局部楔形角接近 30°，后缘骨折块进一步突入椎管，压迫神经

引自：Mattei TA, Hanovnikian J, Dinh DH, 2014. Progressive kyphotic deformity in comminuted burst fractures treated non-operatively：the Achilles tendon of the Thoracolumbar Injury Classification and Severity Score (TLICS) [J]. Eur Spine J, 23（11）：2255-2262.

另外，Joaquim 团队在 2013 年的回顾性研究中，对 5 例 TLICS 为 2 分的患者进行了非手术治疗，却最终出现了后凸畸形或椎体塌陷加重的情况。这种情况在国内的一些文献中也有报道。

因此，TLICS 为 2 分的爆裂骨折是否需要手术也成了一个有争议的话题。随着微创经皮置钉技术的兴起，使得胸腰椎后路手术创伤显著减少，患者可以早期佩戴支具下床进行功能锻炼，从而明显地减少远期并发症发生率，这也使得手术治疗此类骨折有了更好的临床效果，而上述一些建议非手术治疗的相关文献，数据的收集都是基于常规后路手术的患者，手术创伤大，术后手术并发症发生率高，导致在一定程度上失去了其对临床的指导意义。手术治疗胸腰椎爆裂骨折的优越性在 2020 年 Pehlivanoglu 团队的报道中得到了证实，他们对 TLICS 2 分的患者进行了至少 3 年的随访，随访数据显示，手术治疗组的疗效优于非手术治疗组。

因此，我们考虑 TLICS 对于胸腰椎骨折的治疗具有很好的指导作用，其评分＞ 4 分的患者可以按照 TLICS 系统进行治疗，但是对于评分≤ 4 分的病例，尤其是等于 2 分的 A3、A4 型病例，应该综合考虑选择治疗方式，因为 TLICS 系统过度强调后方韧带复合体稳定性而忽略了脊柱前柱、中柱的稳定性，对于单纯爆裂骨折无论椎体高度丢失多少，后凸 Cobb 角有多大，其评分终归为 2 分，评分建议非手术治疗，但有些患者会逐渐出现后凸畸形、矢状位失衡致功能障碍及迟发性神经瘫痪等不容忽视的问题。结合文献及笔者团队临床实践，我们认为可以结合 LSC 作为补充，正如 Vaccaro 等在 2005 年制定 TLICS 时就指出其在临床应用时要注意修正，如骨折局部明显的后凸畸形，椎体明显的塌陷等，这也间接说明临床上我们在使用 TLICS 时，对于爆裂骨折患者尤其 A3、A4 型患者可以联合运用 LSC 进而制订个体化的治疗策略。

与此同时，2016 年 Vaccaro 等为了配合 2013 年提出的新版 AO 分型系统，提出了一种全新的胸腰段损伤评分系统（TL AOSIS），为各种胸腰段损伤提供治疗建议。该评分系统为骨折形态、神经损伤状态及其他临床修正参数赋予具体分值，并根据分值总和提供治疗建议（表 16-1）。

表 16-1　AO 脊柱胸腰段损伤评分

评分类别	分值（分）
A 型　压缩性损伤	
A0	0
A1	1
A2	2
A3	3
A4	5
B 型　张力带损伤	
B1	5
B2	6
B3	7
C 型　平移损伤	
C	8

续表

评分类别	分值（分）
神经功能	
N0	0
N1	1
N2	2
N3	4
N4	4
NX	3
临床修正参数	
M1	1
M2	0
总分	

N0. 神经功能正常；N1. 短暂性神经功能异常；N2. 持续性神经根性症状；N3. 不完全性脊髓或马尾神经损伤；N4. 完全性脊髓损伤；NX. 无法配合神经功能检查；M1. 后方韧带复合体完整性不明确的压缩损伤；M2. 存在其他影响骨折治疗的合并症，如强直性脊柱炎、多发伤等。

　　该评分系统对骨折形态做了扩充并赋分，建议当 TL AOSIS 总分 ≤ 3 分的损伤可尝试进行非手术治疗，而总分 ≥ 6 分的损伤应进行手术干预。而对于总分为 4 分或 5 分的损伤根据具体情况决定手术治疗或者非手术治疗。当然，文献中认为对于争议较多的 A4 型骨折患者，由于前柱、中柱均被严重破坏，后期出现后凸畸形、矢状位失衡致功能障碍及迟发性神经瘫痪等远期并发症高，建议应积极行重建内固定术以减少对患者的远期影响。

　　因此，虽然 TLICS 为 2 分的患者根据 TLICS 指导选择非手术治疗是可行的，但建议联合运用 LSC 和 TL AOSIS 评分系统。对于 A4 型骨折患者可建议行手术治疗。对于其他类型的 TLICS 为 2 分的患者应重视骨折稳定性评估，如果骨折节段稳定性差（如 LSC 评分 ≥ 7 分），坚持非手术治疗可能会导致迟发性后凸畸形、矢状位失衡致功能障碍及迟发性神经瘫痪等远期并发症。因此，对于前柱、中柱不稳定的患者还需结合 LSC 和 TL AOSIS 评分系统来辅助判断，应谨慎选择非手术治疗，手术治疗的潜在获益性将会更大。

（陈振中　楼　超）

主要参考文献

本刊编辑部，杨子明，郭昭庆，等，2006. 胸腰椎骨折诊断与治疗热点问题高峰论坛纪要 [J]. 中华外科杂志，44(8):505-508.

董健，2009. 胸腰椎骨折的手术指征及方式的合理选择 [J]. 中国骨伤，22(7):485-487.

雷飞，叶飞，周庆忠，等，2016. 后路短节段固定融合与非融合治疗胸腰椎爆裂骨折的比较研究 [J]. 中国修复重建外科杂志，30(9):1111-1117.

李想，洪毅，张军卫，等，2014. 侧入路微创椎间融合结合后路短节段固定治疗胸腰段骨折的初步临床疗效 [J]. 中国脊柱脊髓杂志，24(5):400-406.

刘仲凯，郝定均，吴起宁，等，2011. 非融合手术方式治疗胸腰椎骨折 [J]. 中国骨与关节损伤杂志，26(9):778-780.

阮狄克，2009. 胸腰段脊柱骨折内固定使用长节段还是短节段 [J]. 中国骨伤，22(7):483-484.

孙军战，赵克义，2011. 非植骨融合在经椎弓根后路短节段固定治疗胸腰椎骨折中的可行性[J]. 颈腰痛杂志，32(3):192-194.

许效坤，左炳光，2012. 后路短节段固定治疗胸腰椎骨折是否需要融合[J]? 中国骨与关节损伤杂志，27(9):820-821.

印飞，孙振中，殷渠东，等，2014. 伤椎植骨植钉与跨节段椎弓根螺钉内固定术治疗胸腰椎骨折的比较研究[J]. 中国修复重建外科杂志，28(2):227-232.

Akbarnia BA, Crandall DG, Burkus K, et al, 1994. Use of long rods and a short arthrodesis for burst fractures of the thoracolumbar spine. A long-term follow-up study[J]. J Bone Joint Surg Am, 76(11):1629-1635.

Alanay A, Acaroglu E, Yazici M, et al, 2001. Short-segment pedicle instrumentation of thoracolumbar burst fractures[J]. Spine(Phila Pa 1976), 26(2):213-217.

Aligizakis AC, Katonis PG, Sapkas G, et al, 2003. Gertzbein and load sharing classifications for unstable thoracolumbar fractures[J]. Clin Orthop Relat Res, (411):77-85.

Allain J, 2011. Anterior spine surgery in recent thoracolumbar fractures:an update[J]. Orthop Traumatol Surg Res, 97(5):541-554.

Altay M, Ozkurt B, Aktekin CN, et al, 2007. Treatment of unstable thoracolumbar junction burst fractures with short- or long-segment posterior fixation in magerl type a fractures[J]. Eur Spine J, 16(8):1145-1155.

Aly TA, 2017. Short segment versus long segment pedicle screws fixation in management of thoracolumbar burst fractures:meta-analysis[J]. Asian Spine J, 11(1):150-160.

Aono H, Ishii K, Tobimatsu H, et al, 2017. Temporary short-segment pedicle screw fixation for thoracolumbar burst fractures:comparative study with or without vertebroplasty[J]. Spine J, 17(8):1113-1119.

Aono H, Tobimatsu H, Ariga K, et al, 2016. Surgical outcomes of temporary short-segment instrumentation without augmentation for thoracolumbar burst fractures[J]. Injury, 47(6):1337-1344.

Carl AL, Tromanhauser SG, Roger DJ, 1992. Pedicle screw instrumentation for thoracolumbar burst fractures and fracture-dislocations[J]. Spine(Phila Pa 1976), 17:S317-S324.

Chen L, Liu H, Hong Y, et al, 2020. Minimally invasive decompression and intracorporeal bone grafting combined with temporary percutaneous short-segment pedicle screw fixation for treatment of thoracolumbar burst fracture with neurological deficits[J]. World Neurosurgery, 135:e209-e220.

Chesnut RM, 1994. Early failure of short-segment pedicle instrumentation for thoracolumbar fractures. A preliminary report[J]. J Bone Joint Surg Am, 76(1):153-154.

Cho DY, Lee WY, Sheu PC, 2003. Treatment of thoracolumbar burst fractures with polymethyl methacrylate vertebroplasty and short-segment pedicle screw fixation[J]. Neurosurgery, 53(6):1354-1361.

Chou PH, Ma HL, Wang ST, et al, 2014.Fusion may not be a necessary procedure for surgically treated burst fractures of the thoracolumbar and lumbar spines:a follow-up of at least ten years[J]. J Bone Joint Surg Am, 96(20):1724-1731.

D Rios, M Cahueque, G Moreno, et al, 2020. Is the transpedicular bone grafting an effective technique for prevention of kyphosis in thoracolumbar fractures?[J]. J Ortho Traumatol Rehab, 12(1):74-78.

Dai LY, Jiang LS, Jiang SD, 2009. Anterior-only stabilization using plating with bone structural autograft versus titanium mesh cages for two- or three-column thoracolumbar burst fractures[J]. Spine(Phila Pa 1976), 34(14):1429-1435.

Dall BE, Stauffer ES, 1988. Neurologic injury and recovery patterns in burst fractures at the T_{12} or L_1 motion segment[J]. Clin Orthop Relat Res, 233:171- 176.

Daniaux H, 1986. Transpedicular repositioning and spongioplasty in fractures of the vertebral bodies of the lower thoracic and lumbar spine[J].Unfallchirurg, 89(5):197-213

de Klerk LW, Fontijne WP, Stijnen T, et al, 1998. Spontaneous remodeling of the spinal canal after conservative management of thoracolumbar burst fractures[J]. Spine(Phila Pa 1976), 23(9):1057-1060.

de Peretti F, Hovorka I, Cambas PM, et al, 1996. Short device fixation and early mobilization for burst fractures of the thoracolumbar junction[J].Eur Spine J, 5(2):112-120.

Dick JC, Jones MP, Zdeblick TA, et al, 1994. A biomechanical comparison evaluating the use of intermediate screws and cross-linkage in lumbar pedicle fixation[J]. J Spinal Disord, 7(5):402- 407.

Diniz JM, Botelho RV, 2017. Is fusion necessary for thoracolumbar burst fracture treated with spinal fixation? A systematic review and meta-analysis[J]. J Neurosurg Spine, 27(5):584-592.

Farrokhi MR, Razmkon A, Maghami Z, et al, 2010. Inclusion of the fracture level in short segment fixation of thoracolumbar fractures[J].Eur Spine J, 19(10):1651-1656.

Filgueira ÉG, Imoto AM, da Silva HEC, et al, 2021. Thoracolumbar burst fracture:McCormack load-sharing classification[J]. Spine(Phila Pa 1976), 46(9):E542-E550.

Formica M, Cavagnaro L, Basso M, et al, 2016. Which patients risk segmental kyphosis after short segment thoracolumbar fracture fixation with intermediate screws?[J]. Injury, 47:S29-S34.

Gaine WJ, Andrew SM, Chadwick P, et al, 2001. Late operative site pain with isola posterior instrumentation requiring implant removal:infection or metal reaction?[J]. Spine(Phila Pa 1976), 26(5):583-587.

Gurr KR, McAfee PC, 1988. Cotrel-dubousset instrumentation in adults[J]. Spine(Phila Pa 1976), 13(5):510-520.

Haschtmann D, Stoyanov JV, Gédet P, et al, 2008. Vertebral endplate trauma induces disc cell apoptosis and promotes organ degeneration in vitro[J]. Eur Spine J, 17(2):289-299.

Hirota R, Teramoto A, Irifune H, et al, 2022. Risk factors for postoperative loss of correction in thoracolumbar injuries caused by high-energy trauma treated via percutaneous posterior stabilization without bone fusion[J]. Medicina(Kaunas), 58(5):583.

Hwang JU, Hur JW, Lee JW, et al, 2012. Comparison of posterior fixation alone and supplementation with posterolateral fusion in thoracolumbar burst fractures[J]. J Korean Neurosurg Soc, 52(4):346.

James KS, Wenger KH, Schlegel JD, et al, 1994. Biomechanical evaluation of the stability of thoracolumbar burst fractures[J]. Spine(Phila Pa 1976), 19(15):1731-1740.

Jamil W, Allami M, Choudhury M, et al, 2008. Do orthopaedic surgeons need a policy on the removal of metalwork? A descriptive national survey of practicing surgeons in the United Kingdom[J]. Injury, 39(3):362-367.

Jeon CH, Lee HD, Lee YS, et al, 2015. Is it beneficial to remove the pedicle screw instrument after successful posterior fusion of thoracolumbar burst fractures?[J]. Spine(Phila Pa 1976), 40(11):E627-E633.

Joaquim AF, Daubs MD, Lawrence BD, et al, 2013. Retrospective evaluation of the validity of the Thoracolumbar Injury Classification System in 458 consecutively treated patients[J]. Spine J, 13(12):1760-1765.

Johnsson R, Herrlin K, Hägglund G, et al, 1991. Spinal canal remodeling after thoracolumbar fractures with intraspinal bone fragments:17 cases followed 1–4 years[J].　Acta Orthop Scand, 62(2):125-127.

Kaneda K, Taneichi H, Abumi K, et al, 1997. Anterior decompression and stabilization with the kaneda device for thoracolumbar burst fractures associated with neurological deficits[J].J Bone Joint Surg Am, 79(1):69-83.

Kanna RM, Shetty AP, Rajasekaran S, 2015. Posterior fixation including the fractured vertebra for severe unstable thoracolumbar fractures[J]. Spine J, 15(2):256-264.

Kim HJ, Chun HJ, Moon SH, et al, 2010. Analysis of biomechanical changes after removal of instrumentation in lumbar arthrodesis by finite element analysis[J]. Med Biol Eng Compu, 48(7):703-709.

Kim HJ, Kang KT, Moon SH, et al, 2011. The quantitative assessment of risk factors to overstress at adjacent segments after lumbar fusion:removal of posterior ligaments and pedicle screws[J].Spine(Phila Pa 1976), 36(17):1367-1373.

Kim HS, Lee SY, Nanda A, et al, 2009. Comparison of surgical outcomes in thoracolumbar fractures operated with posterior constructs having varying fixation length with selective anterior fusion[J]. Yonsei Med J, 50(4):546-554.

Kim YM, Kim DS, Choi ES, et al, 2011. Nonfusion method in thoracolumbar and lumbar spinal fractures[J]. Spine(Phila Pa 1976), 36(2):170-176.

Kinoshita H, Nagata Y, Ueda H, et al, 1993. Conservative treatment of burst fractures of the thoracolumbar and lumbar spine[J]. Paraplegia, 31(1):58-67.

Kocis J, Kelbl M, Kocis T, et al, 2020. Percutaneous versus open pedicle screw fixation for treatment of type A thoracolumbar fractures[J]. Eur Spine J, 46(1):147-152.

Kweh BTS, Tan T, Lee HQ, et al, 2022. Implant removal versus implant retention following posterior surgical stabilization of thoracolumbar burst fractures:a systematic review and meta-analysis[J]. Global Spine J, 12(4):700-718.

Lan T, Chen Y, Hu SY, et al, 2017. Is fusion superior to non-fusion for the treatment of thoracolumbar burst fracture? A systematic review and meta-analysis[J]. J Orthop Sci, 22(5):828-833.

Lee JY, Vaccaro AR, Lim MR, et al, 2005. Thoracolumbar injury classification and severity score:a new paradigm for the treatment of thoracolumbar spine trauma[J]. J Orthop Sci, 10(6):671-675.

Lemons VR, Wagner FC Jr, Montesano PX, 1992. Management of thoracolumbar fractures with accompanying neurological injury[J]. Neurosurgery, 30(5):667-671.

Li KC, Hsieh CH, Lee CY, et al, 2005. Transpedicle body augmenter:a further step in treating burst fractures[J]. Clin Orthop Relat Res, (436):119-125.

Liao JC, Chen WP, Wang H, 2017. Treatment of thoracolumbar burst fractures by short-segment pedicle screw fixation using a combination of two additional pedicle screws and vertebroplasty at the level of the fracture:a finite element analysis[J]. BMC Musculoskelet Disord, 18(1):262.

Liao JC, Fan KF, 2017.Posterior short-segment fixation in thoracolumbar unstable burst fractures–Transpedicular grafting or six-screw construct?[J]. Clin Neurol Neurosurg, 153:56-63.

Liao JC, Fan KF, Keorochana G, et al, 2010. Transpedicular grafting after short-segment pedicle instrumentation for thoracolumbar burst fracture[J]. Spine(Phila Pa 1976), 35(15):1482-1488.

Limb D, Shaw DL, Dickson RA, 1995. Neurological injury in thoracolumbar burst fractures[J]. J Bone Joint Surg Br, 77(5):774-777.

Lin B, Chen ZW, Guo ZM, et al, 2012. Anterior approach versus posterior approach with subtotal corpectomy, decompression, and reconstruction of spine in the treatment of thoracolumbar burst fractures:a prospective randomized controlled study.[J]. J Spinal Disord Tech , 25(6):309-317.

Liu C, Kamara A, Yan Y, 2018. Investigation into the biomechanics of lumbar spine micro-dynamic pedicle screw[J]. BMC Musculoskelet Disord, 19(1):231.

Mahar A, Kim C, Wedemeyer M, et al, 2007. Short-segment fixation of lumbar burst fractures using pedicle fixation at the level of the fracture[J]. Spine(Phila Pa 1976), 32(14):1503-1507.

Marco RA, Kushwaha VP, 2009. Thoracolumbar burst fractures treated with posterior decompression and pedicle screw instrumentation supplemented with balloon-assisted vertebroplasty and calcium phosphate reconstruction[J].J Bone Joint Surg Am, 91(1):20-28.

Mattei TA, Hanovnikian J, Dinh DH, 2014. Progressive kyphotic deformity in comminuted burst fractures treated non-operatively:the Achilles tendon of the Thoracolumbar Injury Classification and Severity Score(TLICS)[J]. Eur Spine J, 23(11):2255-2262.

McCormack T, Karaikovic E, Gaines RW, 1994. The load sharing classification of spine fractures[J]. Spine(Phila Pa 1976), 19(15):1741-1744.

McLain RF, 2006. The biomechanics of long versus short fixation for thoracolumbar spine fractures[J]. Spine(Phila Pa 1976), 31:S70-S79；discussion S104.

Miyashita T, Ataka H, Tanno T, 2012. Clinical results of posterior stabilization without decompression for thoracolumbar burst fractures:is decompression necessary[J]? Neurosurg Rev, 35(3):447-454；discussion

454-455.

Mohammed R, Carrasco R, Verma R, et al, 2023. Does instrumentation of the fractured level in thoracolumbar fixation affect the functional and radiological outcome[J]? Global Spine J, 13(1):53-59.

Norton RP, Milne EL, Kaimrajh DN, et al, 2014. Biomechanical analysis of four- versus six-screw constructs for short-segment pedicle screw and rod instrumentation of unstable thoracolumbar fractures[J]. Spine J, 14(8):1734-1739.

Oh HS, Seo HY, 2019. Percutaneous pedicle screw fixation in thoracolumbar fractures:comparison of results according to implant removal time[J]. Clin Orthop Surg, 11(3):291-296.

Parker JW, Lane JR, Karaikovic EE, et al, 2000. Successful short-segment instrumentation and fusion for thoracolumbar spine fractures[J].Spine(Phila Pa 1976), 25(9):1157-1170.

Pehlivanoglu T, Akgul T, Bayram S, et al, 2020. Conservative Versus Operative Treatment of Stable Thoracolumbar Burst Fractures in Neurologically Intact Patients:Is There Any Difference Regarding the Clinical and Radiographic Outcomes[J]? Spine(Phila Pa 1976), 45(7):452-458.

Peters T, Chinthakunta SR, Hussain M, et al, 2014. Pedicle screw configuration for thoracolumbar burst fracture treatment:short versus long posterior fixation constructs with and without anterior column augmentation[J]. Asian spine J, 8(1):35-43.

Rahamimov N, Mulla H, Shani A, et al, 2012. Percutaneous augmented instrumentation of unstable thoracolumbar burst fractures[J]. Eur Spine J, 21(5):850-854.

Ren HL, Wang JX, Jiang JM, 2018. Is short same-segment fixation really better than short-segment posterior fixation in the treatment of thoracolumbar fractures[J]? Spine(Phila Pa 1976), 43(21):1470-1478.

Rometsch E, Spruit M, Härtl R, et al, 2017. Does operative or nonoperative treatment achieve better results in A3 and A4 spinal fractures without neurological deficit[J]? Global Spine J, 7(4):350-372.

Sanderson PL, Fraser RD, Hall DJ, et al, 1999. Short segment fixation of thoracolumbar burst fractures without fusion[J]. Eur Spine J, 8(6):495-500.

Sasagawa T, Takagi Y, Hayashi H, et al, 2021. Patient satisfaction with implant removal after stabilization using percutaneous pedicle screws for traumatic thoracolumbar fracture[J]. Asian J Neurosurg, 16(4):765-769.

Sasso RC, Renkens K, Hanson D, et al, 2006. Unstable thoracolumbar burst fractures[J]. J Spinal Disord Tech, 19(4):242-248.

Scholl BM, Theiss SM, Kirkpatrick JS, 2006. Short segment fixation of thoracolumbar burst fractures[J]. Orthopedics, 29(8):703-708.

Shen WJ, Liu TJ, Shen YS, 2001. Nonoperative treatment versus posterior fixation for thoracolumbar junction burst fractures without neurologic deficit[J]. Spine(Phila Pa 1976), , 26(9):1038-1045.

Shin BJ, Kim DS, Choi CU, 1994.Analysis of loss of correction in spinal fractures treated by pedicle screw system[J]. J Korean Spine Surg, 1:223.

Singh V, Shorez JP, Mali SA, et al, 2018. Material dependent fretting corrosion in spinal fusion devices:evaluation of onset and long-term response[J]. J Biomed Mater Res Part B:Appl Biomater, 106(8):2858-2868.

Sjöström L, Jacobsson O, Karlström G, et al, 1994. Spinal canal remodelling after stabilization of thoracolumbar burst fractures[J].Eur Spine J, 3(6):312-317.

Smits AJ, den Ouden L, Jonkergouw A, et al, 2017. Posterior implant removal in patients with thoracolumbar spine fractures:long-term results[J]. Eur Spine J, 26(5):1525-1534.

Stavridis SI, Bücking P, Schaeren S, et al, 2010. Implant removal after posterior stabilization of the thoracolumbar spine[J]. Arch Orthop Trauma Surg, 130(1):119-123.

Sun C, Guan G, Liu X, et al, 2016. Comparison of short-segment pedicle fixation with versus without inclusion of the fracture level in the treatment of mild thoracolumbar burst fractures[J]. Int J Surg, 36(Pt A):352-357.

Tezeren G, Kuru I, 2005. Posterior fixation of thoracolumbar burst fracture[J].J Spinal Disord Tech, 18(6):485-

488.

Tian NF, Wu YS, Zhang XL, et al, 2013. Fusion versus nonfusion for surgically treated thoracolumbar burst fractures:a meta-analysis[J]. PLoS One, 8(5):e63995.

Toyone T, Ozawa T, Inada K, et al, 2013. Short-segment fixation without fusion for thoracolumbar burst fractures with neurological deficit can preserve thoracolumbar motion without resulting in post-traumatic disc degeneration[J].Spine(Phila Pa 1976), 38(17):1482-1490.

Toyone T, Ozawa T, Inada K, et al, 2013. Short-segment fixation without fusion for thoracolumbar burst fractures with neurological deficit can preserve thoracolumbar motion without resulting in post-traumatic disc degeneration[J]. Spine(Phila Pa 1976), 38(17):1482-1490.

Trungu S, Forcato S, Bruzzaniti P, et al, 2019. Minimally invasive surgery for the treatment of traumatic mono-segmental thoracolumbar burst fractures[J]. Clin Spine Surg, , 32(4):E171-E176.

Vos D, Hanson B, Verhofstad M, 2012. Implant removal of osteosynthesis:the Dutch practice. Results of a survey[J]. J Trauma Manag Outcome, 6(1):6.

Wang ST, Ma HL, Liu CL, et al, 2006. Is fusion necessary for surgically treated burst fractures of the thoracolumbar and lumbar spine[J]? Spine, 31(23):2646-2652.

Woo JH, Lee HW, Choi HJ, et al, 2021. Are "unstable" burst fractures really unstable[J]? J Korean Neurosurg Soc, 64(6):944-949.

Wood K, Buttermann G, Mehbod A, et al, 2003. Operative compared with nonoperative treatment of a thoracolumbar burst fracture without neurological deficit:a prospective, randomized study[J].J Bone Joint Surg Am, 85(5):773-781.

Wood KB, Buttermann GR, Phukan R, et al, 2015. Operative compared with nonoperative treatment of a thoracolumbar burst fracture without neurological deficit[J]. J Bone Joint Surg Am, 97(1):3-9.

Xu BS, Tang TS, Yang HL, 2009. Long-term results of thoracolumbar and lumbar burst fractures after short-segment pedicle instrumentation, with special reference to implant failure and correction loss[J]. Eur Spine J, 1(2):85-93.

Yang H, Shi JH, Ebraheim M, et al, 2011. Outcome of thoracolumbar burst fractures treated with indirect reduction and fixation without fusion[J]. Eur Spine J, 20(3):380-386.

Zhang QS, Lü GH, Wang XB, et al, 2014. The significance of removing ruptured intervertebral discs for interbody fusion in treating thoracic or lumbar type B and C spinal injuries through a one-stage posterior approach[J]. PLoS One, 9(5):e97275.

Zhang QS, Lü GH, Wang XB, et al, 2014. The significance of removing ruptured intervertebral discs for interbody fusion in treating thoracic or lumbar type B and C spinal injuries through a one-stage posterior approach[J]. PLoS One, 9(5):e97275.

Zhao QM, Gu XF, Yang HL, et al, 2015. Surgical outcome of posterior fixation, including fractured vertebra, for thoracolumbar fractures[J]. Neurosciences, 20(4):362-367.

Zhou F, Yang S, Liu J, et al, 2020. Finite element analysis comparing short-segment instrumentation with conventional pedicle screws and the Schanz pedicle screw in lumbar 1 fractures[J]. Neurosurg Rev, 43(1):301-312.

　　胸腰椎骨折的手术方案制订通常采用后路手术、前路手术或前后路联合手术，这些手术都可能伴随各种并发症，造成不良反应甚至带来严重的身体损害。因此临床医师需要高度重视，提升理论水平，熟悉治疗流程，严格规范操作，做好并发症的防治。

第一节　后路手术相关并发症

　　后路手术在路径上无须进入重要腔隙，可以有效避开血管和器官，且具有手术风险小、操作相对简单、短期效果确切等优点，是目前最常用的治疗胸腰椎骨折的手术方法，操作体系日趋成熟与完善。但由于不同胸腰椎骨折患者在减压、重建等方面的要求不同，以及受各种术中、术后因素影响，后路手术相关并发症不容忽视。

一、感染

　　感染是胸腰椎骨折后路手术最常见的术后并发症之一。对于需要植入内固定装置的后路手术来说，手术部位感染会对治疗带来严重后果，甚至危及患者生命。Cabrera 等的一项回顾性多中心研究显示，在 535 例接受后路治疗的胸腰椎骨折患者中，手术部位感染的发生率为 6.9%，为最常见的手术部位并发症。

　　手术部位的急性感染可发生在术后 3 ～ 7d，表现为手术部位的红肿热痛，血常规检查提示 CRP、红细胞沉降率和白细胞计数增高等。而少数迟发性感染可在术后数周出现症状，如切口部位出现酸胀隐痛等。手术切口浅层感染常导致延迟愈合或不愈合，必要时需进行清创处理。深层感染通常需要手术干预，经过彻底清创、逐层严密缝合，并在术后进行灌洗引流（尽可能留置 14d 后拔除），感染一般都能得到有效控制。如病情无明显缓解可考虑进一步拆除内固定。围手术期做好感染的预防最重要，如控制好血糖，规范使用抗生素，尽量缩短手术时间，保护软组织及缝合时重点关注棘上韧带、深筋膜各层的严密缝合，以防止术后撕裂产生血肿继发感染。

二、神经损伤

　　神经损伤是后路减压相关的严重并发症，主要包括脊髓和神经根的损伤。

（一）脊髓损伤

脊髓损伤主要是由于骨折复位或内固定对脊髓的直接损伤和脊髓血供破坏等间接损伤

所导致。预防的关键是技术操作熟练，动作轻柔，减压充分。术后出现脊髓损伤症状或原有脊髓损伤症状加重时，要及时复查 CT 及 MRI 明确原因，给予激素冲击治疗，必要时再次手术去除致压物。

（二）神经根损伤

神经根损伤很少发生，术中常由误压与牵拉导致。损伤发生时，应仔细切除压迫神经根的骨折块。对于陈旧性损伤时，应从正常组织中分离需要显露的神经，再向损伤部位游离。

三、硬膜撕裂

术中减压出现硬膜撕裂的发生率为 4% ~ 10%，如分离时操作粗暴，器械损伤硬膜均可导致硬膜撕裂。若术中突然有清亮液体流出，并在硬膜上发现缺损，即发生了硬膜撕裂。一旦发生，应立即修复，如破损位置可以缝合，可选用无损伤缝线修补，如缝合困难，可用明胶海绵填塞，封闭破口，严密缝合各层软组织及切口。术后发现脑脊液漏，应保持切口敷料干燥洁净，取平卧位或头低位，静脉足量补液，防止出现低颅压综合征。

四、出血

实施后路手术时，分布于各层组织及椎管内的血管会受到不同程度的损害，主要血管：①腹主动脉后壁发出的动脉及其背侧支，被称为椎管外血管网后组，由关节后动脉及上下关节动脉组成。②椎静脉系统中的椎管内外静脉丛，此组静脉血管没有静脉瓣膜，血流注入下腔静脉。

切口出血的一般原因：椎管内静脉丛出血；椎板切除断端或骨折断面出血；肌肉剥离创面出血等。

对于预防切口出血，术中体位非常重要，Mathai 等建立脊柱手术失血模型发现，患者取俯卧位时使用 Jackson 框架或使腹部悬空，可减轻腹内压，减少术中出血。另外，术前应定位准确、术中轻柔操作以缩短手术时间、减少出血。结束手术时应认真严格的再次止血，尤其是勿遗漏活动性出血，并注意术后保持引流管通畅。此外，麻醉医师实施控制性降压，及时使用止血材料都能够有效减少术中出血。

五、后凸畸形

胸腰段脊柱骨折手术治疗的目的在于恢复椎体高度，矫正后凸畸形，然而术后出现矫正丢失、后凸畸形等并发症依然存在。

发生这一并发症的可能原因：起床或功能锻炼过早，内固定器械固定强度不够，患者LSC 评分过高不适合单纯后路手术等。在解剖特点方面，伤椎楔形角较大的胸腰椎爆裂骨折，伤椎的松质骨通常压缩严重，椎弓根螺钉内固定虽然能够有效恢复椎体前缘高度及维持节段稳定，但椎体内会留有较大的骨松质缺损区，如果松质骨结构不能及时重建，容易造成后凸畸形的进行性加重。此外，术前的椎间盘损伤，会在术后进一步发生退行性变，表现为椎间隙高度丢失，最终也会导致局部后凸畸形的发生。

术前合理评估以选择正确的手术方式，必要时前路重建。术后合理佩戴硬质支具，定期复查 X 线或 CT 检查。若脊柱局部后凸角度过大，引起相关迟发性神经症状，则需要进行手术矫正。

六、内固定相关并发症

（一）螺钉位置不当

螺钉位置不当常表现为螺钉入钉点位置偏内、向中线成角过大，螺钉突破椎弓根内侧壁挤压或损伤神经根。严重的可发生螺钉侵入椎管，压迫脊髓，引起脊髓损伤等症状（图 17-1）。为了预防置钉螺钉位置不当，应严格依据解剖定位来确定进钉点，严格控制内倾角度，探针探察通道四壁须为骨性结构，术中仔细辨认 C 形臂 X 线机的正位椎弓根图像。术后若出现严重的根性损伤症状，应行 CT 检查，根据情况必要时尽早手术调整。

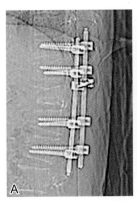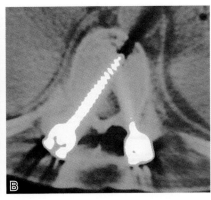

图 17-1　椎弓根螺钉置钉偏内进入椎管，压迫脊髓

（二）内固定失败

由于胸腰段骨折后路内固定多属于短节段内固定，螺钉所承受的应力较大；需要复位骨折椎体时，椎弓根螺钉所承受的压应力更大，易造成螺钉疲劳损伤、松动和断裂，从而导致内固定失败。椎弓根螺钉松动大多发生在术后 6 个月，如螺钉位移不明显，对整个内固定装置的牢固程度影响不大，可以定期复查，直至骨折愈合后拆除内固定即可，一般无须更换新的螺钉。但是假如内固定失败后继发严重的后凸畸形，需行翻修手术。

（胡星宇　俞伟杨）

第二节　前路手术相关并发症

前路手术具备椎管直接减压，能有效重建前柱、中柱等优势，被较多地应用于胸腰椎骨折的治疗，在条件相对成熟的前提下该手术是安全的，但并发症种类也不少，因此治疗过程中需密切关注患者各方面情况。

一、血胸、气胸

前路经胸手术术后胸膜腔引流不充分等情况可导致血胸或气胸的发生。术中由于手术创面过大渗血较多，节段血管结扎线脱落出血易发生血胸，固定钉过长刺伤对侧血管，也可导致对侧胸腔积血。而手术当中损伤肺泡与细支气管、未鼓肺排气则可引起气胸。

血胸、气胸的预防关键在于充分止血，钉长适度，及时修补胸膜，留置好引流，注意鼓肺。术中损伤胸膜者，须仔细缝合破口，鼓肺将胸膜腔残气排出后收紧缝线打结，常规放置胸腔引流管。术后密切观察，若存在活动性出血则需开胸探查处理。

二、出血

前路减压出血多且不易止血，主要原因是椎体切除后的骨面出血和椎管内静脉丛出血，手术时间越长出血越多。在术前应备好自体血回输装置，充分备血，术中仔细止血，仔细结扎节段动脉，椎体松质骨出血时可采用骨蜡封闭或压迫止血。需要取髂骨时，暂不切除伤椎相邻的软骨板，切取并修整髂骨后再切除。术中出血较多时，待止血充分且患者血压稳定后再继续手术。

三、乳糜漏

乳糜漏是由于术中损伤了胸导管或腹膜后的淋巴干及其分支所导致的淋巴液外漏。术中发现淋巴管损伤应尽快予以缝扎，术后做好充分引流等是治疗乳糜漏的关键。早期可以采取非手术治疗，主要包括充分引流、低脂饮食及肠内外营养治疗等。若病情未能缓解，则须考虑行胸膜固定术使胸膜粘连闭锁。

四、切口疝、膈疝

前路手术时，通常需要切除 1～2 根肋骨，从而形成了胸廓的薄弱区，若切口关闭不严再加上胸膜各层对合不佳，在切口处会形成膨隆，即切口疝。手术中应严密缝合切口、尽量减少切除肋骨可有效防止切口疝的发生。

如术中须切开膈肌，切开后应妥善修补。L_1 节段以下单纯前路减压、植骨可以不切开膈肌角，但放置内固定时，由于器械上极可能达 T_{12} 水平，可能需要切开。若存在器械较大或膈肌修补不佳，术后由于咳嗽等情况腹压瞬时增高，可引发膈肌缝合口撕裂，形成膈疝。所以切开膈肌时，其周缘需预留胸壁旁 1cm 长度，以便修补。

五、血管并发症

血管并发症主要包括术中大血管损伤与术后动脉栓塞。术中易损伤的大血管包括髂总静脉、下腔静脉和腹主动脉，其主要原因有局部解剖不熟悉和术野显露不清晰。一旦术中发生大血管损伤，应及时压迫并请血管外科医师配合，寻找破口，在暂时阻断破口上下血流后予以缝合。

据文献报道，胸腰椎前路手术中，动脉栓塞多数发生在左侧髂总动脉。研究认为，原有心血管系统、血液异常的患者，在手术暴露过程中的牵拉损伤了血管内膜，激活了凝血系统，诱发了血栓形成。

六、交感神经链损伤

在前路胸腰椎手术引起的神经损伤中，以交感神经链损伤及生殖股神经损伤较为常见。

交感神经链的损伤常发生于前路经腹入路的手术过程中，临床表现主要包括下肢无汗、肿胀、皮肤色泽变化、感觉异常及神经源性疼痛等。对于该并发症的诊断识别非常重要，在以往大多数关于该并发症的研究中，对腰交感神经链损伤的评估方式以医师神经功能评价为主，而俞海明等在研究中提出，可借助电子感应体温仪测量双下肢体表温度协助诊断，取得较传统方式更高的诊断率（29.6%）。

七、生殖股神经损伤

生殖股神经是泌尿生殖系统的主要支配神经，位于下腰椎前路手术的术区，术者因局部解剖不熟悉、操作不够精细等原因会损伤该神经丛。术后出现逆行射精、阳痿等泌尿系统并发症。

对于神经损伤可做如下预防：术前做好细致的手术规划，术中在腰大肌和血管鞘的分离中避免使用电凝和电刀，手术暴露时可将神经连同腰大肌一同做保护性牵拉，牵向后方。手术操作熟练、轻柔等可降低神经损伤风险。

八、泌尿生殖系统并发症

输尿管损伤的主要原因是术野显露和局部解剖不清。Voin 等在成人尸体上对侧卧位时输尿管行程与腰椎间的关系进行解剖研究，发现输尿管均走行于腰椎侧方前缘或前缘之后，在下行过程中逐渐由后方向前方走行。

输尿管损伤的症状和体征通常无特异性，常表现为发热、腹痛、腰痛、腹膜炎、血尿、尿失禁、尿漏、排尿困难，甚至无尿等。逆行肾盂造影、输尿管镜检查、尿路造影等是常用的检查方法。

预防的关键是熟悉解剖特点，术野显露清晰，辨认输尿管。治疗原则是重建输尿管，恢复尿路连续性和完整性，减少并发症发生，保护肾功能。

（胡星宇　俞伟杨）

第三节　其他相关并发症

一、下肢深静脉血栓

脊柱手术后患者常需卧床，肌肉缺少活动、肢体静脉流速降低及术后高凝状态等，均构成了脊柱术后深静脉血栓形成的高危因素。伴有神经损伤的胸腰椎骨折患者的下肢深静脉血栓风险更高。

建议对 Caprini 评分为 1 ～ 2 分，发生静脉血栓栓塞（VTE）风险为低度的患者应用物理预防（如足底静脉泵、间歇充气加压装置及梯度压力弹力袜等），对 Caprini 评分为 3 ～ 4 分，发生 VTE 风险为中度的患者应用药物预防（低分子量肝素、利伐沙班、华法林、阿司匹林等）或物理预防；对于 Caprini 评分 ≥ 5 分，发生 VTE 风险为高度的患者推荐应用药物预防，或建议药物预防联合物理预防。

二、肺不张

肺不张的发生多与术中全身麻醉气管插管导致支气管水肿、分泌物增多堵塞支气管有关。严重肺不张患者常于术后发生呼吸困难，X 线检查或 CT 检查可证实肺不张。术后应鼓励患者积极咳嗽排痰，做"吹气球"锻炼，结合药物预防感染，雾化化痰吸入治疗，必要时于纤维支气管镜下吸痰。

三、植骨不融合

植骨不融合的主要原因有内固定不牢靠，材料选择不当和植骨块吸收等。根据引起植骨不愈合的原因对症处理，伴有内固定松动断裂，局部后凸畸形明显的需要翻修手术。对植骨不愈合但脊柱稳定的可无须进一步处理，但应密切观察脊柱的稳定性。

四、腹胀

主要原因：①原发创伤或术中操作均可能损伤器官或相关神经，导致腹膜后血肿形成或胃肠道运动紊乱。②围手术期禁食，术后进食少，或应用激素造成腹胀等。③脊髓损伤后造成的低钠血症、低钾血症等电解质紊乱。

术中应仔细操作，不要挫伤腹部器官，术中注意止血，注意保护内脏大小神经、腰交感神经干，术后注意维持电解质平衡。

五、心脑血管并发症

脊柱手术后心脑血管并发症的发生率较低，但一旦发生预后极差。对于心脑血管并发症，预防是关键。术前合理用药和改善心功能有助于减少相关并发症。术前相关检查应有针对性，明确是否存在相关危险因素，如年龄高于55岁、男性、肥胖、心脏疾病家族史、既往脑血管意外史和既往心脏病史等均应引起临床医师足够重视，需同时完善心脏超声、颈部血管超声、平板试验或根据情况进行冠脉CT或造影检查。

（胡星宇　俞伟杨）

第四节　术后矫正丢失

胸腰椎爆裂骨折手术治疗的目的在于恢复椎体的高度，矫正后凸畸形，为脊柱提供稳定的支撑，便于患者早期活动，减少卧床相关并发症。后路短节段椎弓根螺钉内固定术因具有保留脊柱运动单元，创伤小和操作过程简单等优点而得到广泛的应用，但临床发现术后矫正角度丢失并非罕见，常伴有腰背痛，甚至神经功能障碍，不同程度地影响患者生活质量。

（1）椎体前中柱严重爆裂性损伤：是胸腰椎骨折术后矫正丢失的一个重要近期原因。前柱的不稳定主要归因于椎体内的"蛋壳样"改变和椎间盘损伤。在解剖特点方面，伤椎楔形角较大的胸腰椎爆裂骨折患者，其骨折椎体的松质骨通常压缩严重，术后远期椎体内会留有较大的骨松质缺损区，如果松质骨结构不能及时重建，会造成后凸畸形的进行性加重。Chen等的研究表明，术后矫正角度丢失与椎体前柱高度丢失程度呈正相关。Jun等指出，MRI中椎体骨水肿范围大于1/3是术后后凸进行性加重的危险因素之一。

（2）椎间盘损伤和塌陷：是造成胸腰椎骨折术后矫正丢失的远期因素。有学者指出在胸腰椎骨折后的不稳定因素中，椎体本身只占38%，椎间盘损伤和塌陷是术后矫正角度丢失、再发后凸甚至内固定失败的主要原因。椎间盘的结构特点使其具有一定弹性，与椎体相比能够更好地承受损伤瞬间的载荷，但由于椎间盘的解剖特点，损伤的椎间盘很难修复，且更易发生退变。Eysel 等认为，合并椎间盘损伤是导致胸腰椎骨折慢性不稳和术后矫正丢失的主要原因。同样的，Wang 等认为术后矫正丢失与伤椎椎体上方椎间盘损伤导致的椎间隙减少有关。椎弓根螺钉固定虽然可提供三柱稳定性，具有一定对抗椎间盘塌陷的能力，但随着随访时间延长，尤其是内固定物取出术后仍会由于损伤的椎间盘退变而出现进行性后凸畸形加重。因此学者们建议对于严重椎间盘损伤的患者，需要采用经前路或后路的椎间盘切除融合的方法来治疗胸腰段爆裂骨折。

（3）手术方式选择不当：既往也有关于 LSC 评分和胸腰段损伤分类及严重程度评分（TLICS）与术后再发后凸的相关研究。Parker 等报道，胸腰段骨折患者 LSC 评分 ≤ 6 分时能够通过使用单纯后路椎弓根螺钉内固定术进行治疗，LSC 评分 ≥ 7 分时则需要稳定前柱。但 Chen 等研究指出，LSC 评分与随访过程中矫正度丢失程度无关，其可能原因为 LSC 评分反映了椎体的骨折粉碎程度，而无法准确反映终板损伤程度。Kaul 等认为 TLICS 无法准确反映椎间盘受累情况，其评分还受其他因素影响，不适用于预测再发后凸的风险。

（4）手术因素：Keene 等研究发现，单纯的后路椎板切除而不行融合内固定会导致医源性的后凸畸形。同时，后凸畸形的复发主要发生在伤椎上下椎间隙，特别是上椎间隙，此间隙比下椎间隙更易在脊柱骨折中遭到损伤，导致远期发生椎间隙塌陷产生后凸畸形。近年来，胸腰段脊柱骨折术中矢状位形态的恢复日趋受到重视。Malcolm 等的结果显示，在伤椎椎体高度恢复的同时，如不能重建正常矢状面形态，则坚固的骨融合难以达到，远期必将出现后凸畸形。

（5）内固定失败和假关节形成：内固定失败的原因有技术使用不当、内固定承受过度的负荷、骨质疏松及术后缺乏有效的支具保护。固定节段的过度撑开也可能导致后凸畸形，通过后路经椎弓根撑开复位内固定技术，可以恢复椎体高度，但较大的轴向撑开力本身可以在矢状面上产生后凸的倾向，同时使得脊柱前柱的支撑功能下降，也可导致后方内固定过度受力而发生内固定失败，远期可能出现后凸畸形。

由于胸腰椎骨折的发生、治疗和预后等过程中同时存在多种危险因素，除上述研究之外，近年来还有关于椎间盘的真空现象、椎板骨折、骨质疏松和肥胖等作为预测术后矫正角度丢失独立危险因素的报道。但由于目前还没有一个广泛公认的、精确的预测系统，因此对于胸腰椎骨折术后矫正丢失的现象，仍需临床医师们重点关注。

（郑　毓　陈彦霖）

第五节　胸腰椎骨折后上升性截瘫

胸腰椎骨折后上升性截瘫是胸腰椎骨折后的一种罕见的非常严重的并发症，多在受伤开始后 3 周内出现，表现为截瘫平面的进行性上升，进展停止后，神经症状几乎无改善，预后极差。创伤后上升性截瘫由 Frankel 于 1969 年首次报道。其发病率为 1% ～ 2.5%，男性多于女性，中青年多见，多继发于严重的脊柱损伤，受伤部位通常在脊柱胸腰段。截瘫平面开始上升时间多数在伤后第 2 ～ 3 天，一般上升进展到 2 ～ 3 周后停止，上升平面 1 ～ 18 个节段，截瘫平面通常上升后不再下降，并长期表现为弛缓性截瘫，严重者可导致患者死亡。MRI 检查可见受累脊髓水肿，脊髓内出现斑片状或条索状长 T_1、长 T_2 信号改变，以脊髓中央区域明显，增强影像通常无明显信号加强。

上升性截瘫发病机制的探讨一直是研究热点，目前常见的几种假说有如下几种。

（1）动脉血栓形成假说：由于大多数患者受伤节段均为胸腰段，因此 Aito 等提出的根大动脉血栓形成可能是其发病机制，但 Belanger 等和 Schmidt 在出现上升性截瘫的患者中行动脉造影却未见任何动脉血栓形成的表现，且如果是动脉血栓形成，截瘫平面上升应该是突然发生的，但很多病例都是在受伤后几天逐渐进展。Al-Ghatany 等对一例 37 岁的上升性截瘫男性患者尸检时观察到脊髓内的动静脉无明显异常，根大动脉也正常，这些均不支持该假说。

（2）纤维软骨栓塞假说：Visocchi 等学者探讨了纤维软骨栓塞在上升性截瘫发病机制中的可能性。纤维软骨栓塞临床特点是在轻微外伤后出现突发性严重疼痛并伴有完全或不完全性神经功能障碍，但其发展过程不是进行性的，此假说尚有待进一步证实。

（3）静脉血栓形成假说：Schmidt 等研究发现，脊柱损伤后椎旁静脉丛出现血流动力学障碍，由于脊髓中央灰质对缺血损伤最为敏感，而上升性截瘫患者的 MRI 表现均为脊髓中央部分的异常信号改变，这些均有理由认为上升性截瘫与静脉系统的受损有关。Aito 等及 Schmidt 报道的患者均是在患者直立坐起时出现感觉平面的上升，认为直立坐起及佩戴胸腰支具均加重了椎旁静脉血流动力学的障碍，导致上升性截瘫。此假说尚有待进一步证实。

（4）细胞凋亡学说：Al-Ghatany 等尸检时发现脊髓坏死性溶解和单核细胞浸润。免疫组化检查显示在远离受伤节段的上胸椎和下颈椎脊髓节段内有凋亡细胞的存在，但凋亡细胞在上升性截瘫中的具体作用仍不明确。以上几种假说都存在难以解释的问题，因此上升性截瘫的发病机制可能更为复杂，需要进一步的研究和探讨。

目前有关上升性截瘫尚无理想的治疗方法，均为基于各种假说的试验性治疗，如脱水、消肿、改善微循环、抗凝、抗炎和甲泼尼龙冲击治疗都是曾尝试过的治疗方法。因为缺乏有效的干预手段，截瘫平面一旦上升便难以恢复，上升至颈部脊髓后通常因呼吸肌受累而出现通气障碍，死亡率高，预后极差。因此，临床工作中应密切观察患者术后的病情变化，一旦出现截瘫平面的上升通常预示该患者的预后极差（图 17-2）。

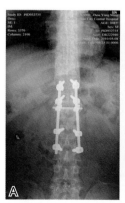 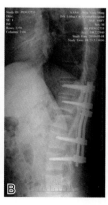 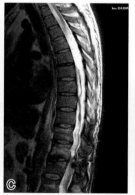 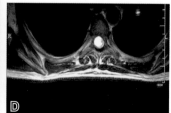

图 17-2　患者，男性，48 岁，T_{12}、L_1 椎体骨折脱位伴下肢完全瘫痪，术后 5d 出现进行性上升性截瘫

A、B. 胸腰段 X 线片示长节段后路减压内固定术后骨折脱位复位，序列恢复；C、D. 术后 7d 复查胸椎 MRI 示术后胸腰段序列恢复良好，压迫解除，但 C_5～T_{10} 节段脊髓内可见弥漫性长 T_2 信号改变，相应节段脊髓轻度肿胀

（郑　毓　楼　超）

主要参考文献

陈前芬，肖增明，李世德，等，2009. 胸腰椎前路手术并发症分析和对策 [J]. 中国矫形外科杂志，17(7):546-548.

葛志强，苗洁，李冠军，等，2014. 经皮微创椎弓根螺钉内固定治疗胸腰段爆裂骨折 [J]. 实用骨科杂志，20(4):336-339.

郝定均，郭华，贺宝荣，等，2005. 胸腰椎骨折手术并发症分析 [J]. 中国康复理论与实践，11(9):760-761.

侯国进，周方，田耘，等，2021. 后路短节段跨伤椎椎弓根螺钉固定治疗胸腰段爆裂骨折术后再发后凸的危险因素 [J]. 北京大学学报 (医学版), 53(1):167-174.

黄平，王丹，蒋欣浩，等，2008. 胸腰椎骨折椎弓根螺钉内固定失败的原因分析 [J]. 中国脊柱脊髓杂志，18(10):799-800.

李晶，吕国华，康意军，等，2003. 胸腰段脊柱骨折合并亚急性进行性上升性瘫痪 (附 9 例报告)[J]. 中国脊柱脊髓杂志，13(5):290-292.

潘群龙，俞海明，翁艺勇，等，2022. 腰椎斜外侧椎间融合术后交感神经链损伤的临床特征分析 [J]. 中国脊柱脊髓杂志，32(2):122-127.

宋素萍，王云丽，吴晓倩，2014. 胸腰段骨折内固定术后并发感染的危险因素分析 [J]. 中华医院感染学杂志，24(13):3304-3306.

王孝宾，吕国华，李晶，等，2012. 胸腰段爆裂性骨折内固定术后翻修的原因分析及对策 [J]. 中南大学学报 (医学版), 37(10):1037-1044.

魏富鑫，刘少喻，赵卫东，等，2006. 胸腰椎爆裂性骨折伤椎固定的生物力学研究 [J]. 中华创伤骨科杂志，8(9):857-860.

熊恩富，饶书城，沈怀信，等，1989. 脊柱骨折脱位合并上升性截瘫 (附 12 例报告)[J]. 创伤杂志，(2):71-73.

胥少汀，刘树清，1997. 创伤性上升性脊髓缺血损伤 [J]. 中华外科杂志，35(10):623-626, I088.

徐建广，周蔚，孔维清，等，2009. 后路椎弓根螺钉固定治疗胸腰椎骨折的并发症的防治 [J]. 脊柱外科杂志，7(6):321-325.

杨召，刘伟，姚绍平，2006. 胸腰段骨折术后合并急性上升性脊髓炎 1 例报道 [J]. 中国脊柱脊髓杂志，16(9):695, 703.

于秀淳，陈伯华，张永进，等，2012. 胸腰椎骨折内固定后上升性截瘫：三例报告及相关文献复习 [J]. 中华骨科杂志，32(1):1-6.

Aito S, El Masry WS, Gerner HJ, et al, 1999. Ascending myelopathy in the early stage of spinal cord injury[J]. Spinal Cord, 37(9):617-623.

Alanay A, Acaroglu E, Yazici M, et al, 2001. Short-segment pedicle instrumentation of thoracolumbar burst fractures[J]. Spine(Phila Pa 1976), 26(2):213-217.

Al-Ghatany M, Al-Shraim M, Levi AD, et al, 2005. Pathological features including apoptosis in subacute post-traumatic ascending myelopathy[J]. J Neurosurg Spine, 2(5):619-623.

Belanger E, Picard C, Lacerte D, et al, 2000. Subacute posttraumatic ascending myelopathy after spinal cord injury[J]. J Neurosurg, 93(2):294-299.

Cabrera JP, Carazzo CA, Guiroy A, et al, 2023. Risk factors for postoperative complications after surgical treatment of type B and C injuries of the thoracolumbar spine[J]. World Neurosurg, 170:e520-e528.

Chen JX, Xu DL, Sheng SR, et al, 2016. Risk factors of kyphosis recurrence after implant removal in thoracolumbar burst fractures following posterior short-segment fixation[J].It Orthop, 40(6):1253-1260.

Dai LY, Jiang LS, Jiang SD, 2009. Posterior short-segment fixation with or without fusion for thoracolumbar burst fractures[J]. I Bone Joint Surg Am, 91(5):1033-1041.

Davne SH, Myers DL, 1992. Complications of lumbar spinal fusion with transpedicular instrumentation[J].

Spine(Phila Pa 1976), 17:S184-S189.

Eysel P, Hopf C, Fürderer S, 2001. Kyphotic deformities in fractures of the thoracolumbar spine[J].Orthopade, 30(12):955-964.

Frankel HL, 1969. Ascending cord lesion in the early stages following spinal injury[J]. Paraplegia, 7(2):111-118.

Hirahata M, Kitagawa T, Yasui Y, et al, 2022. Vacuum phenomenon as a predictor of kyphosis after implant removal following posterior pedicle screw fixation without fusion for thoracolumbar burst fracture:a single-center retrospective study[J]. BMC Musculoskelet Disord, 23(1):94.

Jun DS, Shin WJ, An BK, et al, 2015. The relationship between the progression of kyphosis in stable thoracolumbar fractures and magnetic resonance imaging findings[J].Asian Spine J, 9(2):170-177.

Kaul R, Chhabra HS, Vaccaro AR, et al, 2017. Reliability assessment of AOSpine thoracolumbar spine injury classification system and Thoracolumbar Injury Classification and Severity Score(TLICS)for thoracolumbar spine injuries:results of a multicentre study[J]. Eur Spine J, 26(5):1470-1476.

Keene JS, Lash EG, Kling TF Jr, 1988. Undetected posttraumatic instability of "stable" thoracolumbar fractures[J]. J Orthop Trauma, 2(3):202-211.

Kerttula LI, Serlo WS, Tervonen OA, et al, 2000. Post-traumatic findings of the spine after earlier vertebral fracture in young patients[J]. Spine(Phila Pa 1976), 25(9):1104-1108.

Kim JY, Ryu DS, Paik HK, et al, 2016. Paraspinal muscle, facet joint, and disc problems:risk factors for adjacent segment degeneration after lumbar fusion[J]. Spine, 16(7):867-875.

Kumar A, Kumar J, Garg M, et al, 2010. Posttraumatic subacute ascending myelopathy in a 24-year-old male patient[J]. Emerg Radiol, 17(3):249-252.

Lavelle W, McLain RF, Rufo-Smith C, et al, 2014. Prospective randomized controlled trial of the stabilis stand alone cage(SAC)versus bagby and kuslich(BAK)implants for anterior lumbar interbody fusion[J]. Int J Spine Surg, 8:8.

Lee MC, Solomito M, Patel A, 2013. Supine magnetic resonance imaging Cobb measurements for idiopathic scoliosis are linearly related to measurements from standing plain radiographs[J].Spine(Phila Pa 1976), 38(11):E656-E661.

Li H, Chen Q, Hu J, et al, 2023. The association between vertical laminar fracture and recurrent kyphosis after implant removal of Thoracolumbar burst fracture:a retrospective study[J]. BMC Musculoskelet Disord, 24(1):53.

Lin GX, Akbary K, Kotheeranurak V, et al, 2018. Clinical and radiologic outcomes of direct versus indirect decompression with lumbar interbody fusion:a matched-pair comparison analysis[J]. World Neurosurg. 119:e898-e909.

Machino M, Yukawa Y, Ito K, et al, 2013. Posterior ligamentous complex injuries are related to fracture severity and neurological damage in patients with acute thoracic and lumbar burst fractures[J]. Yonsei Med J, 54(4):1020-1025.

Mahar A, Kim C, Wedemeyer M, et al, 2007. Short-segment fixation of lumbar burst fractures using pedicle fixation at the level of the fracture[J].Spine(Phila Pa 1976), 32(14):1503-1507.

Malcolm JG, Tan LA, Johnson AK, 2017. Image-guided internal fixation of an oblique sagittal split fracture of C1 lateral mass with motion preservation:a technical report[J]. Cureus, 9(7):e1496.

Mathai KM, Kang JD, Donaldson WF, et al, 2012. Prediction of blood loss during surgery on the lumbar spine with the patient supported prone on the Jackson table[J]. Spine J, 12(12):1103-1110.

McHenry TP, Mirza SK, Wang J, et al, 2006. Risk factors for respiratory failure following operative stabilization of thoracic and lumbar spine fractures[J].J Bone Joint Surg Am, 88(5):997-1005.

McLain RF, 2006. The biomechanics of long versus short fixation for thoracolumbar spine fractures[J]. Spine (Phila Pa 1976), 31:S70-S79; discussion S104.

Parker JW, Lane JR, Karaikovic EE, et al, 2000. Successful short-segment instrumentation and fusion for thoracolumbar spine fractures[J]. Spine(Phila Pa 1976), 25(9):1157-1170.

Patel P, Mehendiratta D, Bhambhu V, et al, 2020. Psoas hematoma due to segmental vessel injury leads to paresis following CT-guided biopsy of lumbar vertebrae:a case report[J].Surg Neurol Int, 11:457.

Planner AC, Pretorius PM, Graham A, et al, 2008. Subacute progressive ascending myelopathy following spinal cord injury:MRI appearances and clinical presentation[J]. Spinal Cord, 46(2):140-144.

Schmidt BJ, 2006. Subacute delayed ascending myelopathy after low spine injury:case report and evidence of a vascular mechanism[J]. Spinal Cord, 44(5):322-325.

Silvestre C, Mac-Thiong JM, Hilmi R, et al, 2012. Complications and morbidities of mini-open anterior retroperitoneal lumbar interbody fusion:oblique lumbar interbody fusion in 179 patients[J]. Asian Spine J, 6(2):89-97.

Takeda K, Aoki Y, Nakajima T, et al, 2022. Postoperative loss of correction after combined posterior and anterior spinal fusion surgeries in a lumbar burst fracture patient with Class II obesity[J]. Surg Neurol Int, , 13:210.

Visocchi M, Di Rocco F, Meglio M, 2003. Subacute clinical onset of postraumatic myelopathy[J]. Acta Neurochir(Wien), 145(9):799-804.

Voin V, Kirkpatrick C, Alonso F, et al, 2017. Lateral transpsoas approach to the lumbar spine and relationship of the ureter:anatomic study with application to minimizing complications[J]. World Neurosurg, 104:674-678.

Walker JB, Harkey HL, Buciuc R, 2008. Percutaneous placement of an external drain of the cisterna Magna using interventional magnetic resonance imaging in a patient with a persistent cerebrospinal fluid fistula[J]. Neurosurgery, 63(2):E375.

Wang X, Lu G, Li J, et al, 2012.Factors and revision strategy for failure of thoracolumbar spine internal fixation after burst fracture[J]. Zhong Nan Da Xue Xue Bao Yi Xue Ban, 37(10):1037-1044.

Wang XY, Dai LY, Xu HZ, et al, 2008. Kyphosis recurrence after posterior short-segment fixation in thoracolumbar burst fractures[J]. J Neurosurg Spine, 8(3):246-254.

Yablon IG, Ordia J, Mortara R, et al, 1989. Acute ascending myelopathy of the spine[J]. Spine(Phila Pa 1976), 14(10):1084-1089.

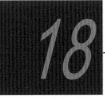

第 18 章
骨质疏松性胸腰椎压缩骨折

第一节 诊断和鉴别诊断

骨质疏松症（osteoporosis）是由多种原因导致的骨密度和骨质量下降，骨微结构破坏，骨脆性增加，从而容易发生骨折的全身性骨病。骨质疏松症可分为如下三类：①原发性骨质疏松症，是指绝经后发生骨质疏松症的老年女性患者和老年男性骨质疏松患者；②继发性骨质疏松症，是指由于明确的疾病或使用影响骨代谢的药物引起的骨质疏松；③特发性骨质疏松症，是指青少年时期发病的骨质疏松。这三类中，临床最多见的是原发性骨质疏松症，但诊断原发性骨质疏松症时，必须排除其他类型骨质疏松症。

一、骨质疏松症的诊断

WHO 推荐的诊断标准，双能 X 线吸收检测法（Dual-energy X-ray absorptiometry，DXA）测定骨密度低于同性别、同种族健康成人的骨峰值不足 1 个标准差属正常（T 值 ≥ − 1.0SD）；降低 1 ～ 2.5 个标准差为骨量低下或骨量减少（− 2.5SD ＜ T 值 ＜ − 1.0SD）；降低程度 ≥ 2.5 个标准差为骨质疏松（T 值 ≤ − 2.5SD）；降低程度符合骨质疏松诊断标准，同时伴有一处或多处骨折为严重骨质疏松。

二、脆性骨折的鉴别诊断

脆性骨折是指自发性或因轻微外力而造成的骨折，是骨质疏松症最常见的严重并发症，好发于脊柱、髋部和前臂，临床上对于出现脆性骨折的患者无须参考骨密度检测值即可诊断为骨质疏松症。脆性骨折的诊断需具备以下 3 条：①无明确暴力损伤史或具有低能量损伤史。例如，从人站立或更低的高度跌倒为低能量损伤。②有骨折影像学检查证据。③需要排除其他原因造成的骨折（如暴力创伤引起的骨折、继发性骨质疏松骨折和骨肿瘤导致的病理性骨折等）。

三、原发性骨质疏松症的鉴别诊断

1. *特发性骨质疏松症* 一般见于青少年患者，主要的临床特征：①青春期前发病；②椎体或长骨的骨折，尤其是在干骺端；③无骨痂形成的新生骨骨质疏松；④青春期开始后逐渐缓解。典型表现为疼痛、骨畸形和骨折。目前尚未发现该疾病的特异性骨转换指标。除了一些较严重的患者可出现负钙平衡外，患者血清中钙、磷和碱性磷酸酶（ALP）等骨转

换指标通常均是正常的。

2. 继发性骨质疏松症　临床常见的继发性骨质疏松症，主要有甲状旁腺功能亢进症（甲旁亢）、低磷性骨软化症和多发性骨髓瘤等，按照骨质疏松症诊断流程，必须检查血常规、尿常规、红细胞沉降率（血沉）、血肝肾功能、血糖、血钙、血磷、ALP、甲状旁腺素（PTH）和血骨转换指标等。使用某些药物（如糖皮质激素等）也会引起骨质疏松，需要详细询问病史及用药史。

3. 肿瘤　对于某些肿瘤或者其他疾病导致的骨量丢失或骨质疏松，尤其要重视相关的实验室检查。有些患者需行骨扫描、骨髓穿刺活检及骨骼特殊部位的 CT 或 MRI 检查以辅助诊断。组织穿刺活检病理诊断仍为目前鉴别诊断中确定骨肿瘤及其性质的金标准。

对于原发性骨质疏松症，除骨转换指标有变化外，其他指标常保持在正常范围，如血钙、血磷、ALP 和 PTH。因此对于一些基层医院如不能开展血骨转换指标等检查，可利用上述其他指标进行辅助判断，如有一项异常需怀疑存在继发性病因，进行深入检查，查找病因。

（陈彦霖　陈　剑）

第二节　治　　疗

骨质疏松性椎体压缩骨折（osteoporotic vertebral compression fracture，OVCF）的治疗应根据患者年龄、并发症和骨质疏松程度而定，以尽快缓解疼痛、恢复患者活动功能为主要原则，应尽量选择创伤小、对功能影响少的方法，着重于功能恢复。

在 OVCF 症状控制及康复治疗的同时，也要重视骨质疏松症本身的治疗。无论非手术治疗还是手术治疗，都需与抗骨质疏松治疗相结合，才能从根本上提高骨量及骨强度，避免再次发生骨折。

一、骨折的治疗

（一）非手术治疗

适应证：适用于症状较轻，影像学检查显示为轻度椎体压缩骨折，无神经压迫，无稳定性受损或不能耐受手术者。

急性期的综合管理包括短期卧床休息，药物镇痛，脊柱支具固定，早期恢复下床活动和抗骨质疏松药物治疗等。对采用非手术治疗的患者应密切观察，如出现骨折愈合不良，假关节形成，椎体进一步塌陷，脊柱畸形甚至脊髓压迫，以及疼痛持续不缓解等，则应及时考虑手术治疗。

（二）手术治疗

1. 微创手术　目前最常用的微创手术治疗方法包括经皮椎体成形术（percutaneous vertebroplasty，PVP）和经皮后凸成形术（percutaneous kyphoplasty，PKP）。

2. 开放手术　OVCF 严重的后凸畸形及椎体后壁碎骨块向后方压迫可造成脊髓压迫与神经损伤，可考虑行开放手术治疗进行减压内固定。术前需要评估患者心肺功能及对手术的耐受情况，术中可采用在椎弓根螺钉周围局部注射骨水泥、骨水泥螺钉或适当延长固定节段等方法增强内固定的稳定性。

二、抗骨质疏松治疗

OVCF 的病理基础是骨质疏松，骨折后应积极采取规范的抗骨质疏松治疗，以缓解疼痛，抑制急性骨丢失，提高骨强度，改善骨质量和预防再骨折。

（一）基础措施

1. 健康的生活方式　戒烟、减少饮酒，选择富含钙质、低盐和适量蛋白质的均衡膳食，减少咖啡和碳酸饮料的摄入，多晒太阳和适当户外运动，慎用不利于骨健康的药物等。同时，应避免过度负重和身体过度扭曲等。

2. 预防跌倒　跌倒是导致骨质疏松骨折的重要原因，避免跌倒是预防骨折的有效措施，包括识别跌倒的危险因素（如环境因素、健康因素和神经肌肉因素）及采取预防跌倒的相关措施（如改善视力，减少或避免服用影响神经功能的药物，在容易滑倒的地方增加扶手和保护器）。

（二）基础治疗

1. 钙剂　50 岁及以上的骨质疏松症患者，推荐每天补充元素钙 1000 ～ 1200mg。尚无充分证据表明单纯补钙可替代其他抗骨质疏松药物治疗。

2. 维生素 D　充足的维生素 D 水平能够促进钙的吸收，提高患者对抗骨质疏松药物治疗的疗效，利于骨折愈合。推荐成人维生素 D 摄入量为 400U/d，65 岁及以上的老年人推荐 600U/d，可耐受最高剂量为 2000U/d，用于骨质疏松症防治剂量可达 1000 ～ 1200U/d。

钙剂与维生素 D 需要与抗骨质疏松药物联合应用，并贯穿整个治疗过程。临床应用中应该注意个体差异和安全性，定期检测血钙和尿钙浓度，酌情调整剂量。

（三）抗骨质疏松药物干预

抗骨质疏松药物最重要的作用是维持或增加骨量，提升骨强度，降低不同部位的骨折和（或）再发骨折风险。根据骨质疏松严重程度和骨折风险，注重个体化原则，综合考虑药物的适应证和禁忌证、临床疗效、安全性、经济性和依从性等因素，合理选择药物。

1. 双膦酸盐类药物　是强有效的骨吸收抑制剂，包括阿仑膦酸钠、利塞膦酸钠、唑来膦酸、伊班膦酸钠等，这些药物在骨质疏松人群中均具有比较充分的循证医学证据，其中部分药物可降低椎体骨折患者再发骨折的风险。

双膦酸盐类药物安全性：整体安全性良好，少数患者口服双膦酸盐可能发生轻度的胃肠道反应，包括轻度上腹疼痛、反酸等食管炎和胃溃疡症状。因此需要严格按照说明书服用药物。

当患者肌酐清除率低于 35ml/min 时，禁用静脉双膦酸盐，不推荐使用口服双膦酸盐。使用双膦酸盐前，需评估患者肾功能。

下颌骨坏死（osteonecrosis of the jaw，ONJ）和非典型性股骨骨折（atypical femur fracture，AFF）均较罕见，多见于长期、大剂量使用双膦酸盐的患者。高危人群或长期使用的患者应定期随访。

2. 选择性雌激素受体调节剂（selected estrogen receptor modulators，SERM）　临床上主要使用雷洛昔芬。研究提示，雷洛昔芬治疗 36 个月，可使既往有椎体骨折患者再发椎体骨折风险降低 30%，既往无椎体骨折患者椎体骨折风险降低 50%，但并不能降低非椎体骨折风险。常见不良反应包括潮热、下肢痉挛、深静脉栓塞等。

　　3. 雌激素类药物　临床剂型包括雌激素、孕激素及雌孕激素复合制剂。研究发现，雌激素补充治疗 5 年可降低 34% 的临床椎体骨折风险，降低 34% 的髋部骨折风险，降低了 23% 的其他骨折风险，但在 OVCF 人群中应用此类药物降低骨折风险的证据暂缺。雌激素类药物治疗应严格掌握适应证和禁忌证，绝经早期开始使用（60 岁以前或绝经不到 10 年）患者受益更大。使用最低有效剂量，定期（每年）进行安全性评估，特别是针对乳腺和子宫。

　　4. 降钙素　在临床上有鲑鱼降钙素和鳗鱼降钙素。研究提示，鼻喷鲑鱼降钙素 200U/d 可降低 33% 的椎体骨折风险，可使既往有椎体骨折的患者再发椎体骨折风险降低 36%，但不能降低非椎体或髋部骨折风险，而且更高或者更低剂量降钙素对椎体骨折风险亦无降低作用。关于降钙素预防骨折后的骨量丢失，不同研究似乎结论并不一致。此外，降钙素还可用于 OVCF 后的镇痛治疗。不良反应主要包括鼻黏膜刺激、鼻出血及过敏反应等。鉴于既往分析提示，长期使用鲑鱼降钙素有增加恶性肿瘤风险的可能，目前推荐鲑鱼降钙素连续使用时间不超过 3 个月。

　　5. 甲状旁腺素类似物　特立帕肽用于高骨折风险的绝经后骨质疏松症的治疗。经过平均 18 个月的治疗，既往有椎体骨折的绝经后妇女椎体骨折风险可降低 65%，非椎体骨折风险可降低 53%，但尚无降低髋部骨折风险的临床证据。

　　特立帕肽的不良反应包括恶心、眩晕和头痛等，禁用于佩吉特（Paget）病、有骨骼疾病放射治疗史、肿瘤骨转移及高钙血症的患者；禁用于肌酐清除率 < 35ml/min 者；此外也禁用于年龄 < 18 岁和骨骺未闭合的青少年。治疗时间不能超过 24 个月。

　　6. 活性维生素 D 或维生素 D 衍生物　包括 1,25- 二羟维生素 D_3（骨化三醇）和 1α 羟基 D_3（α - 骨化醇），但其在降低骨折风险方面结论并不一致。活性维生素 D 或维生素 D 衍生物更适合老年人肾功能不全及 1α 羟化酶缺乏的患者，但不推荐作为日常补充。此外，治疗骨质疏松症时应定期监测血钙和尿钙水平。

（四）药物治疗相关问题

　　1. 用药时机　OVCF 发生前，已经使用抗骨质疏松药物患者，可以继续使用；既往未使用抗骨质疏松药物者，应在骨折妥善处理、全身状况稳定时，根据病情尽早使用抗骨质疏松药物治疗。

　　2. 治疗疗程　抗骨质疏松治疗药物需要长期、规范使用，治疗过程中规律随访，定期进行相关检查和风险评估。目前普遍推荐口服双膦酸盐治疗 5 年，静脉应用双膦酸盐治疗 3 年后，重新评估患者状况，决定继续用药或进入药物假期。在药物假期中，也需要定期评估患者病情，决定是否重新启动治疗。应用甲状旁腺素类药物的患者，应用时间不超过 24 个月。除双膦酸盐以外的抗骨质疏松药物一旦停药，其治疗效果将消退，因此需要序贯其他治疗，否则会出现骨量流失、骨质量下降等治疗效果消退的情况。

　　3. 对骨折愈合和内植物的影响　骨质疏松性骨折后，应重视积极抗骨质疏松药物治疗，常规剂量规范抗骨质疏松治疗不会影响骨折愈合，但需要早期识别容易发生骨折延迟愈合或不愈合的患者，以便及时进行随访和干预。研究显示，双膦酸盐会使骨痂增大、矿化增加，但骨骼强度及机械力学特性不会受到影响，常规剂量的双膦酸盐不会导致骨折延迟愈合。骨质疏松性骨折内固定手术后，应用双膦酸盐可抑制骨量进一步丢失，提高内固定物稳定性，降低内固定移位发生率；特立帕肽可促进骨痂形成、提高骨痂矿化程度，改善骨骼生物力学特性。

4. 联合治疗与序贯治疗　钙剂和维生素 D 作为骨质疏松症的健康补充剂，需要与抗骨质疏松药物联合使用。通常不建议同时应用相同作用机制的药物进行抗骨质疏松治疗。由于同时应用抑制骨吸收和促进骨形成类药物缺少对骨折疗效的证据，考虑到成本和获益，不建议这两类药物联合使用。此外，可根据患者病情选择不同机制抗骨质疏松药物序贯使用，有研究提示，应用促骨形成药物后序贯使用抑制骨吸收药物，可以预防停药之后骨密度下降及骨折风险的升高。

三、康复治疗

OVCF 患者的康复治疗要考虑到患者骨质量差和骨折愈合缓慢的特点，可根据患者情况采取多种康复措施，包括个性化的康复辅具、疼痛管理、物理疗法和康复训练等。

在不影响骨折制动和骨折愈合的前提下，应指导患者尽早开始康复训练，恢复关节功能，减少肌肉萎缩，增强肌肉力量，缩短卧床时间，减少并发症的发生。微创手术后 12h，患者即可尝试坐起及站立，应采用主动运动与被动运动相结合，以主动运动为主的运动方式。腰背部肌肉力量训练和平衡训练有助于加速患者恢复。

（杨　涛　楼　超）

第三节　椎体成形术 / 后凸成形术

自 Galiebert 于 1987 年首次报道了将经皮椎体成形术（percutaneous vertebroplasty，PVP）成功应用于椎体血管瘤的治疗后，PVP 及经皮椎体后凸成形术（percutaneous kyphoplasty，PKP）被广泛应用于 OVCF，因其具有侵入性小，术后恢复快，能有效缓解疼痛及防止椎体塌陷等优势，目前已成为 OVCF 的重要治疗手段，被越来越多的脊柱外科医师所采用。已有较多研究表明，PVP 和 PKP 在骨质疏松性胸腰椎骨折治疗上要优于常规非手术治疗。

椎体强化填充物的生物兼容性、力学性质、放射密度要求较高，聚甲基丙烯酸甲酯（polymethylmethacrylate，PMMA）是目前椎体强化的主流选择，因为 PMMA 是透射线性的物质，所以常需与硫酸钡等对比剂相混合，来达到其放射密度的需求（图 18-1）。当 PMMA 发生聚合反应时，产生的热量可使混合物体内的温度高达 90℃，这种产热反应可以通过破坏骨髓内神经末梢来达到镇痛的效果。

PVP 即通过向伤椎内注入 PMMA 以稳定椎体，增加椎体活动度并缓解由骨质疏松、转移性肿瘤和血管瘤等引起的急性骨折疼痛。PKP 则是经导针置入球囊，通过球囊扩张使松质骨压紧，抬高终板，球囊支撑后形成的椎体空腔可让 PMMA 在低压力下注入，使注射过程更加可控，减少骨水泥渗漏率，可有效地缓解疼痛，且具有一定的恢复椎体序列的作用。

一、手术指征

（1）骨质疏松性椎体骨折伴有疼痛；
（2）椎体内病变破坏椎体稳定性。

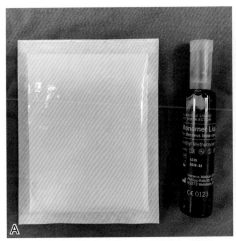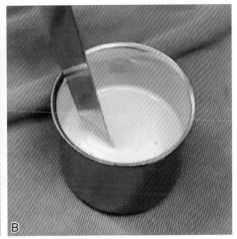

图 18-1　A.骨水泥在聚合前都有两个部分：单体（液态）甲基丙烯酸甲酯（MMA），部分聚合的预聚体（粉末）PMMA；B.混合后的 PMMA

二、绝对禁忌证

（1）败血症；

（2）活动期的骨髓炎或邻近的椎间盘炎；

（3）未纠正的凝血障碍疾病；

（4）骨水泥或对比剂过敏。

三、相对禁忌证

（1）椎体后缘有破裂或后缘骨块向后方移位造成神经功能障碍；

（2）硬膜外肿瘤明显侵及椎管；

（3）活动性全身性感染；

（4）患者接受非手术治疗后有效；

（5）骨质疏松患者的预防性治疗。

四、手术步骤

（一）PVP 的手术步骤

（1）在患者可以充分配合的情况下，麻醉方式可选择全身麻醉或局部浸润麻醉。麻醉状态稳定后，患者被置于俯卧位，常规消毒及铺巾。

（2）在 C 形臂 X 线机透视引导下，单侧或双侧穿刺针经皮穿刺至椎体表面，后经椎弓根到达椎体前 1/3 近中线处（图 18-2）。

（3）按推荐比例混合 PMMA 聚合物（粉末）和单体（流体），逐渐搅拌至混合物呈牙膏状。

（4）撤出导芯，在 C 形臂 X 线机透视引导下，将尚处于牙膏状态的 PMMA 注入椎体，椎体两侧可分别注入 1～4ml 的 PMMA（图 18-3）。当椎体内骨水泥注入量满意且分布均匀，或者一旦出现骨水泥渗漏时，应马上停止注射。等骨水泥坚硬后取出套管针，伤口包扎。

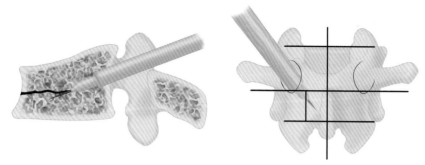

图 18-2　导针置入椎体

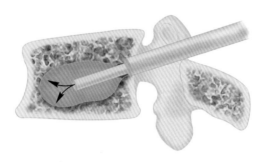

图 18-3　撤出导芯，注入骨水泥

（二）PKP 的手术步骤

椎体后凸成形术的置针方式同椎体成形术，穿刺针通过椎体后壁水平后，球囊经套管针伸入椎体，向球囊内注入碘海醇造成球囊膨胀，使椎体内出现空腔，抬高终板，椎体高度恢复满意后，抽回碘海醇并撤出球囊，然后将牙膏状 PMMA 经导针注入椎体空腔，椎体两侧可分别注入 2 ～ 6ml 的 PMMA （图 18-4）。

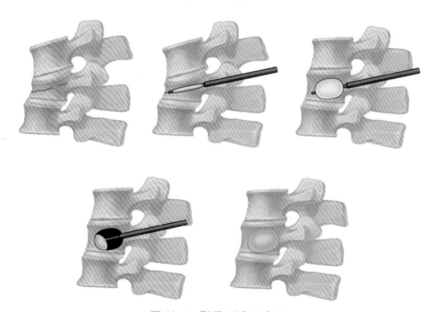

图 18-4　PKP 手术示意图

目前临床研究中对于 PVP 和 PKP 在疼痛缓解及功能改善方面的疗效对比上仍未得到一致的意见。Kim 等研究认为，两种术式在改善 VAS 评分及 ODI 指数上有相近的结果，而在后凸角矫正及椎体高度恢复方面，PKP 要明显优于 PVP。也有研究指出，PKP 易造成皮质骨或终板骨折，松质骨挤压后再塌陷，球囊破裂，术后短暂性痛觉过敏等风险，且手术时间更长，患者所受的刺激及不适感加重。

（柳世杰　陈振中）

第四节　并发症及其预防

PVP 及 PKP 已被广泛应用于骨质疏松骨折的治疗中，随着应用病例的增加，相关并发症的临床报道也陆续增多。本节将介绍 PVP 及 PKP 的各种并发症及其预防措施。

一、并发症

（一）局部疼痛

发生一过性局部疼痛加重的症状相对少见，发生该症状的主要原因是骨水泥聚合作用发热引起的局部无菌性炎症刺激。局部疼痛可能会在手术后数小时或数天内出现，持续时间通常小于 72h。对症状在短时间内未能消退者，应用非甾体类镇痛药物治疗可取得满意效果。

（二）全身反应

在 PVP 及 PKP 术中可能会出现全身反应。Vasconcelos 等报道了 1 例注射 PMMA 的 OVCF 患者不久后出现血压迅速下降的病例。亦有报道髋关节置换术中注射 PMMA 后出现全身反应的病例。其致病机制包括游离的组织碎片或骨髓引起肺栓塞，神经源性反射及骨水泥单体产生的直接毒性或血管舒张作用。

（三）骨水泥渗漏

骨水泥渗漏是 PVP 及 PKP 术中较常见的一种并发症。骨水泥可渗漏到多种解剖间隙，包括穿刺通道，椎前软组织及椎管。它也可能渗漏到椎间盘、椎前静脉、硬膜外静脉、节段静脉、下腔静脉、主动脉和肺等。

大部分椎前软组织骨水泥渗漏几乎无症状。椎间盘渗漏比较常见，尤其是在严重椎体骨折的病例中。Peh 等报道了 35% 的严重椎体塌陷患者出现椎间盘渗漏，且渗漏的发生与椎体塌陷的形状无明显相关，椎间盘渗漏一般无症状，但可能会增加相邻椎体持续的应力。骨水泥静脉渗漏也有不少报道，骨水泥栓子可通过静脉回流进一步导致肺栓塞、心脏穿孔，甚至死亡。

（四）感染

PVP 及 PKP 术后发生感染的概率并不低，可能的原因：一是初次诊断时将化脓性脊柱炎误诊为骨质疏松椎体骨折；二是患者合并其余部位感染，细菌经血行传播至手术椎体。因此，椎体成形术前应明确诊断，同时应尽可能地排除一切感染源，甚至泌尿系统与肺部感染。

（五）再骨折

术后再骨折是椎体强化术重要并发症之一。有文献报道，约 20% 的患者在 PVP 及

PKP 术后 1 年内再发骨折。关于导致术后再骨折的相关因素也有许多报道，主要包括骨折史、年龄、骨密度、骨水泥渗漏、椎体裂隙、Cobb 角、椎体前缘高度和 BMI 等，但目前尚不明确 PVP 及 PKP 术后再骨折是由于骨质疏松症的自然病程还是手术因素所导致。

（六）心血管系统栓塞

发生骨水泥渗漏时，18% ～ 24% 的患者 PMMA 可渗漏到静脉系统，出现多种并发症。渗漏的骨水泥可进一步随血流到达右心室和肺动脉，轻则无症状，重则可出现晕厥甚至危及生命，如急性呼吸窘迫或心脏压塞，最常见的症状是胸痛和呼吸困难。

PMMA 聚合不足、穿刺针进入椎基静脉、骨水泥黏度低、椎体过度填充都可能是骨水泥心血管系统栓塞的危险因素。

心血管栓塞的发生率尚不清楚。轻微的栓塞通常是无症状的，因此在影像学研究中骨水泥栓塞可能是偶然发现的。多达 72% ～ 82% 的病例可发生椎旁间隙或硬膜外 / 椎旁静脉渗漏。如果患者发生持续不缓解的胸痛胸闷等症状，需考虑是否存在骨水泥心脏栓塞和肺栓塞的可能（图 18-5，图 18-6）。

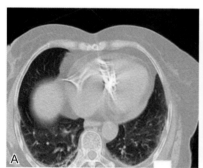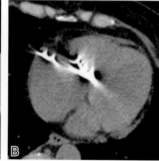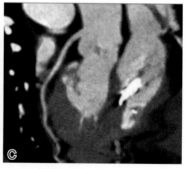

图 18-5　胸部 CT 和冠状动脉造影显示心脏有多个致密和条状图像

引自：Mills S，Pizones J，Merino Rueda LR，et al，2022. Cardiac Cement Embolism After Thoracic Kyphoplasty：Successful Conservative Treatment With 4-Year Follow-Up[J]. Int J Spine Surg，16（1）：27-32.

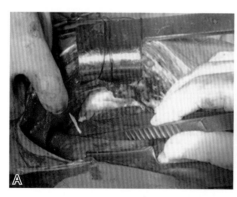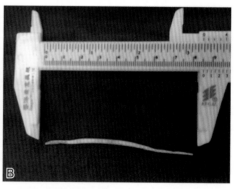

图 18-6　术中照片（A）；取出的骨水泥（B）

引自：姜效韦，马超，孟磊，等，2022. 经皮椎体成形术后继发心脏骨水泥栓塞，心脏穿孔 1 例报告 [J]. 实用骨科杂志，28（1）：90-91.

少数发生心脏内骨水泥栓子的患者，如没有晕厥等严重症状，可不需要手术，选择抗凝治疗和临床随访即可。有报道显示，在超声心动图中发现右心房栓子后，经心血管专科医师指导，开始使用华法林抗凝，直至骨水泥栓子上皮化，在部分病例中，华法林抗凝治疗也可用低分子量肝素替代。骨水泥栓子上皮化在机制和血流动力学方面与动脉支架植入术后的新生内膜生长相似，因此，随访 3 个月后，PMMA 引发血栓形成的可能性将明显减少。

　　而有严重症状的病例可采用开放手术或微创介入手术进行治疗。通常右心房受累有临床症状的患者可通过介入治疗取出栓子，而右心室受累或心室壁穿孔的患者则需通过开放手术进行治疗。值得注意的是，介入手术取栓可能引发进一步的血栓碎片和远端血管栓塞等并发症。

二、并发症的预防

（一）基本条件

　　椎体强化术的安全性是一个多因素问题，如适应证的选择，对椎体、神经和血管解剖结构的良好理解，高质量的术中 X 线透视监测等，都是提高操作安全性的关键方法。

（二）穿刺路径及定位

　　穿刺路径的选择要点（图 18-7）

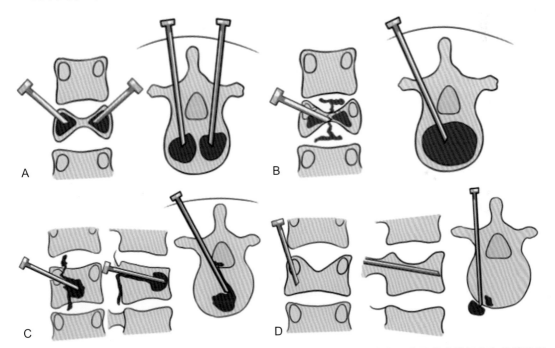

图 18-7　双侧（A）和单侧（B）经椎弓根椎体骨水泥填充的对比图，单侧技术更容易发生椎间盘和静脉渗漏；错误的穿刺（C）；穿刺针针尖错误的位置与方向（D）

引自：Laredo JD，Hamze B，2005. Complications of percutaneous vertebroplasty and their prevention[J]. Semin Ultrasound CT MR，26（2）：65-80.

　　（1）穿刺针置入时，腰椎应选择经椎弓根入路，而胸椎的进针点应选择肋椎交界处。

　　（2）首选双侧入路而不是单侧入路，特别是在骨水泥渗漏风险较高的情况下，如合并严重的椎体塌陷、中央型椎间盘突出等。

　　（3）双侧入路可将两侧针尖放置在椎体的外侧，此时注射骨水泥时所需的压力更小。

（4）尽量将穿刺针尖置于未骨折的终板下方，以减少椎间盘渗漏的风险。

（5）当椎体塌陷较轻时，尽量避免将针尖放置在静脉丰富的椎体中部。

（6）穿刺针不要刺破椎弓根的内壁。

（7）在椎体严重塌陷时，穿刺针针尖应尽量靠近前半部椎体，才能使椎体骨水泥进行有效填充。

（8）在伴有真空现象或裂隙征的椎体中，穿刺针针尖需到达真空或裂隙区域，使其得到充分有效填充。

（三）骨水泥注射

注射过程中发生骨水泥渗漏时需立即停止注射以避免发生相关并发症。以下预防措施有助于减少骨水泥外渗。

（1）冷藏甲基丙烯酸甲酯（粉末）和单体（流体）可以使 PMMA 聚合时间更长。

（2）必须按推荐比例混合聚甲基丙烯酸甲酯聚合物（粉末）和单体（流体）。

（3）甲基丙烯酸甲酯粉末和单体混合后，需以每秒一圈的速度搅拌混合物，过快的搅拌速度会加速骨水泥的硬化。

（4）搅拌骨水泥至有牙膏的稠度时才可开始注入。

（5）当观察到骨水泥在针的末端成形呈牙膏状时，为注射适宜时机。

（6）在椎体内血管丰富的区域，建议初期先用 30～60s 在椎体中注射少量骨水泥，以减少渗漏的危险。

（7）在骨水泥渗漏的情况下，立即停止注射，待骨水泥变硬后，再重新穿刺。

（8）不要尝试过分填充椎体，其临床结果与注射的骨水泥量并非完全呈正相关。

总之，骨水泥渗漏是椎体强化术比较常见的现象，对此并发症的预防是一个多因素的问题，涉及操作中所有步骤，包括骨水泥的准备、穿刺路径的选择和骨水泥的注射过程。因此，在实施椎体成形术时，需要严密观察患者在手术中和手术后的生命体征变化及有无不良反应产生。

（黄文君　陈　剑）

主要参考文献

杨惠林，刘强，唐海，2018. 骨质疏松性椎体压缩骨折规范化诊治白皮书 [J]. 中华医学杂志，98(11).

印平，马远征，马迅，等，2015. 骨质疏松性椎体压缩性骨折的治疗指南 [J]. 中国骨质疏松杂志，21(6):643-648.

中华医学会骨科学分会，2022. 骨质疏松性骨折诊疗指南 (2022 年版)[J]. 中华骨科杂志，42(22):1473-1491.

中华医学会骨质疏松和骨矿盐疾病分会，2017. 原发性骨质疏松症诊疗指南 (2017)[J]. 中华骨质疏松和骨矿盐疾病杂志，10(5):413-444.

Álvarez L, Pérez-Higueras A, Granizo JJ, et al, 2005. Predictors of outcomes of percutaneous vertebroplasty for osteoporotic vertebral fractures[J]. Spine(Phila Pa 1976), 30(1):87-92.

Amar AP, Larsen DW, Esnaashari N, et al, 2001. Percutaneous transpedicular polymethylmethacrylate vertebroplasty for the treatment of spinal compression fractures[J]. Neurosurgery, 49(5):1105-1114.

Ameis A, Randhawa K, Yu H, et al, 2018. The Global Spine Care Initiative:a review of reviews and recommendations for the non-invasive management of acute osteoporotic vertebral compression fracture pain in low- and middle-income communities[J]. Eur Spine J, , 27(6):861-869.

Aparisi F, 2016. Vertebroplasty and kyphoplasty in vertebral osteoporotic fractures[J]. Semin Musculoskelet Radiol, 20(4):382-391.

Arnáiz-García ME, Dalmau-Sorlí MJ, González-Santos JM, 2014. Massive cement pulmonary embolism during percutaneous vertebroplasty[J]. Heart, 100(7):600.

Arnala IO, 2012. Salmon calcitonin(miacalcic NS 200 IU)in prevention of bone loss after hip replacement[J]. Scand J Surg, 101(4):249-254.

Belkoff SM, Mathis JM, Erbe EM, et al, 2000. Biomechanical evaluation of a new bone cement for use in verte-broplasty[J]. Spine(Phila Pa 1976), 25(9):1061-1064.

Black DM, Delmas PD, Eastell R, et al, 2007. Once-yearly zoledronic acid for treatment of postmenopausal os-teoporosis[J]. N Engl J Med, 356(18):1809-1822.

Black DM, Thompson DE, Bauer DC, et al, 2000. Fracture risk reduction with alendronate in women with oste-oporosis:the fracture intervention trial[J]. J Clin Endocrinol Metab, 85(11):4118-4124.

Buchbinder R, Osborne RH, Ebeling PR, et al, 2009. A randomized trial of vertebroplasty for painful osteopo-rotic vertebral fractures[J]. N England J Med, 361(6):557-568.

Camacho PM, Petak SM, Binkley N, et al, 2016. American association of clinical endocrinologists/american college of endocrinology clinical practice guidelines for the diagnosis and treatment of postmenopausal oste-oporosis[J]. Endocr Pract, 22(9):1111-1118.

Chandra RV, Maingard J, Asadi H, et al, 2018. Vertebroplasty and kyphoplasty for osteoporotic vertebral frac-tures:what are the latest data[J]? Am J Neuroradiol, 39(5):798-806.

Chandra RV, Yoo AJ, Hirsch JA, 2013. Vertebral augmentation:update on safety, efficacy, cost effectiveness and increased survival[J]? Pain physician, 16(4):309-320.

Chesnut CH, Silverman S, Andriano K, et al, 2000. A randomized trial of nasal spray salmon calcitonin in post-menopausal women with established osteoporosis:the prevent recurrence of osteoporotic fractures study[J]. Am J Med, 109(4):267-276.

Chesnut CH, Skag A, Christiansen C, et al, 2004. Effects of oral ibandronate administered daily or intermittent-ly on fracture risk in postmenopausal osteoporosis[J]. J Bone Mineral Res, 19(8):1241-1249.

Cloft HJ, Easton DN, Jensen ME, et al, 1999. Exposure of medical personnel to methylmethacrylate vapor during percutaneous vertebroplasty[J]. AJNR Am J Neuroradiol, 20(2):352-353.

Cortet B, Cotten A, Boutry N, et al, 1999. Percutaneous vertebroplasty in the treatment of osteoporotic vertebral compression fractures:an open prospective study[J].J Rheumatol, 26(10):2222-2228.

Cosman F, de Beur SJ, LeBoff MS, et al, 2014. Clinician's guide to prevention and treatment of osteoporosis[J]. Osteoporos Int, 25(10):2359-2381.

Cotten A, Boutry N, Cortet B, et al, 1998. Percutaneous vertebroplasty:state of the art[J]. RadioGraphics, 18(2):311-320.

Cotten A, Dewatre F, Cortet B, et al, 1996. Percutaneous vertebroplasty for osteolytic metastases and myelo-ma:effects of the percentage of lesion filling and the leakage of methyl methacrylate at clinical follow-up[J]. Radiology, 200(2):525-530.

Cyteval C, Sarrabère MP, Roux JO, et al, 1999. Acute osteoporotic vertebral collapse:open study on percutaneous injection of acrylic surgical cement in 20 patients[J]. AJR Am J Roentgenol, 173(6):1685-1690.

Dash A, Brinster DR, 2011. Open heart surgery for removal of polymethylmethacrylate after percutaneous ver-tebroplasty[J].Ann Thorac Surg, 91(1):276-278.

Deramond H, Depriester C, Galibert P, et al, 1998. Percutaneous vertebroplasty with polymethylmethacrylate. Technique, indications, and results[J].Radiol Clin North Am, 36(3):533-546.

Eastell R, Walsh JS, Watts NB, et al, 2011. Bisphosphonates for postmenopausal osteoporosis[J]. Bone, 49(1):82-88.

Galibert P, Deramond H, Rosat P, et al, 1987. Preliminary note on the treatment of vertebral angioma by percutaneous acrylic vertebroplasty[J]. Neurochirugie, 33(2):166-168.

Garfin SR, Yuan HA, Reiley MA, 2001. Kyphoplasty and vertebroplasty for the treatment of painful osteoporotic compression fractures[J].Spine(Phila Pa 1976), 26(14):1511-1515.

Gaughen JRJ, Jensen ME, Schweickert PA, et al, 2002. Relevance of antecedent venography in percutaneous vertebroplasty for the treatment of osteoporotic compression fractures[J]. AJNR Am J Neuroradiol, 23(4):594-600.

Gosev I, Nascimben L, Huang PH, et al, 2013. Right ventricular perforation and pulmonary embolism with polymethylmethacrylate cement after percutaneous kyphoplasty[J]. Circulation, 127(11):1251-1253.

Harris ST, Watts NB, Genant HK, et al, 1999. Effects of risedronate treatment on vertebral and nonvertebral fractures in women with postmenopausal osteoporosis:a randomized controlled trial[J]. JAMA, 282(14):1344-1352.

Herkowitz H, Garfin S, Eismont Frank, et al, 2016. 罗思曼 - 西蒙尼脊柱外科学 [M].6 版 . 党耕町，刘忠军，张凤山，等，译 . 北京：北京大学医学出版社 .

Jensen ME, Evans AJ, Mathis JM, et al, 2017. Percutaneous polymethylmethacrylate vertebroplasty in the treatment of osteoporotic vertebral body compression fractures:technical aspects[J]. AJNR Am J Neuroradiol, 18(10):1897-1904.

Kallmes DF, Comstock BA, Heagerty PJ, et al, 2009. A randomized trial of vertebroplasty for osteoporotic spinal fractures[J].N Engl J Med, 361(6):569-579.

Karachalios T, Lyritis GP, Kaloudis J, et al, 2004. The effects of calcitonin on acute bone loss after pertrochanteric fractures:a prospective, randomised trial[J].Bone Joint J, 86(3):350-358.

Kaufman JM, Palacios S, Silverman S, et al, 2013. An evaluation of the Fracture Risk Assessment Tool(FRAX®) as an indicator of treatment efficacy:the effects of bazedoxifene and raloxifene on vertebral, nonvertebral, and all clinical fractures as a function of baseline fracture risk assessed by FRAX®[J].Osteoporos Int, 24(10):2561-2569.

Kessler MJ, Kupper JL, Brown RJ, 1977. Accidental methyl methacrylate inhalation toxicity in a rhesus monkey(Macaca mulatta)[J]. Lab Anim Sci, 27(3):388-390.

Kim HT, Kim YN, Shin HW, et al, 2013. Intracardiac foreign body caused by cement leakage as a late complication of percutaneous vertebroplasty[J]. Korean J Intern Med, 28(2):247-250.

Kim MH, Lee AS, Min SH, et al, 2011. Risk factors of new compression fractures in adjacent vertebrae after percutaneous vertebroplasty[J]. Asian Spine J 5(3):180-187.

Komemushi A, Tanigawa N, Kariya S, et al, 2006. Percutaneous vertebroplasty for osteoporotic compression fracture:multivariate study of predictors of new vertebral body fracture[J]. Cardiovasc Intervent Radiol, 29(4):580-585.

Krueger A, Bliemel C, Zettl R, et al, 2009. Management of pulmonary cement embolism after percutaneous vertebroplasty and kyphoplasty:a systematic review of the literature[J]. Eur Spine J, 18(9):1257-1265.

Lim KJ, Yoon SZ, Jeon YS, et al, 2007. An intraatrial Thrombus and pulmonary thromboembolism as a late complication of percutaneous vertebroplasty[J]. Anesth Analg, 104(4):924-926.

Lu K, Liang CL, Hsieh CH, et al, 2012. Risk factors of subsequent vertebral compression fractures after vertebroplasty[J]. Pain Med, 13(3):376-382.

Ma X, Xing D, Ma J, et al, 2013. Risk factors for new vertebral compression fractures after percutaneous vertebroplasty:qualitative evidence synthesized from a systematic review[J]. Spine(Phila Pa 1976), 38(12):E713-E722.

Majumdar SR, Kim N, Colman I, et al, 2005. Incidental vertebral fractures discovered with chest radiography in the emergency department:prevalence, recognition, and osteoporosis management in a cohort of elderly patients[J]. Arch Intern Med, 165(8):905-909.

Maraka S, Kennel KA, 2015. Bisphosphonates for the prevention and treatment of osteoporosis[J]. BMJ, h3783.

Martin DJ, Rad AE, Kallmes DF, 2012. Prevalence of extravertebral cement leakage after vertebroplasty:procedural documentation versus CT detection[J]. Acta Radiol, 53(5):569-572.

McLaughlin RE, Barkalow JA, Allen MS, 1979. Pulmonary toxicity of methyl methacrylate vapors:an environmental study[J]. Arch Environ Health, 34(5):336-338.

Minelli C, Kikuta A, Tsud N, et al, 2008. A micro-fluidic study of whole blood behaviour on PMMA topographical nanostructures[J]. J Nanobiotechnology, 6:3.

Neer RM, Arnaud CD, Zanchetta JR, et al, 2001. Effect of parathyroid hormone(1-34)on fractures and bone mineral density in postmenopausal women with osteoporosis[J]. N Engl J Med, 344(19):1434-1441.

Pannirselvam V, Hee HT, 2014. Asymptomatic cement embolism in the right atrium after vertebroplasty using high-viscosity cement:a case report[J]. J Orthop Surg(Hong Kong), 22(2):244-247.

Peebles DJ, Ellis RH, Stride SD, et al, 1972. Cardiovascular effects of methylmethacrylate cement[J]. Br Med J, 1(5796):349-351.

Peh WC, Gilula LA, Peck DD, 2002. Percutaneous vertebroplasty for severe osteoporotic vertebral body compression fractures[J]. Radiology, 223(1):121-126.

Phillips H, Cole PV, Lettin AW, 1971. Cardiovascular effects of implanted acrylic bone cement[J]. Br Med J, 3(5772):460-461.

Rossouw JE, Anderson GL, Prentice RL, et al, 2002. Risks and benefits of estrogen plus progestin in healthy postmenopausal women:principal results from the women's health initiative randomized controlled trial[J]. JAMA, 288(3):321-333.

Savage JW, Schroeder GD, Anderson PA, 2014. Vertebroplasty and kyphoplasty for the treatment of osteoporotic vertebral compression fractures[J]. J Am Acad Orthopaed Surg, 22(10):653-664.

Silverman SL, Kupperman ES, Bukata SV, et al, 2016. Fracture healing:a consensus report from the International Osteoporosis Foundation Fracture Working Group[J].Osteoporos Int, 27(7):2197-2206.

Siris ES, Genant HK, Laster AJ, et al, 2007. Enhanced prediction of fracture risk combining vertebral fracture status and BMD[J]. Osteoporos Int, , 18(6):761-770.

Sun HB, Jing XS, Liu YZ, et al, 2018. The optimal volume fraction in percutaneous vertebroplasty evaluated by pain relief, cement dispersion, and cement leakage:a prospective cohort study of 130 patients with painful osteoporotic vertebral compression fracture in the thoracolumbar vertebra[J]. World Neurosurg, 114:e677-e688.

Takahara K, Kamimura M, Moriya H, et al, 2016. Risk factors of adjacent vertebral collapse after percutaneous vertebroplasty for osteoporotic vertebral fracture in postmenopausal women[J]. BMC Musculoskelet Disord, 17:12.

Tan WL, Low SL, Shen L, et al, 2015. Osteoporotic hip fractures:10-year review in a Singaporean hospital[J]. J Orthop Surg(Hong Kong), 23(2):150-154.

Tran I, Gerckens U, Remig J, et al, 2013. First report of a life-threatening cardiac complication after percutaneous balloon kyphoplasty[J]. Spine(Phila Pa 1976), 38(5):E316-E318.

Tsoumakidou G, Too CW, Koch G, et al, 2017. CIRSE guidelines on percutaneous vertebral augmentation[J]. Cardiovas Intervent Radiol, 40(3):331-342.

Uppin AA, Hirsch JA, Centenera LV, et al, 2003. Occurrence of new vertebral body fracture after percutaneous vertebroplasty in patients with osteoporosis[J]. Radiology, 226(1):119-124.

Vasconcelos C, Gailloud P, Beauchamp NJ, et al, 2002. Is percutaneous vertebroplasty without pretreatment venography safe? Evaluation of 205 consecutives procedures[J]. AJNR Am J Neuroradiol, 23(6):913-917.

Vasconcelos C, Gailloud P, Martin JB, et al, 2001. Transient arterial hypotension induced by polymethylmethacrylate injection during percutaneous vertebroplasty[J]. J Vasc Interv Radiol, 12(8):1001-1002.

Wagner AL, Baskurt E, 2006. Refracture with cement extrusion following percutaneous vertebroplasty of a large interbody cleft[J]. AJNR Am J Neuroradiol, 27(1):230-231.

Weill A, Chiras J, Simon JM, et al, 1996. Spinal metastases:indications for and results of percutaneous injection of acrylic surgical cement[J]. Radiology, 199(1):241-247.

Wong HY, Vidovich MI, 1997. Acute bronchospasm associated with polymethylmethacrylate cement[J]. Anesthesiology, 87(3):696-698.

Wong W, Mathis J, 2002. Is intraosseous venography a significant safety measure in performance of vertebroplasty?[J]. J Vasc Interv Radiol, 13(2 Pt 1):137-138.

Yokoyama K, Kawanishi M, Yamada M, et al, 2017. Long-term therapeutic effects of vertebroplasty for painful vertebral compression fracture:a retrospective comparative study[J]. Br J Neurosurg, 31(2):184-188.

Zafeiris CP, Lyritis GP, Papaioannou NA, et al, 2012. Hypovitaminosis D as a risk factor of subsequent vertebral fractures after kyphoplasty[J]. Spine J, 2(4):304-312.

Zhao JG, Zeng XT, Wang J, et al, 2017. Association between calcium or vitamin D supplementation and fracture incidence in community-dwelling older adults[J]. JAMA, 318(24):2466.

第 19 章

19

几种特殊类型的胸腰椎骨折

第一节　老年胸腰椎爆裂骨折

与普通的成年人胸腰椎爆裂骨折相比，老年胸腰椎爆裂骨折的特征是骨质疏松和椎体爆裂，它的治疗比其他椎体骨折更为复杂和更具挑战性。本节介绍老年胸腰椎爆裂骨折的治疗。

一、非手术治疗

传统非手术治疗包括卧床、垫枕复位、支具固定及抗骨质疏松等治疗，老年人多合并各种慢性疾病，若采用卧床等治疗，容易引发相关并发症，如深静脉血栓、坠积性肺炎、压疮和泌尿系感染等，对患者的生存质量造成严重影响，甚至会危害患者的生命。并且随着卧床制动时间的延长，骨量也进一步丢失，加重骨质疏松的程度，造成骨折—骨质疏松—再骨折的恶性循环。并且佩戴胸腰椎支具的不适感通常使得一些老年患者难以每日坚持，最终导致非手术治疗失败。

因为老年胸腰椎爆裂骨折的非手术治疗常疗效不佳，远近期并发症多，所以临床上非手术治疗的选择已逐渐减少。而手术治疗可以帮助患者早期下床活动，不仅改善了患者的生活质量，还在一定程度上避免了因非手术治疗而产生的并发症。

二、手术治疗

（一）后路手术

1. 经皮椎体成形术（PVP）或后凸成形术（PKP）　目前，PVP 或 PKP 主要用于治疗骨质疏松性压缩骨折、椎体骨髓瘤和转移瘤，能够迅速缓解疼痛，促进患者早期下床活动进行功能锻炼，有效预防长期卧床导致的并发症。然而老年爆裂骨折由于椎体后壁破损，行 PVP 或 PKP 可能会使骨折碎块移位至椎管，同时发生骨水泥向椎管内渗漏导致神经损伤的概率增加，并且复位得不到有效支撑，会引起伤椎再骨折（图 19-1）。既往研究报道，老年胸腰椎爆裂骨折椎体后壁骨折是骨水泥渗漏的危险因素。所以 PVP 或 PKP 被认为是治疗老年胸腰椎爆裂骨折的相对禁忌证。虽然也有一些文献研究报道认为 PKP 治疗老年胸腰椎爆裂骨折是有效且安全的，可以减少脊柱开放手术的需求和风险，但是我们认为临床上老年胸腰椎爆裂骨折选择 PVP 或 PKP 要非常慎重。

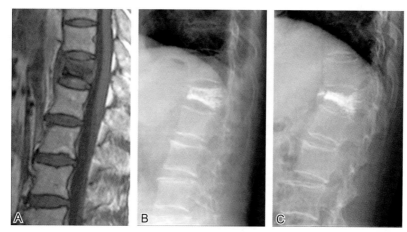

图 19-1　患者，女性，66 岁，T₁₂椎体骨质疏松性爆裂骨折行单纯 PKP 手术，术后发生伤椎再骨折

A. 术前 MRI；B. 术后即刻侧位 X 线片；C. 术后 35 个月随访侧位 X 线片显示伤椎再骨折

　　2. 单纯椎弓根螺钉内固定　采用单纯后路椎弓根钉内固定术的主要目的是纠正畸形、稳定脊柱、尽快恢复患者的功能。然而在治疗老年骨质疏松胸腰椎爆裂骨折手术中，单纯采用经椎弓根内固定系统复位，虽然能够部分恢复椎体高度，但是在术中复位时容易发生螺钉切割，且复位后的伤椎会形成"蛋壳"现象，使椎体缺乏结构及生物力学强度，增加了断钉、断棒及后凸畸形的发生率。

　　3. 椎弓根螺钉内固定联合 PVP 或 PKP　单纯椎弓根螺钉内固定治疗老年爆裂骨折时，虽然可以获得部分的复位，但是因为老年患者骨质疏松而出现椎体"蛋壳"样改变，最终导致螺钉松动，迟发后凸畸形的发生率较高。笔者团队在 10 多年前利用经皮微创后路椎弓根螺钉内固定联合 PKP 治疗老年骨质疏松性胸腰椎爆裂骨折，相关的临床研究发表在 2013 年 *European Spine Journal* 上。本研究比较分析了椎弓根螺钉内固定联合 PKP 和单纯 PKP 在治疗老年胸腰椎爆裂骨折的疗效差异，经过两年的随访，联合手术组的 ODI 和 VAS 评分具有更好的改善率，此外联合手术组术后后凸角度矫正优于对照组，术后矫正丢失也明显减少，微创椎弓根螺钉内固定联合 PKP 是治疗老年胸腰椎爆裂骨折的一种有效手段（图 19-2）。

　　4. 椎弓根螺钉内固定联合钉道强化　单纯椎弓根螺钉内固定在骨量低的患者中不能提供足够的支撑力，内固定失败率较高。为了加强内固定的把持力，多种螺钉及置钉技术得以研发，其中联合骨水泥的钉道强化技术得到临床运用，多项研究证实其可增强 2 ～ 5 倍的把持力。椎弓根螺钉钉道强化的优点是整个螺钉通道都可以充满骨水泥，目前主要有两种强化螺钉的方式：一种是空心螺钉，先拧入螺钉，再向其注入骨水泥；另一种是传统螺钉，需要先注入骨水泥后再立即拧入螺钉。这两种方法都能有效地增加骨质疏松症患者的支撑强度，在一定程度上降低了内固定失败率。然而也有学者提出，与钉道强化的椎弓根螺钉内固定术相比，椎弓根螺钉内固定联合 PVP 或 PKP 具有更有效的缓解疼痛、复位骨折、矫正后凸畸形、防止矫形丢失和恢复脊柱功能等优点，是更为理想的手术方法。

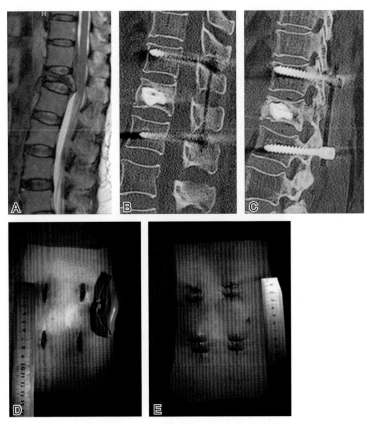

图 19-2　患者，女性，68 岁，交通伤致 T$_{12}$ 椎体骨质疏松性爆裂骨折，无神经症状，行微创椎弓根内固定联合 PKP 手术治疗

A. 术前 MRI 显示椎体爆裂骨折，骨折块突入椎管；B. 术后即刻矢状位 CT 显示伤椎复位良好，骨水泥填充满意，无渗漏；C. 术后；两年余随访矢状位 CT 显示内固定无明显松动，骨水泥位置良好；D、E. 手术切口体表照片

（二）前路手术或前后路联合手术

老年胸腰椎爆裂骨折患者通常骨质疏松严重，单纯前路手术存在内固定失败、并发症高的缺陷，同时前路手术和前后路联合手术因手术创伤大、围手术期风险高，对术者的技术要求较高等其他因素，并没有在临床上广泛开展。加之老年患者体质差，合并内科疾病多，可能无法耐受前路或前后路联合手术。

综上所述，老年胸腰椎爆裂骨折的治疗既要考虑骨质疏松患者身体状况及卧床的风险，又要考虑内固定失败的可能，还要考虑爆裂骨折该如何处理。现阶段微创椎弓根螺钉内固定联合 PVP 或 PKP 这一术式相对被更多脊柱外科医师所接受，其疗效确切且安全。当然，老年胸腰椎爆裂骨折在选择手术策略时还是需要遵循个体化原则，围手术期需注意积极预防并发症的发生，同时积极抗骨质疏松治疗。

（方佳伟　楼　超）

第二节　儿童胸腰椎骨折

儿童胸腰椎骨折占脊柱骨折的比例不足 1%，其中压缩或爆裂骨折占 10% ～ 14%，与性别无关。与成人相比，由于儿童脊柱的弹性和可压缩性更大，儿童脊柱创伤导致骨折的可能性较小。但是由于儿童的肌肉和韧带等支持结构较弱，创伤的力量可被更直接、更严重地转移到周围相关的神经和软组织结构中。因此，儿童胸腰椎骨折的解剖学、损伤模式、影像学表现和处理方法都需要特别关注。

一、儿童脊柱解剖学的独特特点

与成人不同，儿童的脊柱是处于生长发育过程的。对儿童胸腰椎损伤的评估应考虑其关节突关节小、活动能力大、稳定性低、韧带松弛和椎体不完全骨化等特点。在高应力下，成人的脊柱更容易发生骨折和韧带撕裂，而儿童脊柱因其弹性更大，在损伤后更容易恢复到正常序列。

二、儿童胸腰椎骨折的类型

（一）压缩骨折

压缩骨折是儿童胸腰椎骨折中最常见的类型。儿童未成熟的椎体使得其更容易发生压缩骨折，机制为低能量轴向应力损伤脊柱前柱。大多数骨折导致的椎体高度丢失小于 30%，当高度丢失超过 50% 应通过 MRI 及时评估后方韧带复合体（PLC）是否损伤。大部分压缩骨折无须手术干预，有轻微高度丢失的骨折也可通过非手术治疗恢复。对于生物力学上稳定的骨折，且没有神经系统的损伤，通常采用胸腰骶骨支具（TLSO）治疗 8 ～ 12 周。

（二）爆裂骨折

与压缩骨折相比，爆裂骨折伴有高能量创伤，使得髓核进入椎体，导致前柱、中柱骨折。在年龄较小的儿童中，这些骨折同时会损伤骨骺，导致其过早融合。爆裂骨折是不稳定的，常与神经损伤有关。CT 是首选的初始诊断方式，可以评估骨折和椎管占位的程度。除此之外，MRI 可以更好地显示神经结构，包括脊髓和可能受到影响的神经根，以及评估 PLC 的稳定性。

爆裂骨折的手术治疗，除了需通过内固定进行稳定外，还需根据是否存在神经损伤或椎管占位来判断是否需要减压。在成人中，不稳定性脊柱骨折的手术治疗通常需要固定伤椎上、下各两个节段，然而在儿童中，长时间的脊柱固定可能导致躯干生长发育迟缓和脊柱畸形。从生长发育和减少手术并发症的角度来看，尽量减少固定和融合的范围非常重要。

（三）环状骨突的骨折

环状骨突是椎体终板的次生骨化中心。在儿童时，环状骨突通过软骨层和椎体其余部分相连接，是一个薄弱的区域，在 18 岁左右才完全骨化。其损伤后的临床表现最常见的是腰痛和下肢根性疼痛，类似于成人的腰椎间盘突出，也可表现为间歇性跛行，下肢麻木无力甚至大小便功能障碍等。因突出的椎体后缘所致的压迫持续存在，故非手术治疗通常无效。

（四）Chance 骨折

在成人中这类损伤可以是单纯韧带受损、单纯骨质损伤或二者兼有。而在儿童中，因其脊柱前柱中特有的环状骨突，Chance 骨折常发生在此处。

正如压缩骨折的处理原则，稳定的损伤可采用石膏或胸腰骶支具加以固定，维持充分的复位。不稳定性的损伤治疗原则同合并脊髓损伤的骨折一样，建议采用后路器械固定并融合，融合范围包括损伤部位上下各 1 个椎体。

（五）脊柱滑脱或峡部裂

脊柱滑脱或峡部裂常见于儿童运动员中，发育未成熟的脊柱受到轴向负荷可能导致下腰椎的疲劳骨折。文献报道中可以发现，这种损伤多见于体操、举重和足球运动员。与成人一样，双侧峡部裂可导致进行性脊柱滑脱。

保守治疗是首选的治疗形式，要避免引起疼痛的活动，特别是重复性的过伸动作。如果疼痛持续时间超过 6 个月、疼痛影响正常生活、出现高度不稳定或存在神经功能损伤，可考虑进行手术干预。

三、儿童胸腰椎骨折的处理

临床上稳定的儿童胸腰椎骨折通常采取非手术治疗。确定儿童胸腰椎骨折是否"稳定"需要通过 3 个问题的评估：第一，是否存在神经损伤或进行性神经功能损伤？第二，骨折是否会自行愈合？第三，是否有严重的疼痛或畸形？

TLICS 通常用于确定骨折的稳定性和指导手术决策，在成人中是一个经过充分验证的评分系统。在 Sellin 等的一项多中心回顾性研究中探讨了其对 102 例儿童患者的适用性，发现 TLICS 和手术决策之间有很高的一致性，并建议使用 TLICS 作为指导儿童胸腰椎骨折手术决策的辅助手段。

此外，也有学者提出了另一种治疗儿童胸腰椎骨折的决策思维，其中涉及两个主要参数：Risser 征和 Magerl 分型（Risser 分为 0～5 级：Risser 0 级指未出现髂骨骨骺；Risser 1 级指髂骨前 1/4 有骨骺出现；Risser 2 级指髂骨 1/4～1/2 有骨骺出现；Risser 3 级指髂骨 1/2～3/4 有骨骺出现；Risser 4 级指髂骨 3/4 以上有骨骺出现，但未与髂骨融合；Risser 5 级指骨骺完全融合。Magerl 分型详见第 7 章）。学者建议对 Risser 1 级合并 Magerl A1 型骨折可采用非手术治疗（应用支具 6 周）。对于 Risser 1 级合并 Magerl A2、A3、B 型骨折，非手术治疗同样是首要选择（应用支具 3 个月）。对于 Risser 2～4 级的患儿，在脊柱骨折稳定（脊柱序列良好、椎体高度丢失＜50%、没有后外侧骨折、无复杂的椎间盘或后方韧带复合体损伤）、后凸畸形不超过 20°、椎管侵犯不超过 33% 的情况下，可以采用非手术治疗 3 个月，否则应选择手术治疗。对于 Risser 5 级合并 Magerl A1 型骨折，首先推荐非手术治疗（应用支具 3 个月）；对于合并 Magerl A2、A3 型骨折，如果后凸小于 15°～20°且椎管侵犯小于 50%，同样可以采用非手术治疗（应用支具 3 个月）。最后，对于合并 B 型、C 型骨折，手术治疗是首要选择。

总的来说，对于年龄较小且无神经功能损伤的稳定性脊柱骨折，非手术治疗是首选的治疗方式。因为儿童的畸形矫正能力较大，研究表明，儿童的胸腰椎骨折，即使在青春期晚期没有达到很好的脊柱序列重塑，其在远期也具有良好的预后。

对于不稳定的脊柱骨折或引起神经功能损伤的骨折，通常提倡手术治疗。手术方式包括经皮椎弓根内固定术、经后路间接减压椎弓根螺钉内固定术、经后路椎体切除植骨术、前路手术和前后联合手术等。儿童胸腰椎骨折后继发脊柱侧弯的发生率较高，应长期随访、监测。相关文献主张在骨折后 6 周、3 个月和 1 年进行临床随访和影像学检查。在脊柱侧弯小于 10° 的患者中，可佩戴预防性支具进行治疗。而伴有进行性脊柱侧弯畸形的病例，必须进行关节融合术。出现神经损伤的儿童胸腰椎骨折患者应密切监测，因为大多数神经损伤患者在青春期发育高峰之前就会出现脊柱畸形。一旦初次治疗后出现不稳定，建议及时再次手术治疗。

（潘闻政　陈　剑）

第三节　陈旧性胸腰椎骨折伴后凸畸形

陈旧性胸腰椎骨折伴后凸畸形是胸腰椎骨折常见的远期并发症，主要指胸腰椎骨折在愈合过程中出现骨折畸形愈合或假关节形成。该疾病发生的常见原因：①骨折未得到及时或正确的治疗；②骨折初期手术处理不当，主要包括复位不满意、脊柱矢状位序列未有效重建、内固定不可靠、椎板切除减压但未行内固定及融合等；③骨折复位后矫正丢失，即骨折初期复位满意，椎体高度恢复良好，但由于伤椎复位后存在较大的椎体内骨质缺损，前柱缺乏有效支撑，导致远期椎体高度再丢失；④假关节形成和内固定失败，未行植骨融合或植骨后未融合，后期椎体高度发生矫正丢失，使后凸畸形再发的概率增加。

陈旧性胸腰椎骨折伴后凸畸形临床表现为胸腰椎后凸改变，腰背部疼痛或神经损伤。疼痛可出现在后凸畸形的顶椎区，有时也可出现腰骶部酸痛，活动后加重，卧床休息后缓解。力学不稳定会导致患者躯干支撑不足、疲劳感及站立位前倾。X 线片可见胸腰椎后凸畸形，骨折椎体塌陷，部分患者伴有脊柱侧弯。CT 影像可见骨折椎体内骨质缺损，正常骨组织被纤维肉芽组织所替代，椎管内骨性占位，骨折端可见真空现象。MRI 影像可见胸腰椎后凸畸形，骨折块突入椎管，部分病例可伴有硬膜囊受压或外伤性脊髓囊肿，病椎内可充满肉芽组织，在 T_1WI 上呈现低信号，在 T_2WI 上可呈现稍高信号或不均匀信号（图 19-3）。

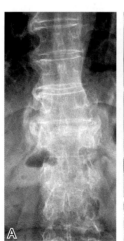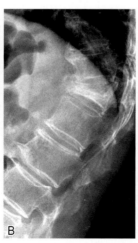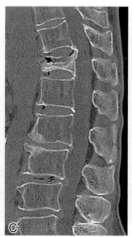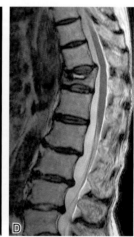

图 19-3　患者，女性，75 岁，T_{12} 椎体陈旧性骨折伴后凸畸形，无神经症状

A. 站立位正位 X 线片显示终板塌陷，椎弓根间距增宽；B. 站立位侧位 X 线片显示椎体塌陷，局部后凸畸形；C. CT 检查显示骨折椎体内骨质缺损；D. MRI 检查显示假关节形成，骨折块部分突入椎管

少部分陈旧性胸腰椎骨折合并后凸畸形的患者可采取非手术治疗来缓解症状，但绝大部分患者因非手术治疗无效，症状无法改善而选择截骨矫形手术治疗。

一、非手术治疗

对于症状轻微，Cobb 角 < 20°的患者可行非手术治疗，另外一般情况较差难以耐受手术的患者也可先选择非手术治疗。非手术治疗主要为对症支持治疗。非手术治疗风险相对较小，但存在疗效不确切、长期卧床者易出现相关并发症等缺点，需进行密切随访。

二、手术治疗

对于非手术治疗无效且疼痛症状加重，Cobb 角 > 20°，伴有神经损伤者，手术治疗是主要的治疗方法。

2014 年 Schwab 等根据截骨范围、截骨量、后凸畸形矫正角度将后路截骨矫形术分为六级（图 19-4），用以规范并指导脊柱畸形的手术治疗。Ⅰ级截骨术是指切除部分关节突；Ⅱ级截骨术是指切除全部关节突；Ⅲ级截骨术为经椎弓根椎体截骨，即 PSO 截骨；Ⅳ级截骨术是指经后路切除目标节段的棘突和椎板等后方结构、椎体上半部分、椎弓根、上终板及上位椎间盘（当截骨位于胸椎时同时切除肋骨头），最终将剩余的脊柱结构向后闭合，形成骨与骨连接闭合。Ⅴ级截骨术为后路全椎体截骨，即 VCR 术；Ⅵ级截骨术为多节段 VCR 术。

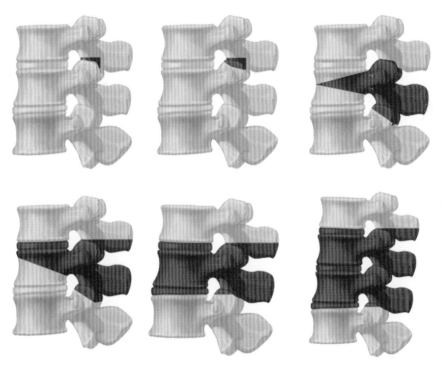

图 19-4　胸腰椎六级截骨术

（1）Ⅰ级截骨术（图 19-5）：即经关节突 V 形截骨术（Smith-Peterson osteotomy，SPO），由 Peterson 等于 1945 年首次报道。该术式通过切除部分后柱结构，包括棘突及部分关节突，以椎体后缘作为支点，张开前柱、中柱缩短后柱，以提供有限的对线变化，达到矫形的目的。单节段 SPO 平均可获得 10°～15°的后凸畸形矫正。其适应证：①未成熟的后凸畸形，如病史短或初次手术未植骨融合，固定节段未骨性融合；②椎体前方无明显骨桥形成，椎体压缩不严重，椎间隙仍维持一定的高度；③椎管受压迫较轻，无须进行脊髓前方减压。

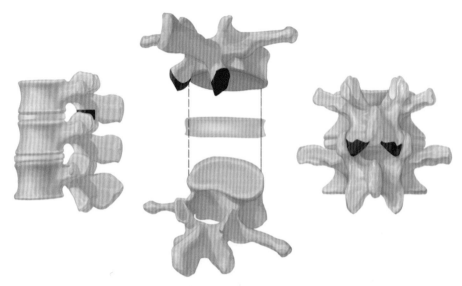

图 19-5　Ⅰ级截骨术切除部位及术后椎体状态

（2）Ⅱ级截骨术（图 19-6）：即 Ponte 截骨术，由 Ponte 于 1987 年发表，该术式中须广泛切除关节突、椎板，完全切除黄韧带，使截骨的间隙闭合，较大程度地缩短了后柱以达到矫正目的，单节段可矫正 10°～15°。其适应证：①合并有轻中度胸腰椎后凸畸形；②椎体前方无明显骨桥形成；③单个椎体高度小于正常的 30%。Ponte 截骨术在后凸畸形的矫正方面具有生物力学优势。

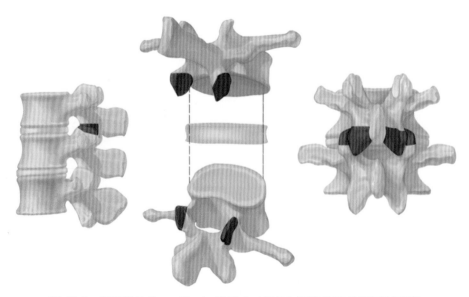

图 19-6　Ⅱ级截骨术——Ponte 截骨术（颜色加深处为手术拟切除区域）

（3）Ⅲ级截骨术（图 19-7）：即经椎弓根椎体截骨术（pedicle subtraction osteotomy，PSO），由 1985 年 Thomasen 提出，该术式需经椎弓根楔形切除部分椎体和包含棘突、椎板、上下关节突、横突及椎弓根等的后部结构，截骨水平上下的椎体和椎间盘部分保持完整，最后以截骨椎前方保留的皮质骨为铰链轴，闭合后方截骨平面以使截骨椎前中柱截骨处形成的楔形间隙闭合，通过脊柱短缩达到矫形目的。多数学者认为单节段 PSO 可获得 30°～40°的后凸畸形矫正。PSO 也是目前的主流截骨方式，其适应证：①后凸畸形严重僵硬，初次手术曾进行过椎体间植骨融合；②同时需要脊髓前方减压；③椎体前方已有骨桥形成或椎间隙严重塌陷狭窄。

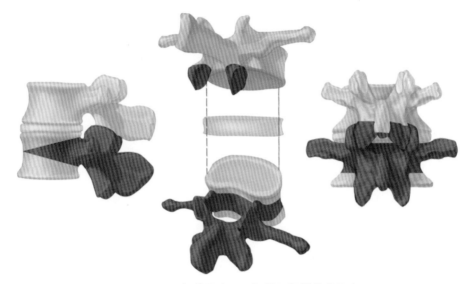

图 19-7　Ⅲ级截骨术——经椎弓根椎体截骨术

由于陈旧性骨折椎体一般都已经出现楔形改变，因此目前较多采取伤椎上（下）半部分联合相邻椎间盘切除的术式，即 SRS-Schwab Ⅳ级截骨。

（4）Ⅳ级截骨术（图 19-8）：即后路经椎弓根椎体＋椎间盘截骨术（bone-disc-bone osteotomy，BDBO），为椎弓根、部分椎体及椎间盘切除术，BDBO 是在 PSO 的基础上，经椎弓根椎体截骨的同时切除截骨椎体的上方椎间盘，在截骨间隙植入少量松质骨，促进截骨面愈合，再闭合相邻椎体的截骨面以矫正后凸畸形，可达到 35°～49°的矫正角度。BDBO 主要适用于通过 PSO 不能满足需要的胸腰椎后凸畸形患者，如严重陈旧性椎体骨折合并后凸畸形，椎体上方的椎间盘出现明显破坏。

（5）Ⅴ级截骨术（图 19-9）：即后路全脊柱切除术（posterior vertebral column resection，PVCR），由 Suk 等于 2022 年首次提出并应用于重度脊柱后凸畸形的治疗中。该术式通过完全切除伤椎和两个相邻的椎间盘，使脊柱序列得以重塑，实现畸形矫正的目的。该手术是治疗脊柱后凸畸形非常有效的手术方法，但由于其并发症发生率高，侵袭性强，技术难度大，故仅用于其他手术方法无法缓解的严重脊柱后凸畸形。

（6）Ⅵ级截骨术（图 19-10）：即 VCR，即多个椎体的Ⅴ级截骨，与Ⅴ级截骨一样，手术风险非常大。

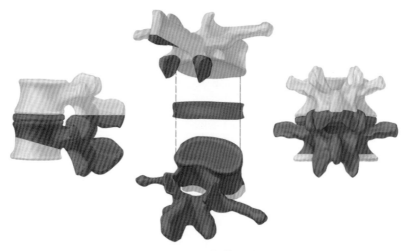

图 19-8　Ⅳ级截骨术

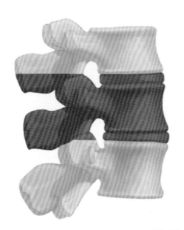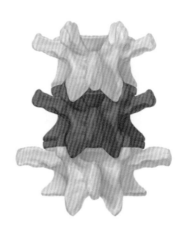

图 19-9　Ⅴ级截骨术

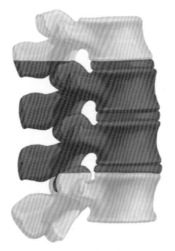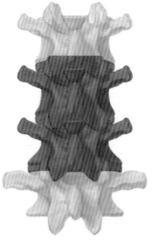

图 19-10　Ⅵ级截骨术——VCR（颜色加深处为手术拟切除区域）

综上所述，陈旧性胸腰椎骨折伴后凸畸形是胸腰椎骨折处理不当继发的一种脊柱畸形，症状轻微的患者可以行非手术治疗，但对于非手术治疗无效或症状严重者应行手术治疗。陈旧性胸腰椎骨折伴后凸畸形的手术方式较多，经后路截骨矫形术治疗胸腰椎后凸畸形的术式选择主要根据患者的身体情况、病情发展及畸形程度等综合考虑。对于胸腰椎后凸畸形程度较轻的患者通常选用 SPO 或 PSO 及其改良术式进行畸形的矫正；而对于严重后凸畸形的患者通常采用 PVCR 及其改良术式进行矫正。不同截骨方式有各自不同的手术操作方法、临床适应证和优缺点，在满足畸形矫形的前提下，尽量减少手术时间、截骨范围，降低术后并发症发生率，安全有效地达到治疗目的，最终提高患者的手术预后与生存质量。

（卢亚宏　柳世杰）

第四节　胸腰椎骨质疏松陈旧性骨折不愈合

大多数骨质疏松性胸腰椎压缩骨折，经过非手术治疗或手术治疗后恢复满意，但仍有部分患者由于轻微外伤后未引起重视、非手术治疗效果不满意和过早负重和活动等原因而发展为骨折不愈合，这一现象又被称为 Kummell 病，该病首先由德国外科医师 Hermann Kummell 在 19 世纪 90 年代提出。由于其发病机制尚不明确，现临床上有多个术语被用来描述该病，如迟发性创伤后椎体骨坏死（delayed post-traumatic vertebral osteonecrosis）、椎体内假关节（intravertebral pseudarthrosis）、椎体内真空裂隙（intravertebral vacuum cleft）、迟发性椎体塌陷（delayed vertebral collapse）和椎体压缩骨折不愈合（nonunion of compression fracture）等。本病好发于中老年患者，男性多于女性，病变最常发生在胸腰椎交界区域，反复或持续性胸腰段疼痛，显著降低了患者的生活质量和预期寿命。得益于 CT、MRI 等影像学检查手段的发展，该病的报道例数呈快速上升趋势。

一、非手术治疗

常见的非手术治疗主要包括卧床、支具固定、镇痛和抗骨质疏松药物使用。但很多情况下 Kummell 病患者非手术治疗效果欠佳，甚至病情逐渐加重出现脊柱后凸畸形和神经功能损害。

二、手术治疗

目前对于 Kummell 病的手术治疗方式选择仍存在争议，Li 等将 Kmmell 病分为 3 期：Ⅰ期，椎体高度丢失 < 20%，无邻近椎间盘退变，仅有腰背痛表现；Ⅱ期，椎体高度丢失 > 20%，伴邻近椎间盘退变或骨折椎体不稳，可伴有神经根性症状；Ⅲ期，椎体后方骨皮质破裂突入椎管，患者表现为腰背痛，可伴有神经损伤症状。结合文献报道及笔者经验，对于Ⅰ期、稳定Ⅱ期的 Kummell 病，建议采用 PVP 或者 PKP 进行椎体骨水泥强化治疗；对于不稳定Ⅱ期、Ⅲ期的 Kummell 病，则建议采用内固定甚至截骨矫形等手术治疗。

（一）经皮穿刺椎体成形术和经皮椎体后凸成形术

PVP 和 PKP 治疗Ⅰ期和稳定的Ⅱ期 Kummell 病可以提供即刻稳定和缓解疼痛，且治疗更加经济，手术时间更短，手术创伤更小，对于没有皮质破坏的 Kummell 病患者可以作为首选的微创治疗方式（图 19-11）。

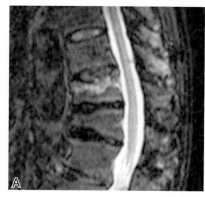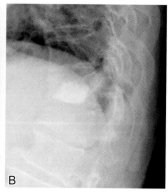

图 19-11　患者，男性，78 岁，T₁₁ 椎体 Kummell 病，经 PVP 术后疼痛缓解

A. 术前 MRI；B. 术后即刻 X 线片

然而，该术式在治疗此类疾病中的并发症也需引起重视。

（1）骨水泥渗漏：如 Jung 等研究发现椎体内存在裂隙的患者椎间盘出现骨水泥渗漏的概率相对较高，为了预防骨水泥渗漏，需把握好穿刺部位、进针角度及深度，避免穿刺损伤，且需要掌握注入骨水泥的时机、注入速度及注入量等。

（2）骨水泥移位和再塌陷（图 19-12）：Kummell 病行 PKP 或 PVP 后出现骨水泥移位和再塌陷的发生率相较于普通 OVCF 更高，这可能与骨水泥未能完全填充伤椎或伤椎前皮质缺损相关。也有学者持不同观点，如 Hasegewa 等研究发现椎体内裂隙周围骨壁形成滑膜组织，他们认为椎体强化术时骨水泥多聚集在椎体内裂隙中，较难通过滑膜组织渗透至周围骨小梁中，无法与周围骨质发生交锁，只是作为一个填充物，远期疗效不佳。又如 Huang 等研究认为，Kummell 病椎体内骨水泥不可吸收，不能被骨组织代替，椎体内可出现异物反应，骨水泥周围被纤维组织包裹，导致骨水泥移动继发椎体内不稳。

Tsai 等和 Wang 等研究认为抗骨质疏松治疗和术后脊柱支撑有助于预防这种并发症。PVP 和 PKP 治疗 Kummell 病术后应适当限制其活动，进行严密观察和随访，一旦检查发现术后骨水泥移位迹象，需进行及时干预，必要时进行内固定，严重者应手术取出移位的骨水泥。

（二）后路椎弓根内固定联合 PVP 或 PKP

Kummell 病患者多合并骨质疏松，单纯采用后路椎弓根螺钉固定时，术后螺钉容易出现松动或拔出，而在内固定的基础上联合伤椎骨水泥强化术，可通过裂隙的骨水泥填充使骨折椎体应力重新分配，提供脊柱前中柱有效支撑维持稳定，减小椎弓根螺钉应力。

基于过去笔者应用经皮后路内固定联合伤椎 PKP 治疗老年骨质疏松性椎体爆裂骨折的研究结果及对 Kummell 病的临床认识，我们选择经皮后路内固定联合伤椎 PVP 治疗 Kummell 病患者，相关临床研究结果显示，在经过 12 个月以上的随访发现该微创手术方法能快速有效地缓解腰背部疼痛，矫正脊柱后凸畸形，恢复脊柱的稳定，并且具有良好的矫正维持能力，这与现有文献结果相一致。尽管在随访过程中，矫正的 Cobb 角和楔形角略有丢失，但与传统的前路和后路等开放手术相比，并没有显著性差异。因该技术中通过体位复位及椎弓根螺钉固定后适当撑开可复位椎体高度，椎体内裂隙也恢复到一定的容积，骨水泥注射时不易发生渗漏风险。从我们的病例及相关国内外文献均证实经皮内固定

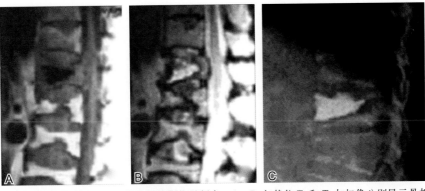

（1）一位 78 岁女性，其压缩骨折的影像学研究。A、B. 矢状位 T_1 和 T_2 加权像分别显示骨折腔的异常低信号和高信号的离散区域。C. 球囊后凸成形术后即刻脊柱侧位片显示囊性骨折腔有效填充

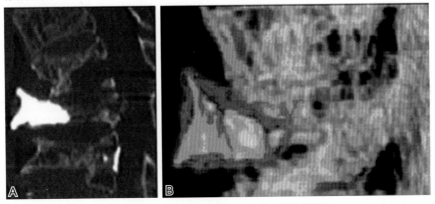

（2）手术后 2 个月，计算机断层扫描显示前皮质破裂，骨水泥前侧移位

图 19-12　Kummell 病经 PKP 术后随访 2 个月出现骨水泥移位，伤椎再塌陷

引自：Wang HS，Kim HS，Ju CI，et al，2008. Delayed bone cement displacement following balloon kyphoplasty[J]. J Korean Neurosurg Soc，43（4）：212.

结合伤椎 PVP 治疗 Kummell 病具有良好的手术效果和安全性。同时，笔者发现部分Ⅲ期 Kummell 病患者存在椎管内骨折块占位，也可以通过体位复位来实现间接减压，这种间接减压方法与 Kashii 等的观点一致。该术式手术创伤小，术后仅有几个约 1.5cm 长度的伤口，实现了该疾病的微创治疗（图 19-13，图 19-14）。

（三）后路骨水泥强化椎弓根螺钉内固定术

针对 Kummell 病患者采用单纯后路椎弓根螺钉内固定术后螺钉容易出现松动或拔出问题，用骨水泥强化椎弓根螺钉也是一种有效的方法，且文献报道中该术式具有良好的即刻镇痛效果及稳定性。生物力学研究也表明，经过骨水泥强化后的椎弓根螺钉可显著提高螺钉的抗拔出力，提高螺钉的稳定性。然而黎一兵等研究结果提示后路骨水泥强化螺钉内固定术治疗 Kummell 病并不能为骨折节段提供远期稳定性支持。患者术后临床症状可能有短期的缓解，但由于椎体骨折不愈合，导致应力持续经过内固定传导，随着随访时间增加及患者骨质疏松程度的加重，内固定的失效风险增大。

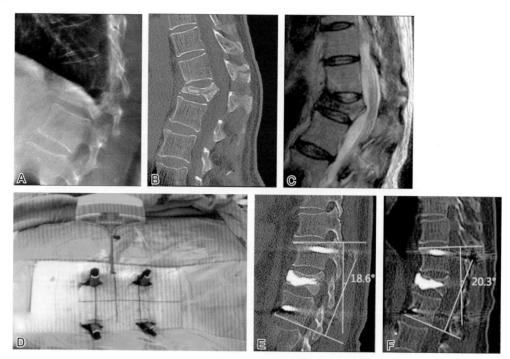

图 19-13　患者，女性，72 岁，Kummell 病患者

A ～ C. 术前改良过伸过屈侧位影像学检查提示 Kummell 病继发节段不稳定，骨折端硬化；D、E. 经皮后路短节段内固定联合 PVP；F. 术后随访 18 个月时 CT 提示内固定无明显松动，无明显矫正丢失

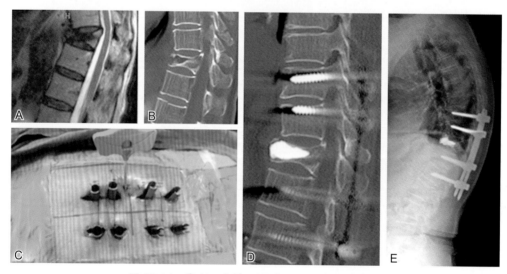

图 19-14　患者，女性，85 岁，Kummell 病患者

A、B. 过伸过屈侧位影像提示存在节段不稳，骨折端硬化；C、D. 给予微创内固定联合椎体成形术；E. 术后随访 27 个月，内固定无明显松动，无明显矫正丢失

（四）后路椎体截骨矫形术

对于伴有严重脊柱后凸畸形的 Kummell 病患者，可以采用椎体截骨矫形的手术方式（图 19-15），此术式具有减压充分，纠正后凸畸形，融合可靠及内固定不易松脱的特点，是治疗伴严重后凸畸形的Ⅲ期 Kummell 病的一种有效手术治疗方式。Wang 等采用后路截骨矫

形手术治疗此类 Kummell 病患者，结果表明与传统的前路手术相比，这种改良的后路手术对疼痛缓解、脊柱后凸矫正和神经功能改善有着相同的治疗效果。

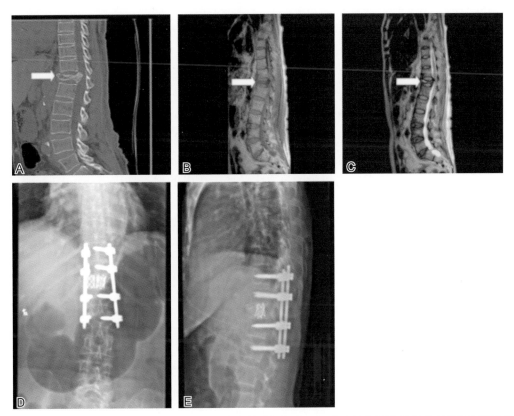

图 19-15　患者，女性，74 岁，T$_{12}$ Kummell 病合并神经损害，行后路长节段微创内固定联合截骨矫形术
A. 术前矢状位 CT 显示椎体塌陷，椎体后壁不完整，后缘骨块突入椎管；B、C. 术前 MRI 显示椎体内裂隙征，骨折块突入椎管压迫脊髓；D、E. 术后 X 线片检查显示脊柱重建满意，前柱支撑良好，后路椎弓根螺钉内固定稳定

（五）前路重建手术

曾有学者认为 Kummell 病骨折位于脊柱前部，前路减压直接彻底，符合脊柱的生物力学特征，理论上治疗效果可能更好。虽然 Kanayama 等研究认为采用前路手术减压更彻底，不干扰后方韧带复合体的完整性，较后路能更好地重建脊柱的稳定性。但笔者团队的系统性综述研究结果显示，前路直接神经减压和重建术，在疼痛缓解、神经功能改善、生活自理能力提高方面和后路手术无显著性差异。Kummell 病椎体塌陷所导致的不完全神经功能障碍主要是由于椎体的不稳定引起的，在手术治疗伴有神经功能障碍的 Kummell 病时，直接神经减压并不是必要的。此外，单纯前路手术内固定失败需翻修的比率较单纯后路手术高，可能的原因是椎体主要由松质骨组成，且椎体的皮质骨非常薄，前方固定支撑并不可靠。

前路手术是经胸或腹膜后入路，通常涉及较长的手术时间并且可能损伤内部器官，而 Kummell 病患者通常高龄，全身合并症多，通常不能耐受该手术。笔者团队对 10 篇共包含 268 例开放性手术治疗的 Kummell 病患者的治疗效果进行系统性综述分析发现，前入路手术的患者植入物相关并发症（包括螺钉松动、螺钉断裂和螺钉移位）的发生率更高（21.6% *vs* 14.3%），前入路手术患者常需要进行二次翻修手术。因此，随着后路手术治疗 Kummell 病的日益成熟，以及考虑到老年人行前路手术并发症多，现在对需行开放性手术的 Kummell 病患者，越来越多的术者倾向于选择后入路手术方式。

（六）前后路联合手术

一些学者提出对于大角度后凸畸形和矢状位显著不平衡的患者，可以采取前后路联合手术，能够最大限度地减压、纠正后凸畸形。一项生物力学研究显示，与单独前路或后路固定术相比，这种联合手术固定强度最强，特别是在患有严重骨质疏松症的患者中。Nakashima 等比较了前后联合手术和后路内固定联合 PVP 治疗神经功能缺损的 Kummell 病的手术效果，前后路联合组术后并发症如不愈合和局部脊柱后凸畸形严重进展较少见，但是手术时间明显更长，术中出血量明显更多。鉴于手术的侵入性增加和手术时间长，手术潜在并发症高，这种联合手术的使用在临床上受到限制，已很少有临床医师采用这种手术技术。因此仅对于诊断为 Kummell 病并伴有严重椎体塌陷、脊柱后凸畸形和神经损伤严重且能耐受前后路手术的患者，才考虑行该术式。

三、总结与展望

在大多数情况下，早期 Kummell 病患者由于症状轻微或不典型，早期诊治比较困难，所以对于脊柱轻微外伤患者出现反复或持续性胸腰段疼痛，特别是骨质疏松或长期使用激素的老年患者，应进行 CT 或 MRI 检查。对于 I 期、稳定的 II 期 Kummell 病患者建议行 PKP 或 PVP 术，而不稳定的 II 期和 III 期 Kummell 病患者建议行内固定联合 PVP 或 PKP 治疗，对于严重后凸畸形或神经损伤的患者，则需考虑后路截骨重建内固定手术。患者术后定期随访，正规抗骨质疏松治疗。

（杨　涛　楼　超）

第五节　伴有强直性脊柱炎的胸腰椎骨折

强直性脊柱炎（ankylosing spondylitis，AS）是一种长期性、自身免疫性的全身性疾病。该病通常最先累及的是骶髂关节，逐渐沿脊柱中轴向上至中轴关节、韧带、肌腱及骨附着点，并向腰椎、胸椎、颈椎发展，最终牵连整个脊柱。病程晚期，由于椎体周围附件均可发生骨化、骨赘形成和椎体间融合，顺延韧带方向形成的新骨及骨化使脊柱融为一体，形似"长骨"，又称"竹节样"变化。

AS 合并脊柱骨折具有骨折极不稳定、神经损伤发生率高、致残和致死率高等特点，所以 AS 患者一旦合并脊柱骨折，需在搬动患者时非常小心（如护理翻身、外出检查、气管插管及术中体位摆放），一定要保持轴线翻身，避免出现继发脊髓神经损伤而造成严重并发症。

脊柱强直与骨质疏松易导致 AS 患者轻微外伤或无明显外伤就会发生胸腰椎骨折，常被误当作 AS 急性发作治疗，且脊柱强直与骨质疏松对 X 线片检查准确性的干扰较大，故 AS 合并胸腰椎骨折易漏诊，多达 40% 的患者可发生骨折的延迟诊断。同时此类患者容易发生神经损伤，所以对于 AS 患者新发的背痛，我们需引起重视，建议此类患者行脊柱 CT

或 MRI 检查以减少漏诊发生率。

因为 AS 合并胸腰椎骨折与一般的胸腰椎骨折的临床特点不同，多年来在治疗方法上选择非手术治疗或者手术治疗备受争议。非手术治疗易导致骨不连、假关节形成及迟发性神经损伤等，而手术治疗在手术入路、固定方式和固定节段等方面尚存争议，且存在内固定失效导致手术失败的风险。中国医师协会骨科分会脊柱创伤专业学组于 2023 年制定了《成人强直性脊柱炎合并胸腰椎骨折临床诊疗指南（2023 版）》，为我们临床诊治 AS 合并胸腰椎骨折患者提供标准化、规范化的指导。

AOSpine 分型在 AS 合并胸腰椎骨折临床诊疗中应用较为广泛。2013 年更新的胸腰椎骨折 AOSpine 分型纳入临床修正参数 M2，重点考虑 AS 合并胸腰椎骨折患者的情况，综合考虑骨折形态、神经功能和既往疾病状况等对手术决策影响的可能性，为指导临床实践，规范临床诊疗等提供参考。临床上以 B 型（前方或后方张力带破坏，但前柱或后柱无分离或无潜在分离）和 C 型（所有结构的破坏导致脱位或移位，或者骨折无分离但附着软组织结构完全离断）常见。同时，由于骨质疏松的存在，也有部分骨折表现为椎体压缩性损伤的 A 型。因此，使用 AOSpine 分型利于经验总结和学术交流，推进诊疗理念进步。

对于 AS 合并胸腰椎骨折，虽然早期部分文献报道了个别非手术治疗成功的案例，但是存在病例数少、证据不足等情况，仍无较大样本的研究支持非手术治疗，同时非手术治疗常出现骨折不愈合和继发性神经损伤，且长时间卧床易引起压疮、坠积性肺炎和深静脉血栓等并发症。

随着手术技术的成熟、微创技术的发展及围手术期治疗的规范，越来越多的循证医学证据显示，手术治疗在稳定脊柱，改善神经功能等方面较非手术治疗优势明显，手术治疗 AS 合并胸腰椎骨折具有更好的临床效果。手术治疗能够重建脊柱的稳定性，实现患者早期下床活动，为骨折愈合提供保障，防止因断端活动及骨折不愈合导致的神经损伤。因此，在无手术禁忌证的情况下，AS 合并胸腰椎骨折需行手术治疗。当然，手术治疗引发的相关并发症也应得到重视，因此在保证治疗效果的同时追求手术的微创化可能会减少手术相关并发症的发生。

后路手术是脊柱外科医师最熟悉的手术入路，该术式契合脊柱的生物力学解剖结构，同时椎弓根螺钉技术是三柱固定技术，可以提供较满意的即时稳定性，是近年国内外文献报道中治疗 AS 合并胸腰椎骨折的主要手术入路。单纯后路手术可以完成骨折复位内固定等操作，最终获得满意的临床疗效，避免前后路联合手术的额外创伤，缩短手术时间，减少并发症。后路手术方式主要包括下述几种。

一、长节段后路内固定术

AS 并发胸腰椎骨折在发病机制、疾病特征和预后方面与普通胸腰椎骨折相比存在明显差异。如果采用传统的固定方式，只需要骨折椎体上下各固定 1 对椎弓根螺钉，然而 AS 患者普遍存在脊柱强直后类似长骨的力学特点及骨质疏松，短节段固定很难达到稳定效果，且脊柱融合呈强直状态，活动时应力集中于骨折的断端，应力较大，导致短节段内固定发生失败。因此，对于类似长骨骨折的 AS 合并胸腰椎骨折，不论开放还是经皮手术，适当延长固定节段均成为降低手术失败率的一种选择。大量研究结果表明，椎弓根螺钉固定上、下各 2 ～ 3 个椎体的内固定失败率较低，可降低因为 AS 特点导致的内固定失败风险（图 19-16）。

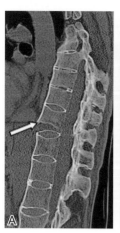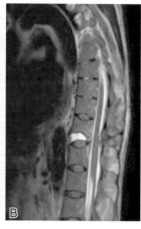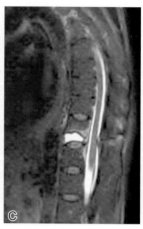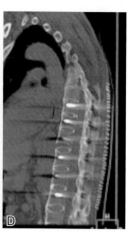

图 19-16　患者，男性，54 岁，轻微外伤致腰背痛，既往强直性脊柱炎病史 10 余年
A ～ C. 术前矢状位 CT、矢状位 MRI 提示 T_{10} 椎体 B3 型骨折；D. 给予长节段后路椎弓根内固定

　　经皮椎弓根螺钉系统可避免椎旁肌肉的广泛剥离，减少术中出血及术后疼痛，避免术后引流管的留置，且椎旁肌肉的保留可提供更好的后方稳定性，有利于患者早期康复。研究结果表明，AS 合并胸腰椎骨折患者行经皮椎弓根螺钉固定是一种安全有效的微创治疗方法，具有较高的骨愈合率和较低的术后并发症发生率，并极大程度地允许患者早期下床活动。但是，该微创术式也存在不能行椎管减压与植骨等操作的缺点，目前经皮内固定技术仅应用于无明显神经损伤且闭合复位满意、无须植骨的患者；对于需要椎板切除、椎管扩大减压及因断端对合不良而植骨操作的，均应行开放手术治疗。

　　对于 AS 合并胸腰椎骨折且存在严重骨质疏松症时，常会导致椎弓根螺钉把持力下降，此时可应用骨水泥强化技术以提高椎弓根螺钉的把持力。术中仍应坚持使用长节段固定，固定棒弧度和脊柱弯曲程度应一致，一般不进行脊柱矫形，以防止螺钉拔出，从而降低螺钉松动和拔出的风险。

二、后路截骨矫形术

　　对于 AS 伴后凸畸形患者合并胸腰椎骨折，尤其是术前就存在严重的脊柱后凸畸形导致矢状位失衡的，可同期行截骨术矫正畸形，目前最常用的有经关节突 V 形截骨术（SPO）和经椎弓根椎体截骨术（PSO）。对于后凸矫正度数，需提前评估患者平视功能障碍的状态，避免盲目矫形影响患者平视功能，对截骨方式的选择可根据患者病情及术者掌握情况决定。当然，对于 AS 合并胸腰椎骨折的治疗，首要考虑的仍是骨折的处理，应根据术者技术水平酌情考虑截骨方法，且若骨折区域与后凸顶端不在同一节段，则不能在骨折位置进行截骨矫形。

三、前路或前后路联合手术

　　单纯的前路手术仅能对神经进行减压，矫形效果较差，此外大多数 AS 骨折属于过伸性损伤而前路手术可能加重骨折移位及脊髓损伤。同时 AS 导致的骨质疏松影响了单纯前路固定的可靠性,内固定物易松动失败。前后路联合手术虽然矫形效果较好,但手术创伤大、出血多,且手术复杂风险也随之增加。AS 患者多合并基础疾病,前路手术或前后路联合术对于 AS 患者来说手术风险较大,应持谨慎态度。

(陈振中　楼　超)

第六节　Andersson 损害

　　AS 在病变中晚期可并发 Andersson 损害 (Andersson lesion,AL),目前具体发病机制尚不明确,对于其病因学主要存在炎症性和创伤性病因假说。Andersson 损害是一种发生于椎间盘 - 椎体界面的破坏性病损,多发生于脊柱 T_{11} ~ L_1 节段,有文献报道 AS 合并 AL 的发病率为 1.5% ~ 28%。1937 年由 Andersson 首次提出该病,但由于缺乏发病机制、诊断标准等方面的共识,AL 在其他文献中还可称为假关节病、应力性骨折、破坏性椎体损害、椎间盘炎、无菌性坏死等,多表现为溶骨性病变周围包绕反应性骨硬化,常伴后柱骨折。

　　大多数 AS 患者伴有背痛、脊柱僵直症状,因此很多患者通常会忽略新发背痛或原有背痛症状加重。同时,由于骨折不稳定,骨折部位长期局部微动使得骨折自发愈合困难。这些因素使得很多患者错过了疾病早期的最佳治疗时期,边缘骨质反复破坏增生导致局部形成假关节和脊柱畸形。

　　AL 的诊断标准并不明确,目前多数学者主要根据影像学表现进行诊断和分型。AS 合并 AL 的症状不典型,常以迟发的机械性疼痛作为首要表现,伴随棘突压痛及叩击痛。所以当 AS 患者新发机械性疼痛,尤其是合并棘突压痛和叩击痛时,应立即通过 CT 或 MRI 等特征性影像学表现明确诊断。CT 上主要影像学表现为前纵韧带骨化而连续性中断,不规则的椎体或椎间盘骨质破坏合并周围反应性骨硬化继发后方的椎管或椎间孔狭窄。在早期急性炎症阶段 MRI 显示 T_1 加权像呈低信号、T_2 加权像呈高信号,病灶边缘区域因非炎性改变 T_1、T_2 显示低信号,病变晚期 MRI 显示 T_1 加权像、T_2 加权像呈低信号。骨折线附近骨和软组织创伤后水肿及病灶中心炎性变可在 T_2 加权像上显示高信号。同时要注意与结核和肿瘤相鉴别,以免病情进展造成神经损伤等不良后果。

治疗方式选择

(一)非手术治疗

　　对于局部病变节段较稳定,椎管内无占位,无神经损伤症状的,可以选择非手术治疗。通过卧床休息和佩戴支具等,使损害处形成牢固的椎间骨融合而治愈。但是非手术治疗效果因病变严重程度和病变位置存在较大差异,当非手术治疗无效或症状加重,出现神经压迫症状时需积极行手术治疗。

(二)手术治疗

　　适应证:①背部疼痛剧烈,不能忍受。②症状持续进展。③后凸畸形进行性加重及出现神经损害的表现。手术目的在于解除脊髓压迫,获得脊柱稳定,融合病变节段。手术入路包括后路手术、前路手术和前后路联合手术。与 AS 合并胸腰椎骨折相似,前路手术对于 AL 患者来说同样存在手术风险较大和内固定失败风险,应持谨慎态度。当前越来越多的学者选择采取单纯后路长节段内固定或经病灶截骨内固定矫形融合术治疗 AL

（图 19-17），而且与其他手术入路相比，出血量及并发症均更少。近年的相关研究也证实了这一结论。但对于严重矢状位失衡的病例，术前需充分设计截骨方案，必要时还需辅助其余部位截骨以恢复良好的矢状位力线。

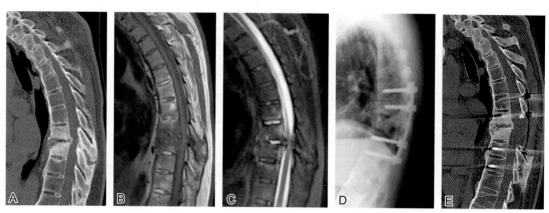

图 19-17　患者，男性，50 岁，强直性脊柱炎病史 10 余年，长期服药，主诉"背痛伴双下肢麻木 4 月余"
A ～ C. $T_{8,9}$ AL；D. 切除椎板行椎管减压，给予长节段后路内固定；E. 术后 3 个月复查 CT 提示椎间发生骨性融合

（陈振中　刘　斌）

第七节　伴有弥漫性特发性骨肥厚症的胸腰椎骨折

弥漫性特发性骨肥厚症（diffuse idiopathic skeletal hyperostosis，DISH），也称弥漫性特发性骨肥大，是一类以肌腱附着点炎及相应的韧带出现骨化、钙化并在骨骼附着部有新骨形成为主要表现的全身性骨骼疾病。发病部位为多发，主要涉及脊柱、骨盆，也常侵犯跟骨、髌骨等。1950 年，Forestier 和 Rotes Querol 将其命名为老年性脊柱僵硬性骨肥厚症，也称 Forestier-Rotes Querol 病或 Forestier 病。伴随着人们对此类疾病研究的不断深入，1971 年 Forestier 等指出其主要表现为胸腰段及颈胸段脊柱前方和后外侧韧带骨化，伴有椎体前方皮质骨肥厚，甚至有类似云样的阴影出现在椎间隙前方。之后的研究证实，这种疾病并不仅仅局限于老年人，影像学表现也不仅仅局限于脊柱范围内，其特征是附着点（即肌腱端）骨化。1975 年 Resnick 等对这类疾病的 X 线表现进行了总结，并命名为弥漫性特发性骨肥厚症，这一命名得到学者的一致认可。文献报道中发病率差异较大，但总体呈现随年龄增长而持续性增高的趋势。由于本病的发病机制目前尚不明确，因此诊断手段仍主要依靠影像学检查，且早期影像学表现并不突出，容易出现漏诊。怀疑有脊柱损伤的 DISH 患者应进行整个脊柱 CT 扫描和（或）MRI 检查以评估骨折，因为潜在的不稳定性骨折在 X 线片上容易漏诊。

DISH 导致的脊柱强直增加了脊柱骨折的风险。正常的脊柱存在缓冲结构，使其可在肌肉收缩和外力的作用下弯曲、伸展和旋转，能量通常能均匀分散。强直脊柱没有适当的

缓冲能力，DISH 患者将会按照与长骨相似的模式发生骨折。融合节段的数量决定了创伤可以作用的杠杆臂长度，长杠杆臂遇相对较轻的创伤即可导致严重的骨折。DISH 患者发生骨折的风险远高于健康人群，且相对于普通的脊柱骨折存在更大的不稳定性、更高的脊髓损伤风险和更多的并发症。因此，尽早发现脊柱骨折患者是否有 DISH 对于避免进一步的脊柱移位和脊髓损伤至关重要。

对 DISH 患者来说，椎体骨折是相对罕见的临床表现，然而一旦发生则较普通患者更为严重。Westerveld 等通过文献回顾统计了 55 例 DISH 骨折患者，多数骨折由轻微创伤引起。DISH 患者椎体骨折可能无法早期发现，在骨折后 1 年因断裂位移与严重神经系统并发症造成的死亡率超过 30%，颈椎是主要受累区域（55%），之后为胸椎（21%）、胸腰椎（16%）和腰椎（8%）。Caron 等报道 39 例合并 DISH 的胸腰椎骨折，其中 64.1% 的患者损伤位于胸椎，25.7% 的患者损伤位于胸腰段，10.2% 的患者损伤位于腰椎，其中 89% 的患者为过伸损伤。在合并 DISH 的胸腰椎过伸骨折患者中，低能量损伤患者的平均年龄大于高能量损伤患者，这表明对于年龄较大的患者，低能量就能引起脊柱过伸损伤。Caron 等研究报道 55% 的 DISH 患者过伸损伤是经骨损伤类型，经骨损伤的患者年龄明显大于经椎间盘损伤的患者。DISH 患者经椎体骨折的主要原因可能是由于患者脊柱前外侧骨化，桥接了椎间隙并在椎体中 1/3 处产生了薄弱点所致。

治疗方式选择

（一）非手术治疗

DISH 相关的脊柱骨折的非手术治疗方式主要包括卧床和支具等。非手术治疗对于 DISH 相关的脊柱骨折，尤其是不稳定型骨折并非首选的治疗方式，其理由如下所述。

（1）骨折的不稳性及骨折部位的应力集中很难通过外固定支具维持脊柱的稳定。

（2）相对于手术治疗，非手术治疗不仅不利于神经功能恢复，而且可能存在更高的死亡率和更多并发症如骨折部位假关节形成、脊柱畸形、持续脊柱不稳和神经损伤等。当然，考虑到 DISH 患者可能存在高龄、严重合并症等因素，目前一些学者认为 DISH 相关的脊柱骨折非手术治疗应仅限于稳定型骨折、无神经损伤、高龄且伴严重合并症无法耐受手术、拒绝手术治疗的患者。

（二）手术治疗

目前关于 DISH 合并胸腰椎骨折的手术方式选择尚无统一的明确标准，但是目前文献中的处理方式在指导临床治疗方案的选择上具有一定的参考价值。手术方式根据入路主要包括后路、前路与前后路联合手术。后路长节段椎弓根内固定手术同样是目前最常用的手术方式，其能够提供牢靠的固定和充分的脊髓减压（图 19-18）。为了减少手术创伤和术后并发症，对于无神经症状的患者，可以考虑微创经皮椎弓根固定。大多数学者认为此类型骨折通常需要固定骨折部位上下 2 ～ 4 个节段。

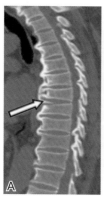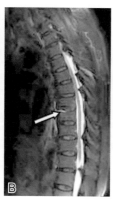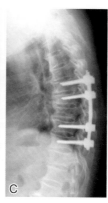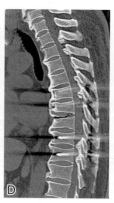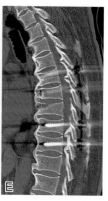

图 19-18　患者，男性，72 岁，轻微外伤致胸背部疼痛 5h，无神经症状

A、B. T$_8$ 椎体骨折，合并弥漫性特发性骨肥厚症；C、D. 给予长节段后路内固定；E. 术后 6 个月复查 CT 提示椎体骨性愈合

（陈振中　刘　斌）

第八节　胸腰椎多节段骨折

脊柱多节段骨折可分为相邻型和非相邻型多节段脊柱骨折（continuous or noncontinuous multiple spinal fracture）（图 19-19），因统计方法不同（是否包括棘突、横突骨折），其报道的发生率在 1.6% ～ 16.7%。

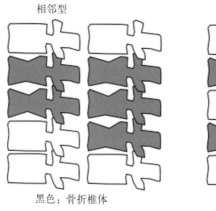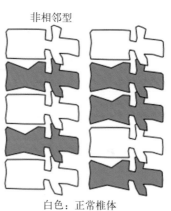

相邻型　　　　　　　　　　　非相邻型

黑色：骨折椎体　　　　　　　白色：正常椎体

图 19-19　相邻型多节段脊柱骨折与非相邻型多节段脊柱骨折

引自：Kano S，Tanikawa H，Mogami Y，et al，2012. Comparison between continuous and discontinuous multiple vertebral compression fractures[J]. Eur Spine J，21（9）：1867-1872.

多节段脊柱骨折的损伤机制较为复杂，发生在胸腰段和脊柱两端的概率较高，季承等报道 56.7% 的多节段骨折患者发生在胸腰段。多节段脊柱骨折多为高能量损伤，损伤原因以坠落伤和交通伤为主，国外报道以交通伤为主，Calneoff 等报道交通伤占 47%，坠落伤占 40%。黄晖等报道以坠落伤为主，占 54.2%，交通伤占 37.5%。多节段脊柱骨折常合并多发伤，王东华等报道 1/3 的病例合并其他部位骨折或脑外伤。神经损伤的发生率也较高。季承等报道 30 例患者中有 18 例出现神经损伤，其中 ASIA 分级 A 级 5 例，4 例出现在胸椎平面，1 例出现在颈椎平面，原因可能是胸椎椎管相对狭窄，在胸椎严重骨折时，骨折块突入椎管更易引起胸髓的损伤。

对于多节段胸腰椎骨折的治疗，早期应优先处理危及生命的损伤，注意正确的搬运方法及维持脊柱的相对稳定，避免继发的脊髓损伤。后期治疗原则上应对每个骨折椎体进行单独的稳定性评分或 TLICS。如对于无神经损伤症状、椎体高度丢失小于 1/3 的稳定性骨折或者 TLICS 为 1 分或 2 分的骨折椎体，可行非手术治疗。

对于有神经损伤症状的多节段骨折患者，如果某个节段在 MRI 或 CT 上显示无神经压迫，该节段可予非手术治疗，否则均应进行复位并固定的手术治疗，恢复脊柱稳定和脊柱序列，进行充分的椎管减压，使损伤的神经有恢复可能。即使对于完全截瘫的患者，恢复脊柱稳定和脊柱序列也能提高其生活质量。对于手术的固定融合范围，应根据骨折情况来选择。如两节段的损伤，节段之间有正常椎体，可行长节段固定融合（图 19-20），或根据情况行多个短节段固定，以保留脊柱的活动度，减少连接棒的应力。而对于胸腰椎局部出现多个连续的损伤节段，可行长节段固定。

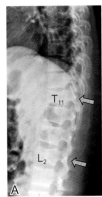 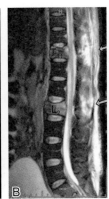 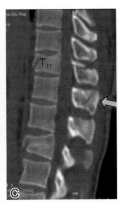 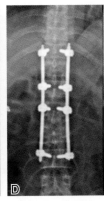 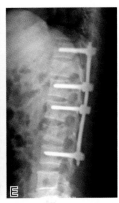

图 19-20　患者，男性，44 岁，高处坠落伤致腰背痛，双下肢感觉肌力正常

A ～ C. X 线、CT、MRI 提示 T$_{11}$、L$_2$ 椎体爆裂骨折合并后方韧带复合体损伤；D、E. T$_{10}$ ～ L$_3$ 水平长节段后路椎弓根内固定

在诊治多节段胸腰椎骨折的过程中，应提高对本病的认识，详细查体，必要时行全脊柱影像学检查，减少漏诊。同时在治疗方式选择上应对每个骨折椎体进行单独的稳定性评分或 TLICS，根据骨折类型、稳定性和神经损伤情况等进行综合评估以制订手术方案。

（杨　涛　刘　斌）

主要参考文献

陈应超，李健，2010. 胸腰椎爆裂骨折的治疗和展望 [J]. 中国矫形外科杂志，18(2):132-136.

范顺武，方向前，赵兴，2008. 胸腰椎骨折前路手术技术改良 [J]. 中华骨科杂志，28(5):433-437.

付荣华，耿晓鹏，付国勇，等，2020. 椎弓根皮质骨通道与常规通道螺钉治疗骨质疏松性腰椎疾病 [J]. 中国矫形外科杂志，28(5):405-410.

郭丹青，张顺聪，梁德，等，2019. 后路椎弓根螺钉钉道强化内固定治疗骨质疏松性椎体骨折的中长期临床疗效分析 [J]. 中国脊柱脊髓杂志，29(1):41-48.

郭永飞，杨宇凌，余水全，等，2018. 强直性脊柱炎中 Andersson 损害的影像学表现 [J]. 中国 CT 和 MRI 杂志，

16(1):137-140.

黄晖，莫忠贵，庄小强，等，2009. 多节段非相邻型脊柱骨折的诊治分析 [J]. 实用骨科杂志，15(8):561-563.

季承，杨惠林，2011. 多节段非相邻型脊柱骨折的诊断与治疗 [J]. 中国脊柱脊髓杂志，21(11):895-899.

姜平，李念虎，魏传付，等，2019. 后路长节段经皮置钉内固定术治疗强直性脊柱炎并胸腰椎骨折的临床效果 [J]. 中国脊柱脊髓杂志，29(4):303-309.

李康华，王朝晖，王锡阳，等，2005. 多节段非相邻型脊柱骨折的诊治 [J]. 中国修复重建外科杂志，19(6):424-426.

李长明，赵士杰，许建柱，等，2019. 经椎弓根楔形截骨联合长节段椎弓根螺钉固定治疗强直性脊柱炎后凸畸形合并胸腰段骨折的短期疗效 [J]. 中华创伤杂志，35(6):501-507.

梁朝革，于荣华，2018. 胸腰椎爆裂性骨折治疗 [J]. 创伤外科杂志，20(4):318-321.

刘冰川，姬洪全，周方，等，2020. 手术治疗伴有强直性脊柱炎的创伤性胸腰椎骨折的临床疗效 [J]. 国际骨科学杂志，41(4):243-247.

刘大勇，徐兆万，厉锋，等，2015. 后路病灶清除植骨融合内固定治疗 Andersson 病变的疗效评价 [J]. 中华创伤杂志，31(11):977-980.

刘齐，阎崇楠，王欢，2019. 强直性脊柱炎合并脊柱骨折的手术治疗研究进展 [J]. 脊柱外科杂志，17(2):145-149.

唐三元，徐永年，陈庄洪，等，1996. 多节段脊柱骨折的分型诊断与治疗 [J]. 中国中医骨伤科，4(4):37-38, 40.

王华东，史亚民，侯树勋，等，2005. 非相邻多节段脊柱骨折的诊断与手术治疗 [J]. 中国脊柱脊髓杂志，15(2):18-19.

武兴国，黄健，蒋煜青，等，2014. 多节段椎弓根钉置入治疗强直性脊柱炎合并胸腰椎骨折:1 年随访 [J]. 中国组织工程研究，18(9):1368-1373.

张嘉男，陈伯华，初同伟，等，2023. 成人强直性脊柱炎合并胸腰椎骨折临床诊疗指南 (2023 版)[J]. 中华创伤杂志，39(3):204-213.

张绪华，申小青，吴明宇，等，2008. 多节段非相邻型脊柱骨折 32 例临床分析 [J]. 医学临床研究，(7):1208-1210.

赵刘军，柴波，徐荣明，等，2008. 前路减压重建治疗前中柱损伤的胸腰椎爆裂骨折 [J]. 中国骨伤，21(1):10-12.

Ağuş H, Kayali C, Arslantaş M, 2005. Nonoperative treatment of burst-type thoracolumbar vertebra fractures: clinical and radiological results of 29 patients[J]. Eur Spine J, 14(6):536-540.

Amendola L, Gasbarrini A, Fosco M, et al, 2011. Fenestrated pedicle screws for cement-augmented purchase in patients with bone softening:a review of 21 cases[J]. J Orthop Traumatol, 12(4):193-199.

Balling H, Weckbach A, 2015. Hyperextension injuries of the thoracolumbar spine in diffuse idiopathic skeletal hyperostosis[J]. Spine(Phila Pa 1976), 40(2):E61-E67.

Bredin S, Fabre-Aubrespy M, Blondel B, et al, 2017. Percutaneous surgery for thoraco-lumbar fractures in ankylosing spondylitis:study of 31 patients[J].Orthop Traumatol Surg Res, 103(8):1235-1239.

Bron JL, de Vries MK, Snieders MN, et al, 2009. Discovertebral(Andersson)lesions of the spine in ankylosing spondylitis revisited[J]. Clin Rheumatol, 28(8):883-892.

Calenoff L, Chessare JW, Rogers LF, et al, 1978. Multiple level spinal injuries:importance of early recognition[J]. AJR Am J Roentgenol, 130(4):665-669.

Caron T, Bransford R, Nguyen Q, et al, 2010. Spine fractures in patients with ankylosing spinal disorders[J]. Spine(Phila Pa 1976), 35(11):E458-E464.

Chen Y, Yin P, Hai Y, et al. 2021. Is osteoporotic thoracolumbar burst fracture a contraindication to percutaneous kyphoplasty? A systematic review[J]. Pain physician 24(6):E685-E692.

Dai LY, Jiang LS, Jiang SD, 2009. Posterior short-segment fixation with or without fusion for thoracolumbar burst fractures[J].J Bone Joint Surg Am, 91(5):1033-1041.

Danisa OA, Shaffrey CI, Jane J A, et al, 1995. Surgical approaches for the correction of unstable thoracolumbar burst fractures:a retrospective analysis of treatment outcomes[J]. J Neurosurg, 83(6):977-983.

Dave BR, Ram H, Krishnan A, 2011. Andersson lesion:are we misdiagnosing it? A retrospective study of clinico-radiological features and outcome of short segment fixation[J]. Euro Spbae J, 20(9):1503-1509.

Ehresman J, Pennington Z, Elsamadicy AA, et al, 2021. Fenestrated pedicle screws for thoracolumbar instrumentation in patients with poor bone quality:case series and systematic review of the literature[J]. Clin Neurol Neurosurg, 206:106675.

Forestier J, Lagiepr R, Certonciny A, et al, 1971. Ankylosing hyperostosis of the spine[J]. Clin Orthop Relat Res, 74:65-83.

Forestier J, Rotes-querol J , 1950. Senile ankylosing hyperostosis of the spine[J].Ann Rheum Dis, 9(4):321-330.

Gnanenthiran SR, Adie S, Harris IA, 2012. Nonoperative versus operative treatment for thoracolumbar burst fractures without neurologic deficit:a meta-analysis[J]. Clin Orthop Relat Res, 470(2):567-577.

Gonschorek O, Hauck S, Weiß T, et al, 2017. Percutaneous vertebral augmentation in fragility fractures—indications and limitations[J]. Eur Spine J, 43(1):9-17.

He D, Wu L, Sheng X, et al, 2013. Internal fixation with percutaneous kyphoplasty compared with simple percutaneous kyphoplasty for thoracolumbar burst fractures in elderly patients:a prospective randomized controlled trial[J]. Eur Spine J, 22(10):2256-2263.

Hsieh MK, Lee DM, Li YD, et al, 2023. Biomechanical evaluation of position and bicortical fixation of anterior lateral vertebral screws in a porcine model[J]. Sci Rep, 13(1):454.

Kim KT, Lee SH, Suk KS, et al, 2007. Spinal pseudarthrosis in advanced ankylosing spondylitis with sagittal plane deformity:clinical characteristics and outcome analysis[J]. Spine(Phila Pa 1976), 32(15):1641-1647.

Knight RQ, Stornelli DP, Chan DP, et al, 1993. Comparison of operative versus nonoperative treatment of lumbar burst fractures[J]. Clin Orthop Relat Res, 293:112- 121.

Korovessis P, Baikousis A, Zacharatos S, et al, 2006. Combined anterior plus posterior stabilization versus posterior short-segment instrumentation and fusion for mid-lumbar(L_2–L_4)burst fractures[J]. Spine(Phila Pa 1976), 31(8):859-868.

Korres DS, Boscainos PJ, Papagelopoulos PJ, et al, 2003. Multiple level noncontiguous fractures of the spine[J]. Clin Orthop Relat Res, (411)411:95-102.

Krüger A, Frink M, Oberkircher L, et al, 2014. Percutaneous dorsal instrumentation for thoracolumbar extension-distraction fractures in patients with ankylosing spinal disorders:a case series[J]. Spine J, 14(12):2897-2904.

Kurucan E, Bernstein DN, Mesfin A, 2018. Surgical management of spinal fractures in ankylosing spondylitis[J].J Spine Surg, 4(3):501-508.

Leone A, Marino M, Dell'Atti C, et al, 2016. Spinal fractures in patients with ankylosing spondylitis[J]. Rheumatol Int, 36(10):1335-1346.

Li B, Guo R, Jiang X, et al, 2021. Posterior wedge osteotomy assisted by O-arm navigation for treating ankylosing spondylitis with thoracolumbar fractures:an early clinical evaluation[J]. Ann Palliat Med, 10(6):6694-6705.

Liang Y, Tang X, Zhao Y, et al, 2017. Posterior wedge osteotomy and debridement for Andersson lesion with severe kyphosis in ankylosing spondylitis[J]. J Orthop Surg Res, 12(1):54.

Ling T, Zhou B, Zhu C, et al, 2017. One-stage posterior grade 4 osteotomy and bone graft fusion at pseudarthrosis for the treatment of kyphotic deformity with Andersson lesions in ankylosing spondylitis[J]. Clin Neurol Neurosurg , 159:19-24.

Lu ML, Tsai TT, Lai PL, et al, 2014. A retrospective study of treating thoracolumbar spine fractures in ankylosing spondylitis[J]. Eur J Orthop Surg Traumatol, 24:S117-S123.

Magerl F, Aebi M, Gertzbein SD, et al, 1994. A comprehensive classification of thoracic and lumbar injuries[J]. Eur Spine J, 3(4):184-201.

McCarty S, Bruckner JJ, Camacho JE, et al, 2023. Comparison of outcomes in percutaneous fixation of traumatic fractures between ankylosing spondylitis and diffuse idiopathic skeletal hyperostosis[J]. Global Spine J, 13(7):1821-1828.

McDonough PW, Davis R, Tribus C, et al, 2004. The management of acute thoracolumbar burst fractures with anterior corpectomy and Z-plate fixation[J]. Spine(Phila Pa 1976), 29(17):1901-1908; discussion 1909.

Nayak NR, Pisapia JM, Abdullah KG, et al, 2015. Minimally invasive surgery for traumatic fractures in ankylosing spinal diseases[J]. Global Spine J, 5(4):266-273.

Paley D, Schwartz M, Cooper P, et al, 1991. Fractures of the spine in diffuse idiopathic skeletal hyperostosis[J]. Clin Orthop Relat Res, (267):22-32.

Patel RV, DeLong W Jr, Vresilovic EJ, et al, 2004. Evaluation and treatment of spinal injuries in the patient with polytrauma[J]. J Clin Orthop Relat Res, (422):43-54.

Rajasekaran S, 2010. Thoracolumbar burst fractures without neurological deficit:the role for conservative treatment[J].Eur Spine J, 19:S40-S47.

Resnick D, Shaul SR, Robins JM, 1975. Diffuse idiopathic skeletal hyperostosis(DISH):forestier's disease with extraspinal manifestations[J]. Radiology, 115(3):513-524.

Robinson Y, Robinson AL, Olerud C, 2015. Complications and survival after long posterior instrumentation of cervical and cervicothoracic fractures related to ankylosing spondylitis or diffuse idiopathic skeletal hyperostosis[J]. Spine(Phila Pa 1976), 40(4):E227-E233.

Robinson Y, Willander J, Olerud C, 2015. Surgical stabilization improves survival of spinal fractures related to ankylosing spondylitis[J]. Spine(Phila Pa 1976), 40(21):1697-1702.

Sapkas G, Kateros K, Papadakis SA, et al, 2009. Surgical outcome after spinal fractures in patients with ankylosing spondylitis[J]. BMC Musculoskelet Disord, 10:96.

Sasso RC, Renkens K, Hanson D, et al, 2006. Unstable thoracolumbar burst fractures:anterior-only versus short-segment posterior fixation[J]. J Spinal Disord Tech, 19(4):242-248.

Schwendner M, Seule M, Meyer B, et al, 2021. Management of spine fractures in ankylosing spondylitis and diffuse idiopathic skeletal hyperostosis:a challenge[J]. Neurosurg Focus, 51(4):E2.

Shaik I, Bhojraj SY, Prasad G, et al, 2018. Management of andersson lesion in ankylosing spondylitis using the posterior-only approach:a case series of 18 patients[J]. Asian Spine J, 12(6):1017-1027.

Sharma M, Jain N, Wang D, et al, 2022. Impact of age on mortality and complications in patients with Ankylosing Spondylitis spine fractures[J]. J Clin Neurosci, 95:188-197.

Shen WJ, Shen YS, 1999. Nonsurgical treatment of three-column thoracolumbar junction burst fractures without neurologic deficit[J]. Spine(Phila Pa 1976), 24(4):412-415.

Shih TT, Chen PQ, Li YW, et al, 2001. Spinal fractures and pseudoarthrosis complicating ankylosing spondylitis:MRI manifestation and clinical significance[J]. J Comput Assist Tomogr, 25(2):164-170.

Shin JJ, Chin DK, Yoon YS, 2009. Percutaneous vertebroplasty for the treatment of osteoporotic burst fractures[J]. Acta Neurochir(Wien), 151(2):141-148.

Siebenga J, Leferink VJ, Segers MJ , et al, 2006. Treatment of traumatic thoracolumbar spine fractures:a multicenter prospective randomized study of operative versus nonsurgical treatment[J]. Spine(Phila Pa 1976), , 31(25):2881-2890.

Sun XY, Zhang XN, Hai Y, 2017. Percutaneous versus traditional and paraspinal posterior open approaches for treatment of thoracolumbar fractures without neurologic deficit:a meta-analysis[J]. Eur Spine J, 26(5):1418-1431.

Trungu S, Ricciardi L, Forcato S, et al, 2021. Percutaneous instrumentation with cement augmentation for traumatic hyperextension thoracic and lumbar fractures in ankylosing spondylitis:a single-institution experience[J]. Neurosurg Focus, 51(4):E8.

Wang G, Sun J, Jiang Z, et al, 2011. The surgical treatment of andersson lesions associated with ankylosing spondylitis[J]. Orthopedics, 34(7):e302-e306.

Ward MM, Deodhar A, Gensler LS, et al, 2019.Update of the American college of rheumatology/spondylitis association of america/spondyloarthritis research and treatment network recommendations for the treatment of ankylosing spondylitis and nonradiographic axial spondyloarthritis[J]. Arthritis Care Res(Hoboken), 71(10):1285-1299.

Weinstein PR, Karpman RR, Gall EP, et al, 1982. Spinal cord injury, spinal fracture, and spinal stenosis in ankylosing spondylitis[J]. J Neurosurg, 57(5):609-616.

Westerveld LA, Verlaan JJ, Oner FC, 2009. Spinal fractures in patients with ankylosing spinal disorders:a systematic review of the literature on treatment, neurological status and complications[J]. Eur Spine J, 18(2):145-156.

Whang PG, Goldberg G, Lawrence JP, et al, 2009. The management of spinal injuries in patients with ankylosing spondylitis or diffuse idiopathic skeletal hyperostosis:a comparison of treatment methods and clinical outcomes[J]. J Spinal Disord Tech, 22(2):77-85.

Wittenberg RH, Hargus S, Steffen R, et al, 2002. Noncontiguous unstable spine fractures[J]. Spine(Phila Pa 1976), 27(3):254-257.

Wood K, Buttermann G, Mehbod A, et al, 2003. Operative compared with nonoperative treatment of a thoracolumbar burst fracture without neurological deficit. a prospective randomized study[J]. J Bone Joint Surg Am, 85(5):773-781.

Wood KB, Buttermann GR, Phukan R, et al, 2015.Operative compared with nonoperative treatment of a thoracolumbar burst fracture without neurological deficit:a prospective randomized study with follow-up at sixteen to twenty-two years[J]. J Bone Joint Surg Am, 97(1):3-9.

Wood KB, Li W, Lebl DR, et al, 2014. Management of thoracolumbar spine fractures[J]. Spine, 14(1):145-164.

Wu M, Yan F, Ping A, et al, 2020. Effects of Andersson lesion treatment in ankylosing spondylitis:a medical record review study focused on medium- to long-term outcomes[J]. Int J Rheum Dis, 23(6):753-762.

Yagi M, Ogiri M, Holy CE, et al, 2021. Comparison of clinical effectiveness of fenestrated and conventional pedicle screws in patients undergoing spinal surgery:a systematic review and meta-analysis[J]. Expert Rev Med Devices, 18(10):995-1022.

Ye J Y, Jiang P, Guan H, et al, 2022. Surgical treatment of thoracolumbar fracture in ankylosing spondylitis:a comparison of percutaneous and open techniques[J]. J Orthop Surg Res, 17(1):504.

Yi S, Rim DC, Park SW, et al, 2015. Biomechanical comparisons of pull out strengths after pedicle screw augmentation with hydroxyapatite, calcium phosphate, or polymethylmethacrylate in the cadaveric spine[J]. World Neurosurg, 83(6):976-981.

Zhang T Y, Wang Y, Zhang P, et al, 2021. Different fixation pattern for thoracolumbar fracture of ankylosing spondylitis:a finite element analysis[J]. PLoS One, 16(4):e0250009.

Zhao LJ, Chai B, Xu RM, et al, 2008.Anterior decompression and reconstruction for the treatment of burst thoracolumbar fractures with anterior and median column injury. Zhongguo Gu Shang, 21(1):10-12.

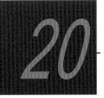

第 20 章

围手术期加速康复及护理

第一节 术前护理

一、搬运及体位

胸腰椎骨折必须绝对卧床，保持轴线翻身（使患者保持肩背臀部一直线，侧卧时可选用三角靠垫），搬运时应用过床易搬运（图 20-1）或三人平托法（图 20-2），保持患者身体轴线平直不扭曲。下肢瘫痪者穿丁字鞋或实物箱固定足部保持 90°中立位，防止足下垂，膝关节保持伸直位，髋关节伸直外展位。

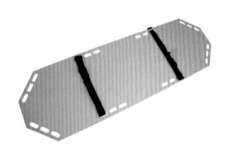

图 20-1 过床易

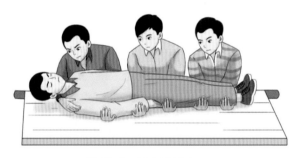

图 20-2 三人平托法

二、饮食要求

（一）术前饮食类型要求

术前饮食以优质蛋白、丰富维生素、高热量饮食为主，多食新鲜蔬菜和水果。糖尿病患者控制饮食及水果，并监测血糖的动态变化。多饮水减少尿路感染机会，同时降低血液黏稠度。

（二）术前禁食禁饮要求

基于加速康复理论，在不增加麻醉风险的基础上，缩短择期手术患者禁食禁饮时间，不同液体和固体食物禁食时间应遵循 2017 年美国麻醉医师学会（ASA）实践指南《术前禁食及应用相关药物降低肺吸入性风险》（更新版）、加拿大麻醉医师学会《麻醉实践指南（2022 修订版）》等规定执行，具体见表 20-1。

表 20-1　术前不同液体和固体食物禁食时间

食物种类	禁食时间（h）	种类
清饮料	2	清水、糖水、碳酸饮料、清茶、黑咖啡（不加奶）、各种无渣果汁，但不能含酒精类饮品
母乳	4	
牛奶及配方奶	6	
淀粉类固体食物	6	面粉和谷类食物，如馒头、面包、面条、米饭等
脂肪类固体食物	8	肉类和油炸食物等
备注		上述适用于在麻醉或镇静下接受择期手术的所有年龄段的患者。胃内容物排空功能受影响的患者，不能简单按照这张表来禁食，如孕妇、肥胖、糖尿病、食管裂孔疝、胃食管反流病、肠梗阻、急诊手术或胃肠外营养者，此外困难气道患者也不适用于这张表

三、健康宣教

入院后向患者介绍病房环境、医护人员、病房管理制度、术前准备、手术及麻醉相关的信息，床边移动护理车播放健康宣教视频（图 20-3），消除疑虑，减少患者的焦虑情绪，使患者知晓自己在围手术期所发挥的重要作用，获得患者及其家属的理解、配合，包括术后早期进食、早期活动等。

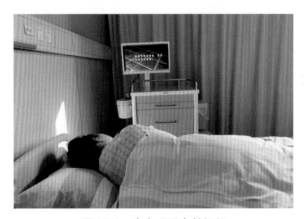

图 20-3　患者观看宣教视频

针对患者的焦虑、恐惧的心理，医护人员耐心倾听，正确引导，时常鼓励。医护人员与患者建立良好的护患关系，得到患者及其家属的信任，保证手术的顺利开展。增强患者家庭及社会支持功能，让一些康复成功的病友现身说法，增强治疗疾病的信心。必要时请精神卫生科专科医师会诊给予评估及治疗。

四、呼吸功能训练

入院即指导呼吸功能训练，预防长期卧床导致肺部并发症，如坠积性肺炎、肺部感染、肺不张等，训练方法包括深呼吸训练、有效咳嗽、吹气球、呼吸训练器练习等，具体方法如下所述。

（一）深呼吸训练

深吸气、屏气、再将气体完全呼出，尽可能达到最大通气量，每天 4～6 组，每组 15～20 次。

（二）有效咳嗽训练

用鼻深吸气，收缩腹部，吸气末屏气数秒，然后微微张嘴缓慢将气体呼出，在呼出 2/3 时，用力呈喷射状咳嗽，每天 4～6 组，每组 3～5 次，以不引起疲劳为宜。

（三）吹气球

用物准备，包括一个大小适中的气球、一根粗吸管、一根橡皮筋，用橡皮筋将气球开口和粗吸管捆绑一起。操作：先深吸一口气，然后稍微屏住呼吸，对着粗吸管开口，此时需要确认嘴巴包紧粗吸管开口，以免漏气，缓慢地把气体吹入气球，刚深吸气的气量被最大量地吹出，直至吹不动为止，完成一次练习的时间控制在 3～4s，强调缓慢吹气，不能图快，每天 4～6 组，每组 3～5 次（图 20-4）。

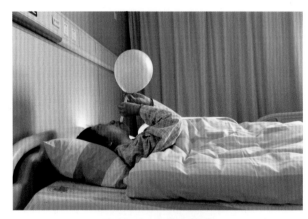

图 20-4　有效吹气球

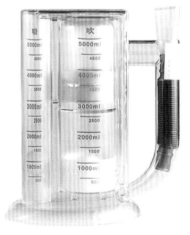

图 20-5　呼吸训练器

（四）呼吸训练器（图 20-5）

1. 深吸气训练　深呼气，将体内的空气尽量排空，含住咬嘴，缓慢深吸气，使两个黄色球从下往上依次升起，保持 2～3s，移开呼吸训练器。

2. 深呼气训练　深吸气，尽量将多的空气吸进肺部，含住咬嘴，缓慢深呼气，使两个移动滑块依次升起，保持 2～3s，移开呼吸训练器。

五、疼痛护理

基于加速康复理念，术前采取预防性镇痛，以非甾体镇痛药为基础的多模式镇痛方案，采用选择性 COX-2 抑制剂发挥抗炎、抑制中枢和外周敏化作用。向患者宣教疼痛管理评分卡（图 20-6）的评分方法，患者能正确进行疼痛自评，疼痛≥4 分能主动告知医护人员，向患者宣教疼痛药物的常见副作用及处理。

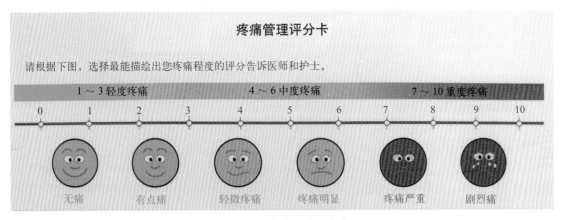

图 20-6　疼痛评分量表卡

疼痛评估频率：首次评估急诊 30min 内，住院 8h 内。使用镇痛药在静脉注射后 15min、皮下注射和肌内注射后 30min、口服及直肠给药后 1h、非药物干预措施后 30min 进行疼痛复评。

六、安全护理及生活习惯指导

（1）对新入院、转科患者使用 Morse 跌倒风险评估量表进行跌倒／坠床风险因素评估，确定高风险人群后启动预防跌倒／坠床防范措施，包括对患者及家属做好预防宣教、签署告知书、手腕带及床头卡做好"小心跌倒"标识、卫生间马桶边设立扶手等（图 20-7 ～图 20-10）。

（2）由于部分截瘫患者伴有感觉异常，对热刺激反应的敏感性降低，容易低温烫伤。向患者及家属宣教预防低温烫伤的措施，如擦拭身体的水温控制在 43℃以下，避免使用暖水袋给患者取暖等。

（3）戒烟戒酒：烟酒可导致脊柱围手术期的术中出血、术后感染、血栓栓塞等并发症发生率增加，影响神经功能及疼痛恢复，从而延长住院时间、增加病死率。因此，患者一入院就对其进行劝诫烟酒，从而提高围手术期的安全性。

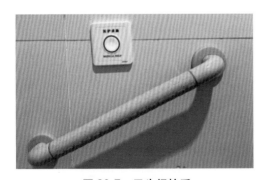

图 20-7　卫生间扶手

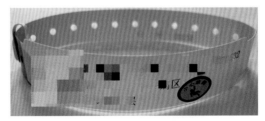

图 20-8　手腕带防跌倒标志

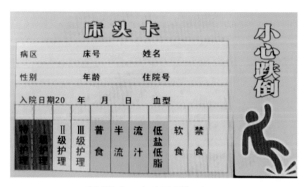

图 20-9　床头跌倒标志

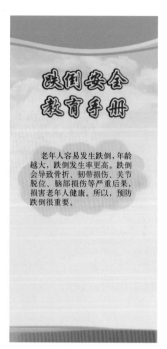

跌倒安全教育手册

老年人容易发生跌倒,年龄越大,跌倒发生率更高。跌倒会导致骨折、韧带损伤、关节脱位、脑部损伤等严重后果,损害老年人健康。所以,预防跌倒很重要。

图 20-10　防跌倒手册

七、肠道及泌尿系统准备

(一) 床上排便训练

胸腰椎骨折患者因疾病特点需要限制下床活动,患者需要尽快养成床上排便、排尿的习惯,以免发生尿潴留、便秘、饱胀等不适。方法:拉上床帘,患者平卧在床上或者侧卧位,臀部下垫一次性护理垫,即可行床上排便。排尿训练时可使用尿壶。

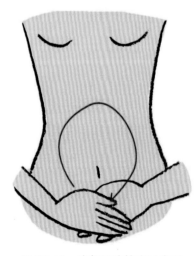

图 20-11　腹部正确按摩示意图

(二) 术前肠道及泌尿系准备

(1) 入院后即行床上排便训练,使患者养成在床上使用尿壶、便盆排尿排便习惯(根据性别选择男、女尿壶;或者使用成人尿裤),指导每日清晨起床后做排便动作练习,时间 5min。

(2) 为减少肠道积粪,患者入院后可给予中药如生大黄贴敷神阙穴预防便秘,必要时给予作用缓慢的通便药物,如乳果糖等。

(3) 指导腹部按摩法(图 20-11):指导患者在餐后 30 ~ 40min,排空膀胱之后,平躺于病床,平稳呼吸,放松腹肌,手掌自右下腹、右上腹、左上腹、左下腹顺时针按摩,力度由小逐渐过渡到大,刺激肠蠕动,每天 3 次,每次 15min。

(4) 提肛运动:指导患者每日提肛运动早晚各做 1 次,锻炼时,患者尽量收紧肛门括约肌,提肛时憋气 5s 之后呼气,放松肛门括约肌,每次做 20 组。

（5）必要时术前一天口服乳果糖口服溶液，每日 3 次，每次 15ml。

（6）术前留置导尿、灌肠对于患者是应激因素，特别是老年患者，甚至可致脱水及电解质紊乱，目前胸腰椎骨折手术一般时间在 1 ～ 2h 即可完成，因此不常规推荐术前留置导尿及灌肠。

（三）饮食干预

饮食中增加含纤维素丰富的食物，如五谷杂粮（小麦、小米、玉米等）、水果类（苹果、火龙果、猕猴桃等）、蔬菜类（菠菜、芹菜、油麦菜等）；多饮水，每日饮水量为 2000 ～ 3000ml。

八、皮肤准备

术前不推荐备皮和使用刀片刮除毛发，如果有明确需要，只需使用剪刀剪去影响手术操作区的毛发，在不妨碍手术操作的前提下尽可能保留术野周围的毛发，确需备皮尽量在术前 2h 内进行。术前 1d 用氯己定消毒液消毒，早、中、晚各 1 次，术晨消毒 1 次，消毒范围为手术切口周围 20cm 的区域（图 20-12）。

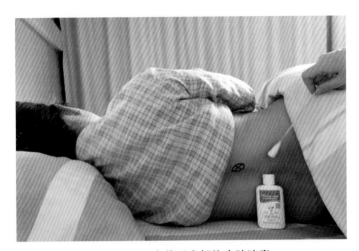

图 20-12　术前手术部位皮肤消毒

（李　璟　李巧平）

第二节　术中护理

一、术前准备

（一）术前访视

手术前 1d 护理人员应到病房探视患者，掌握患者的身体状况和病情。对紧张恐惧的患者，需耐心地向患者讲解手术相关情况，包括患者进入手术室后的去向，手术开始前需配合的相关知识。同时嘱咐患者术前禁食禁饮，进入手术室前需取下饰物、可摘义齿。通过积极沟通缓解患者的不良情绪，增加手术信心，让患者以良好的心理状态接受手术。

（二）环境及仪器准备

选择有防辐射装置和层流净化装置的手术间，术前30min打开层流净化装置，手术间环境规范清洁。按通知单准备手术器械，确保器械、布类包等消毒灭菌，对器械做好检查和核对工作，防止因器械缺少和损坏而耽误手术。备好术中手术体位垫。术前需检测使用的仪器设备，确保处于正常使用状态。

二、麻醉配合

患者进入手术室，手术医师、麻醉医师、巡回护士进行三方核查，准确核对患者姓名、出生年月日、手术名称、手术部位和手术标识等。清醒的状态要尽量减少患者的身体暴露，注意隐私保护。对患者进行心理疏导，减轻压力，鼓励其配合麻醉及手术。在患者的双上肢选择粗而直的静脉进行输液、输血。协助麻醉医师进行麻醉诱导、气管插管，对全身麻醉患者的气管导管进行稳妥固定，注意保护唇舌。

三、体位安置

术中以俯卧位为主，麻醉起效后，手术床两边的医护人员同时托起患者，患者的头部、颈椎、胸椎和腰椎保持在同一水平，轴线翻身，避免旋转和扭曲，使患者在手术床上俯卧。根据患者身形选择体位垫，保持患者胸腹部悬空状，男性外生殖器需悬空，防止发生挤压现象。膝盖位置使用凝胶垫保护，双足踝部保持弯曲状，足尖保持自然下垂状态，使用约束带固定膝关节。双上肢自然向前平放于患者头部两侧，防止对尺神经产生压迫。必要时额部、双侧颧骨颧弓使用泡沫敷贴保护，头部垫"C"形凝胶头圈，头偏向一侧，避免眼部、颧骨颧弓受压（图20-13）。全身麻醉应注意保护气管导管，防止滑脱。最后整理所有管道，避免扭曲和受压，同时有导尿患者需确保导尿管引流通畅。体位安放要便于C形臂X线机的透视。

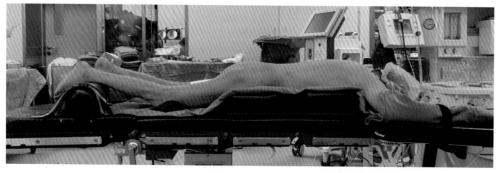

图20-13　胸腰椎骨折俯卧位大体图片

胸腰椎骨折前路手术患者取右侧卧位，头下垫"C"形凝胶头圈，眼睛闭合置于"C"形凝胶头圈中空部位避免受压。距腋下10cm处垫胸垫。上侧上肢屈曲呈抱球状置于可调节托手架上，远端关节稍低于近端关节。下侧上肢外展于托手板上，远端关节高于近端关节，共同维持胸廓自然舒展。肩关节外展或上举不超过90°，两肩连线和手术台成90°。托手架尽量靠近头侧避免影响手术医师站位。腹侧用固定挡板固定耻骨联合，背侧亦用固定挡板固定骶尾部（离手术野至少15cm），共同维持患者90°侧卧位。双下肢膝关节约

45°自然屈曲，前后分开放置，保持两腿屈曲位呈跑步时姿态。两腿间用支撑垫承托上侧下肢，避免挤压下侧下肢。双上肢用约束带固定（图 20-14）。

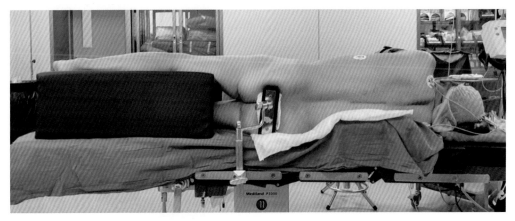

图 20-14　胸腰椎骨折侧卧位大体图片

四、术中配合

术中协助观察患者生命体征，遵麻醉医嘱调整输液，出现异常要及时告知手术医师和麻醉医师。了解手术医师的操作习惯与手术步骤，熟练配合，按手术进展及时提供所需的器械物品，保证术中器械的供给与传递。所有手术物品要严格按规范进行清点并记录。术中需多次借助 C 形臂 X 线机，医护人员严格按要求做好防护，手术全程以铅衣、铅围脖遮挡患者的会阴部及颈部，避免不必要的损害。

五、无菌操作

预防感染的重要措施之一是术中严格无菌操作。手术安排在层流手术间，首台提前30min 开启风机，接台手术间静置间隔 20min。严格控制手术室参观人员数量，降低人员流动导致的空气污染。术前物品应准备齐全，各类器械及内植入物都要严格灭菌并可追溯。手术切口区域须严格消毒铺巾，使用含碘皮肤保护膜保护。术中严格监督无菌技术操作，手术医师的各项操作要尽可能地轻柔。术中拍片时 C 形臂 X 线机用无菌保护套保护，切口覆盖无菌中单避免污染。

（潘昌玲　黄　玲　郑　瑛）

第三节　术后护理

一、体位护理

手术结束患者安返病房后宜先平卧位 2h，以压迫切口止血及减少麻醉后不良反应。对于全身麻醉后尚未清醒者，取平卧位同时，将患者头偏向一侧，避免术后呕吐导致误吸。完全清醒者平卧 2h 后，取平卧位与左右侧卧位交替更换，翻身时保持肩、背、臀部一起转动，保持脊柱在同一轴线水平，使脊柱局部不弯曲、不扭转，避免造成脊柱扭转性损伤。

为肌肉达到完全放松，侧卧时背部垫一软枕，保持
30°～90°，双腿之间夹一软枕，以增加舒适度。
并发有脑脊液漏患者，宜取头低足高位，引流袋与
床平面平挂（图 20-15），避免颅内压降低引起头痛。

二、呼吸道管理

监测氧饱和度，评估两肺呼吸音情况，选择合
适的吸氧方式，一般给予鼻塞吸氧 2～4L/min，若
氧饱和度＜93% 改面罩吸氧 5～8L/min，常规给
予雾化吸入，鼓励有效咳嗽咳痰，深呼吸；咳痰困
难者，必要时吸痰。如有胸闷、胸痛、气急、氧饱
和度异常，需及时进一步评估，同时请相关科室医
师协助治疗。

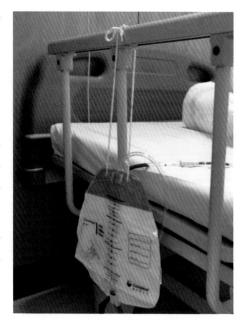

图 20-15　并发脑脊液漏患者的创口引流袋
平挂床面

三、饮食

全身麻醉术后未完全清醒者暂时禁食禁水，麻
醉完全清醒后无胃肠道反应即可进食，手术当日宜
进食清淡、易消化流质或半流质食物，避免活血、产气食物，宜少食多餐，术后第 2 天开
始逐渐过渡到软食、普食。

四、疼痛护理

为有效控制疼痛，保证患者足够的睡眠，术后给予多模式镇痛，向患者宣教并使其掌
握镇痛泵的使用知识，在使用过程中护士加强巡视，了解镇痛效果，密切观察患者的生命
体征变化、切口情况及四肢肌力感觉变化。对于药物不良反应，如出现恶心、呕吐、头晕、
嗜睡、血压下降、氧饱和度下降、皮肤瘙痒、尿潴留等不良反应，先暂停给药或减少使用
剂量及对症处理，并密切关注不良反应转归；若常规方案或更改镇痛方案后镇痛效果仍欠
佳者，需考虑潜在的并发症可能，如切口感染、局部血肿、神经水肿等，此时医师需进一
步评估病情。

五、创口护理

观察创口敷料情况及创口愈合情况，有无渗血、渗液及红肿热痛；保持创口敷料清洁
干燥，如有渗血、渗液及时更换敷料，并警惕有无引流管堵塞情况；检查切口周围皮肤
张力有无增高，当发现局部肿胀、压力增高，医师需积极处理；无创口引流管者术后第 1
天开始创口红光治疗，2 次 / 日，有创口引流管者在拔除引流管当天开始创口红光治疗，
2 次 / 日。

六、引流管护理

（1）胸腰椎骨折后路微创椎弓根内固定术后常规不放置创口引流管，胸腰椎骨折后路
开放手术或前路手术后放置创口引流管，视情况放置胸腔闭式引流管。

1）引流管固定：患者术后回病房，责任护士确定引流管的数量及位置，做好引流管管道高危标识，妥善固定，避免引流管牵拉、移位、脱出，在引流管出敷料口外 5～10cm 处用胶布采取高举平台法固定（图 20-16），管口接抗逆流引流袋，悬挂于床的一侧，位置低于引流管入口，避免引流袋过高导致引流管内液体逆流造成感染。患者改变体位时做好管道梳理，避免管道折叠、受压、扭曲等。

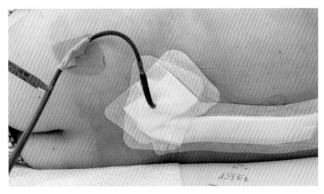

图 20-16　引流管高举平台固定法

2）密切观察引流液量、颜色、性状：若引流液呈淡黄色或淡红色透明液体，且量较多时，考虑是否发生脑脊液漏；若引流液呈鲜红色，且量较多，1h 引流量≥ 100ml，考虑是否发生活动性出血；若引流液呈黄色、浑浊、黏稠，应考虑是否继发感染；发生以上异常情况应立即汇报医师及时处理并记录。

（2）胸腰椎骨折伴多发伤合并血气胸，胸椎前路手术后常会放置胸腔闭式引流管（图 20-17），目的是排出胸腔内积血积液、残余气体，促使肺扩张，避免胸膜腔感染，责任护士做好胸腔闭式引流管护理。

1）做好高危标识及固定。

2）密切观察引流液的量、颜色、性状，水柱波动范围，每班记录。

3）尽量给予半卧位以利于呼吸和引流。

4）鼓励深呼吸，有效咳嗽，使用呼吸训练器，促进肺扩张。

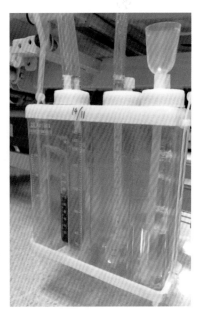

图 20-17　胸腔闭式引流

5）更换引流瓶应用双钳夹管，水封瓶液面应低于引流管胸腔出口平面 60cm。

6）保持管道的密闭和无菌。

7）若引流管从胸腔滑脱，应该立即用手捏闭伤口处皮肤，消毒后用凡士林纱布封闭伤口，通知医师处理。

8）拔管指征：48～72h 以后，引流量明显减少且颜色变淡，24h 引流量小于 50ml 时，脓液小于 10ml，胸部 X 线片显示肺膨胀良好，患者无呼吸困难等不适即可拔管。

9）拔管后观察患者有无胸闷、气促、呼吸困难，切口周围有无皮下气肿、渗血、出血等，有异常及时通知医师处理。

七、并发症的观察与处理

1. **脊髓神经损伤加重** 重点观察患者的截瘫平面、四肢感觉运动、排尿排便情况，与术前比较是否好转，若患者出现症状加重和截瘫平面上升需立即汇报医师，及时进行干预，以免脊髓受压造成不可逆的损伤。

2. **脑脊液漏** 密切观察引流液的颜色、性状及量，若引流出淡血性或洗肉水样液体，且24h量超过500ml应考虑脑脊液漏，同时观察患者有无头痛、恶心、呕吐等低颅压表现，采取去枕平卧位，避免抬头，引流袋平挂床头减慢引流液流速，遵医嘱滴注生理盐水等对症治疗，密切关注创口渗血渗液情况，必要时在拔除引流管后随即给予引流管口缝合处理。

3. **创口感染** 观察切口有无红肿热痛、渗血渗液，创口及时换药，换药时遵循无菌原则。

4. **麻痹性肠梗阻** 腰椎前路术后指导咀嚼口香糖刺激肠蠕动，待肛门排气后进流质饮食，逐步过渡为正常饮食。指导患者以脐为中心顺时针按摩腹部减轻腹胀，必要时给予解痉镇痛、灌肠和胃肠减压治疗。

5. **肺部感染** 术后关注两肺呼吸音、咳嗽咳痰、体温、血常规、胸部X线片等变化，鼓励有效咳嗽，深呼吸，吹气球练习，床上活动，多饮水，病情允许时尽早下床。

6. **尿路感染** 术前常规不留置导尿，留置导尿患者尽早拔尿管，缩短导尿管停留时间，尽量在术后24h内停尿管，每天评估留置尿管必要性，保持引流系统密闭；停尿管后评估有无尿路刺激征，鼓励多饮水，保持排尿通畅，病情允许时，尽量坐起或站立排尿，每日饮水量2000～3000ml。

7. **下肢深静脉血栓** 采用Caprini评分量表进行术后评分，以评估患者继发深静脉血栓的风险，根据风险等级采取不同的干预措施，包括宣教、物理预防、药物预防等方法。物理预防方法包括踝泵运动和间歇充气加压治疗。踝泵运动每分钟30～60次，每组2～3min，除睡眠外每小时一组，背伸跖屈运动和环绕运动交替进行（图20-18，图20-19）。术前常规双下肢彩色多普勒超声检查，在排除禁忌证下，卧床期间使用间歇充气加压装置IPC治疗（图20-20），它是模拟人走路时小腿腓肠肌的作用原理，通过挤压下肢血管，促进下肢血液回流，避免血流淤滞。

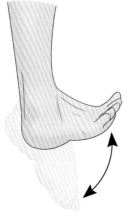
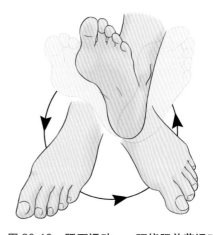

图 20-18 踝泵运动——背伸跖屈运动　　图 20-19 踝泵运动——环绕踝关节运动

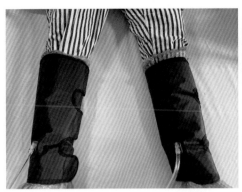
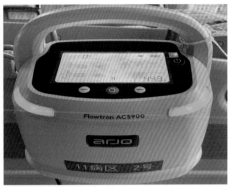

图 20-20　机械预防下肢静脉血栓形成——IPC

如 B 超检查发现下肢深静脉血栓形成，予以抬高患肢 20°～ 30°，屈膝 15°；注意保暖、禁忌按摩、热敷、挤捏小腿，防止血栓脱落，观察双下肢有无肿胀、疼痛，每天正确测量患肢同一部位周径，测量部位为髌骨上缘向上 15cm、髌骨下缘向下 10cm，与健肢周径比较不超过 1.5cm（图 20-21）。

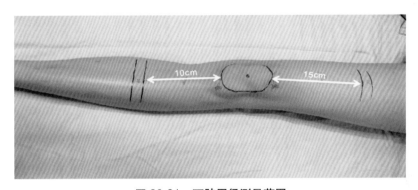

图 20-21　下肢周径测量范围

根据《中国骨科大手术静脉血栓栓塞症预防指南》，根据术前 Caprini 评分结果，抗凝药物使用推荐：高危患者，术后 12h 出血停止后使用抗凝药；中危患者，术后 12 ～ 24h 出血停止后使用抗凝药；低危患者，可仅使用基本预防和物理预防；若患者存在高出血风险，抗凝药可以延迟至术后 24h 使用或不使用药物抗凝。虽然目前脊柱术后静脉血栓的发生逐渐引起了大家的重视，但是到目前为止，对于脊柱手术后深静脉血栓的预防尚未形成统一的看法，尤其在关于何时开始预防，运用何种方法预防，预防相关性恶性结局的判断及救治，预防结束时间等许多问题没有形成统一认识。

8. 肺栓塞　患者突然出现呼吸困难、面色苍白、发绀、大汗淋漓、晕厥、咳嗽、咳痰、咯血、胸痛等其中一些症状，肺部可闻及哮鸣音及干、湿啰音，应立即通知医师，确定或怀疑为肺栓塞，指导患者绝对卧床避免剧烈咳嗽，给予吸氧、建立静脉通路、心电监护，确认有效医嘱并执行：化验血 D- 二聚体水平，有条件检查如肺动脉 CTA，给予床旁超声心动图、肺通气 / 灌注扫描等，给予抗凝、溶栓治疗、镇静镇痛。必要时做好术前准备。并密切监测生命体征及意识情况、呼吸情况、血气分析、血氧饱和度，注意观察药物的作用和副作用。

9. 压力性损伤　采用 Braden 评分量表进行评分，观察患者受压的部位，尤其注意骶尾部、髋部、肩胛区及跟部皮肤情况，卧床患者每 2 小时翻身和抬臀。

10. 气胸　胸椎骨折前路术后密切评估呼吸情况，观察患者有无胸闷、气短、呼吸困难、发绀等症状。

八、离床活动

患者术后 1 ～ 3d 复查 CT 和 X 线评估胸腰椎内固定及骨折复位情况。首先卧床佩戴好支具（图 20-22），然后遵守"三部曲"，即平躺 30s，坐起 30s，站立 30s，在原地踏步无头晕等不适后迈步行走。下肢肌力 3 级或以上者可逐步过渡到扶床站立、依扶站立、自己站立、行走锻炼；下肢肌力 3 级以下者康复师床边康复功能锻炼。需要强调的是首次离床必须在护士指导下，循序渐进，仍以卧床休息为主，不宜长时间活动。

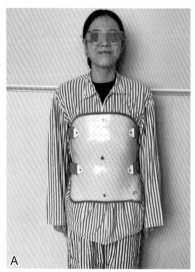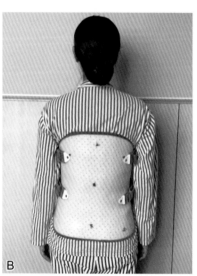

图 20-22　胸腰椎骨折术后支具佩戴

九、心理护理

多与患者沟通交流，密切观察患者的情绪及行为的变化，对消极情绪明显的患者请心理治疗师或精神卫生科医师会诊；建议脊髓损伤患者加入残联脊髓"希望之家"，让康复成功的人现身说法，帮助患者正视现实，重拾生活的信心。帮助提高患者家庭及社会支持功能，让患者感受到自己并没有被家庭和社会遗弃。创造安静舒适的休养环境，消除顾虑，争取家属、亲友和同事的配合，鼓励患者面对现实，增强治疗的信心。

十、自我管理训练

责任护士对患者进行全面评估，确定患者当前应当掌握的自我管理技能，包括穿衣、洗漱、进食、如厕、常见并发症的识别及预防等，通过对患者鼓励、指导及监督，逐步提高患者日常生活自我管理能力。

十一、出院指导

出院前责任护士评估患者及家属掌握自我护理技能，并向他们宣教相关知识；术后 1 ～ 3 个月下床活动必须佩戴支具；防跌倒、防意外伤害；加强劳动安全卫生教育，注意腰背肌及脊柱的保护，身体不做扭曲、旋转运动；日常生活指导：饮食鼓励进高热量，高蛋白，适当增加含钙和富含维生素易消化的饮食，避免高脂、辛辣饮食；戒烟戒酒；多到户外活动，常晒太阳，注意保暖；骨科门诊随访 1 年，定期复查胸腰椎 X 线或 CT，术后 1 年左右视骨折愈合情况回院拆除内固定装置。如出现病情变化，及时来医院就诊；提供互联网和线上咨询服务，为患者提供疾病咨询及日常保健。

十二、护理质量监控

应用骨科专科质量评价指标评估胸腰椎骨折围手术期护理实施护理部－护士长－责任组长－责任护士四级管理情况，持续质量改进。

（李　璟　李巧平）

第四节　围手术期加速康复外科的流程改进

一、ERAS 概念

加速康复外科（enhanced recovery after surgery，ERAS）是指采用循证医学证据对患者围手术期进行优化干预，从而达到加快患者术后恢复、减少术后并发症发生、降低病死率及缩短住院时间等目的而采取的一系列多学科技术综合措施。随着微创脊柱外科手术水平的提高，基于加速康复理念的胸腰椎围手术期护理干预措施已在临床中广泛应用。

二、血糖管理

推荐围手术期血糖控制在 7.8 ～ 10.0mmol/L，不建议控制过严。正常饮食的患者控制餐前血糖 7.8mmol/L，餐后血糖 ≤ 10.0mmol/L，专家共识推荐糖化血红蛋白（HbAlc）> 8.5% 建议推迟择期手术。胰岛素是围手术期唯一安全的降糖药物，术前应将原有降糖方案过渡至胰岛素，糖尿病患者手术当日停用口服降糖药和非胰岛素注射剂，磺脲类和格列奈类口服降糖药可能造成低血糖，术前应停用至少 24h，二甲双胍有引起乳酸酸中毒的风险，肾功能不全者术前停药 24 ～ 48h，术前住院时间超过 3d 可在入院后即换用短效胰岛素皮下注射，术前调整到适合的剂量。

三、抗凝药管理

胸腰椎骨折合并冠心病、心肌梗死、脑卒中、介入手术（如植入支架）等疾病患者术前长期服用抗凝药，为保障该类患者手术的安全性，需根据患者具体情况暂停服用抗凝药物，具体见表 20-2。

表 20-2   术前抗凝药物停用时间

	药物名称	术前停药	停药注意事项
抗凝药物	抗血小板聚集药物：阿司匹林、噻氯匹定、氯吡格雷（如波立维）、西洛他唑、沙格雷酯	7～10d	告知停药血栓相关事件增加的风险，术后拔出相关导管后恢复用药
	维生素 K 拮抗剂：华法林	4～5d	对于血栓高危患者，停用华法林后用低分子量肝素皮下注射替代，术后 12～24h 恢复使用，请血液科会诊协助用药。紧急手术使用维生素 K 15mg 或血浆降低 INR 至正常
	肝素和肝素类复合物：普通肝素、低分子量肝素、戊多糖	1h	术前 12h 或术后 24h（硬膜外导管拔除 2～4h）恢复常规剂量，维持 INR 2.0～2.5，不要超过 3.0。用药不少于 7～10d 降低血栓相关事件
	凝血酶直接抑制剂：如水蛭素、比伐卢定、阿加曲班		血液科会诊

四、降压药管理

服用降压药患者应服药至手术当日早晨，但三类抗高血压药物需要特殊注意。

（1）服用利血平（如复方利血平氨苯蝶啶片）的患者如果手术中出现大出血或低血压时，血压将很难用药提升，导致严重的后果，术前应停用 2 周。

（2）血管紧张素 II 受体阻滞剂（如沙坦类）和血管紧张素转化酶抑制剂（如普利类）两类药物可能导致术中低血压，建议手术当天停药，服用到手术前一天。

（3）服用排钾性利尿药（氢氯噻嗪、呋塞米等）可能导致电解质紊乱，患者易引起低钾血症，麻醉过程中可诱发心律失常甚至心搏骤停，一般手术当天停药，建议术前一天查电解质，了解血清 K^+ 水平。

五、营养管理

根据 NRS 法对营养状况总评分结果的处理原则，成人营养评分 ≥ 3 分存在营养风险，报告医师，进行营养支持。对评分 ≥ 1 分，但 < 3 分者，应给予营养指导或营养补充，并每周定期评估筛查。

六、容量管理

容量管理是外科手术患者围手术期治疗的重要组成部分，容量失衡能够影响外科手术的预后。

1. 术前容量管理　据研究表明，与处于饥饿和低血容量状态相比，患者进入手术室时处于适当饱和正常血容量状态可缓解麻醉诱导所致的血流动力学变化所带来的影响，因此，患者麻醉前 2h 禁饮清液体即可。

2. 术后容量管理　麻醉完全清醒后无胃肠道反应即可经口补充液体，通过患者生命体征、血氧饱和度、出入量、实验室检测结果完成患者的容量评估。对于容量不足患者，采取目标导向液体治疗（goal-directed fluid therapy，GDFT），是指根据患者性别、年龄、体重、疾病特点、术前全身状况和血循环容量状态等指标，采取个体化补液方案。基本原则是按需而入，控制补液总量及补液速度，重视心肺基础性病变，结合术前 3d 和手术当天患者症状体征，制订合理的补液方案。

七、基于 ERAS 的围手术期干预措施

ERAS 在脊柱外科的广泛应用明显加快了患者的术后恢复，降低了平均住院日，减少了医疗费用，提高了满意度。具体围手术期常规干预措施和基于 ERAS 干预措施对比见表 20-3。

表 20-3　围手术期常规干预与基于 ERAS 干预措施对比

时间	护理项目	常规干预	基于 ERAS 干预
术前	术前禁食	术前禁食 8 ～ 12h	术前 2h 口服清饮料
	健康教育	书面资料结合口头讲解	床边移动护理车播放视频 + 病友现身说教
	呼吸道训练	术前 3d 开始	入院即开始
	疼痛	出现疼痛再给药	预防性镇痛
	肠道准备	术前晚常规灌肠 1 次	术前 3d 口服乳果糖，3 次 / 日，每次 15g
	泌尿系准备	常规留置导尿管	常规不放置导尿管
术后	饮食	麻醉清醒后 6h 常规进食	麻醉完全清醒后无胃肠道反应即可进食，辅以饮食干预
	镇痛	自控镇痛泵	多模式镇痛
	功能锻炼	术后 24h 开始	疼痛评分 < 3 分即开始主动、被动运动
	离床	术后 4 ～ 6 周佩戴支具下床	术后 2 ～ 3d 佩戴支具下床

（李　璟　李巧平）

主要参考文献

曾子，2022. 快速康复外科协会《腰椎融合术围术期护理的共识指南》解读 [J]. 护理研究，36(10):1706-1710.

陈凛，陈亚进，董海龙，等，2018. 加速康复外科中国专家共识及路径管理指南 (2018 版)[J]. 中国实用外科杂志，38(1):1-20.

邓丽，丁永清，张旭，等，2019. 加速康复外科理念在胸腰椎骨折伴神经损伤患者护理中的应用效果 [J]. 中华创伤杂志，35(7):653-658.

李贞，贾长虹，张嘉怡，等，2022. 疼痛专项护理在脊柱手术病人护理中的应用 [J]. 护理研究，36(20):3752-3754.

李正兰，李志钢，2009. 术前健康指导、术中及术后护理对先天性特发性脊柱侧弯术的影响 [J]. 实用医学杂志，25(4):648-650.

刘宏炜，2022. 创伤性脊柱脊髓损伤的系统管理及常见并发症处理专家共识 (2022 版)[J]. 中国老年保健医学，20(4):10-15.

围术期出凝血管理麻醉专家共识协作组, 2020. 围术期出凝血管理麻醉专家共识 [J]. 中华麻醉学杂志, 40(9):1042-1053.

邢娟, 米巍, 唐华, 2021. 多学科会诊模式下综合呼吸训练在脊髓损伤患者气道护理中的应用 [J]. 实用临床医药杂志, 25(23):45-48.

徐琴, 宋剑平, 钱维明, 等, 2022. 术中移动 CT 导航下重度脊柱畸形后路截骨矫形内固定术的体位护理 [J]. 护理与康复, 21(12):65-66, 69.

张宏, 1998. 围手术期高血压处理 [J]. 中华麻醉学杂志 (1):59-61.

中国残疾人康复协会脊髓损伤康复专业委员会, 2022. 脊髓损伤康复治疗临床实践指南 [J]. 中国老年保健医学, 20(5):8-15.

中国残疾人康复协会脊髓损伤康复专业委员会, 2022. 脊髓损伤康复治疗临床实践指南 [J]. 中国老年保健医学, 20(5):8-15 .

中华医学会糖尿病学分会, 2021. 中国 2 型糖尿病防治指南 (2020 年版)[J]. 中华糖尿病杂志, 13(4):315-409.

中华医学会外科学分会, 2015. 外科病人围手术期液体治疗专家共识 (2015)[J]. 中国实用外科杂志, 35(9):960-966.

Dobson G, Chow L, Filteau L, et al, 2021. Guidelines to the practice of anesthesia–revised edition 2021[J]. Can J Anaesth, 68(1):92-129.

Douketis JD, Spyropoulos AC, Murad MH, et al, 2022. Perioperative management of antithrombotic therapy[J]. Chest, 162(5):e207-e243.

Galafassi GZ, Simm Pires de Aguiar PH, Simm RF, et al, 2021. Neuromodulation for medically refractory neuropathic pain:spinal cord stimulation, deep brain stimulation, motor cortex stimulation, and posterior Insula stimulation[J]. World Neurosurg, 146:246-260.

第 21 章

胸腰椎骨折的康复治疗

第一节　术后功能锻炼

虽然当前外科手术可以实现胸腰椎骨折的理想复位并提供生物力学稳定，但术后个体化康复训练却一直未能引起足够的重视。需要引起脊柱外科医生重视的问题是，即使在临床上看起来"完美复位"的胸腰椎骨折，仍然无法保证脊柱运动功能单位的完全恢复，而适当的运动疗法可以使脊柱获得一定程度的力学刺激，促进早日康复。

胸腰椎骨折术后功能锻炼主要集中在腰背肌及双侧股四头肌的舒缩锻炼方面。腰背肌的力量增强，可增加脊柱的稳定性，延缓脊柱退变，避免遗留慢性腰背部疼痛。双侧股四头肌的舒缩锻炼，可防止股四头肌的萎缩，增加腿部的力量，增加站立行走的稳定性。功能锻炼一般在伤后一周开始，要循序渐进，根据患者伤后的情况，依次采用下述分阶段锻炼方法。训练过程中应以不疲劳、未加重疼痛感为度。

一、第一阶段（术后 1 周内开始）

（1）仰卧位直腿抬高运动及下肢屈曲运动（图 21-1）：初次运动由 30°开始，保持连续运动，由 15s 开始，逐渐增加，每组 10 次，每天 2 ～ 3 组。

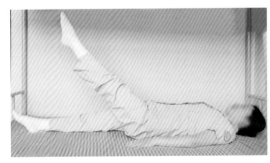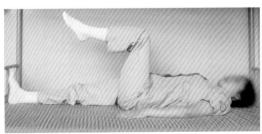

图 21-1　仰卧位直腿抬高运动及下肢屈曲运动

（2）踝关节背伸跖屈运动（图 21-2）：每个动作保持 10s，每组 20 次，每天 3 ～ 4 组。

（3）仰卧位，双膝屈曲，手抱膝使其尽量靠近胸部，然后放下，保持连续运动（图 21-3）。

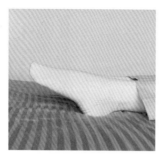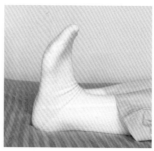

图 21-2　主动背伸跖屈踝泵功能锻炼

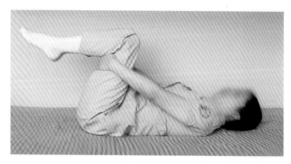

图 21-3　抱膝触胸训练

二、第二阶段（术后 1 周开始）

一般情况下，胸腰椎骨折内固定术后 1 周开始在佩戴硬质支具的情况下，练习下床活动，如果经皮微创内固定术后 3 ～ 5d 佩戴硬质支具即可下床行走。此时的功能锻炼除了下床行走锻炼之外，还需锻炼腰背肌等核心肌群的功能。

（一）五点支撑法

伤后 1 周可采用五点支撑法练习，方法：仰卧位双膝屈曲，以足跟、双肘、头部当支点，抬起髋部，尽量把腹部与膝关节抬平，然后缓慢放下，一起一落为一个动作，连续做 20 ～ 30 个（图 21-4）。

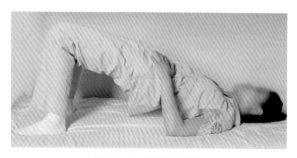

图 21-4　五点支撑法

（二）飞燕点水法

伤后 5 ～ 6 周可采用飞燕点水法练习。方法：俯卧，枕部后伸，稍用力后抬起胸部离开床面，上肢向后背伸，两膝伸直，抬双腿以腹部为支撑点，形似飞燕点水（图 21-5）。

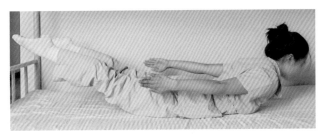

图 21-5　飞燕点水法

三、第三阶段（术后 30 天开始）

在佩戴硬质支具的情况下，可逐渐增加下床活动时间。对于心血管功能不佳，年龄偏大的截瘫患者，我们可利用电动起立床进行脊柱过渡受力训练，即依次转换至 30°、60°和 90°体位，并逐步达到 100% 负重（图 21-6）。站立练习法，即站立时双足分开与肩同宽，双手叉腰挺胸，颈肩后伸，使腰背肌收缩。练习行走时，注意保持正确的姿势，抬头挺胸收腹。坐位时必须端正，不要弯腰。注意不要连续使用腰围支具 3 个月以上，以免造成肌肉失用性萎缩。

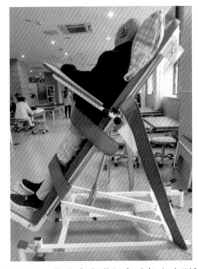

图 21-6　截瘫患者进行电动起立床训练

术后 3～6 个月是内固定断裂失败的高峰期，应避免剧烈活动及提拉重物，尽可能避免久坐、跑、跳等活动，避免睡软床，从地上搬起重物时应采取屈膝、下蹲的姿势。形成良好的生活方式，经常性改变坐姿，加强腰背肌锻炼并坚持 6 个月以上，增强腰部肌肉及脊柱的稳定性，减少慢性腰痛的发作，防止腰部损伤及腰椎间盘突出的发生。此外，如存在严重骨缺损的情况，椎体骨折愈合或植骨融合的时程可能长于 6 个月，患者仍然需定期咨询脊柱外科专家关于骨折愈合评估与运动负荷量的问题。

（朱俊锟　柳世杰）

第二节　脊髓损伤早期康复治疗

脊髓损伤早期康复治疗是根据脊髓损伤的情况来确定具体的康复程序。在生命体征及血流动力学稳定的情况下，可逐步增加康复训练的时间及康复内容，同时不断调整和完善训练方法，并适当增加强度。目前临床研究表明早期接受系统的、规范的康复治疗，可以有效促进脊髓损伤患者的神经功能恢复，明显改善运动功能及日常生活能力，预防或减少并发症（如感染、压疮、关节挛缩等）的发生，进一步降低致残率，使患者尽可能提前回归正常社会生活。

脊髓损伤早期康复治疗应分阶段治疗，包括卧床期和辅助离床适应期，而预防脊髓功能的丧失是最重要的目标，任何可能造成脊髓损伤加重的治疗手段都应该予以避免。卧床期时应在配合临床治疗同时，积极预防失用综合征的发生发展，辅助离床适应期主要是训练脊髓损伤患者逐渐离床活动，对有残存肌力或受损平面以上的肢体进行力量和耐力的训练，并为过渡到恢复期的训练做准备，为提高日常生活能力奠定坚实基础。

在康复治疗前，必须对脊柱稳定性进行详细的评价，包括脊柱骨折类型、手术方式、固定制动效果、患者病情状况和病程长短等。并且应定期进行骨折部位的影像学检查，观察骨折复位，内固定位置与椎体融合的情况。通常推荐存在术前脊柱不稳定伴脊髓损伤的患者，在接受内固定手术后 14d 内应进行床边评估和康复治疗，充分实现康复单元内部各组人员（康复医师、治疗师和康复护士）的交流反馈，根据患者具体情况和个体化原则随时调整治疗方案。

一、体位摆放

（一）仰卧位

仰卧位时髋关节伸展并保持轻度外展，膝伸展但不能过伸，踝关节背屈，两腿间可放软垫间隔。双肩下可垫软枕，使两肩关节不至于过度外旋，肩外展 45°，肘伸展，前臂保持旋前位，腕背伸，拇指外展背伸，手指应处于微屈位，手心可抓握圆形实心球或圆柱物体（图 21-7）。

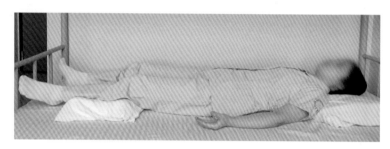

图 21-7　仰卧位摆放

（二）侧卧位

侧卧位时位于下方的髋、膝关节伸展，而上侧髋屈曲 20°、膝关节屈曲 60°，上方与下方腿隔开，踝关节自然背伸。双肩关节前屈 90°，下方上肢置于头部与胸背部的两个软枕之间，上方上肢的肘关节处于伸直位，手与前臂保持中立位，腕关节自然伸展，手指自然屈曲。上肢与胸壁间也应加以软枕相隔（图 21-8）。

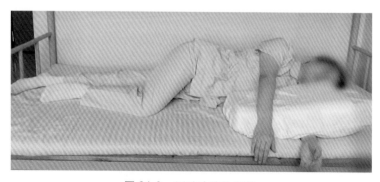

图 21-8　侧卧功能位摆放

二、呼吸功能训练

缺乏呼吸功能训练对伴有心肺功能疾病的患者而言具有不利影响。呼吸功能训练内容主要有膈肌训练、胸壁运动训练及体位排痰训练等。

1. 膈肌训练　指导患者运用腹式呼吸，先从轻微力量开始，使用手法或沙袋将一定阻力施加于患者腹部，锻炼膈肌的负荷能力。阻力施加时应循序渐进，训练时需进行血氧饱和度的监测，患者会有呼吸困难的主观感觉，但血氧饱和度应维持在 95% 以上。

2. 增加胸壁运动训练　在胸廓及肩胛区骨关节稳定的情况下，缓慢被动牵拉双上肢，使肩关节外旋外展（图 21-9）。此外，指导或协助患者进行床上翻身练习，以增强胸廓肌肉的收缩力。

3. 排痰训练　康复护士及患者家属坚持每天按照由外向内、由下向上有节律地叩击、拍打患者胸背部，同时鼓励患者主动进行咳嗽咳痰训练，防止气道分泌物滞留。目前被动排痰训练，正由人工排痰向机械化操作转变（图 21-10）。

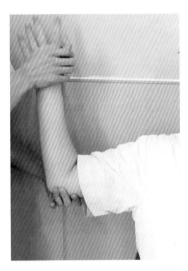

图 21-9　肩胛及胸廓功能训练

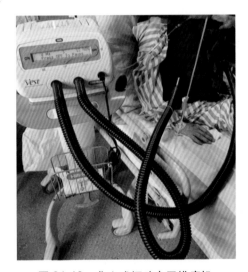

图 21-10　背心式振动电子排痰机

三、高压氧治疗

虽然手术可解除脊髓持续压迫，但无法逆转受损脊髓内的病理性进展，脊髓缺血、缺氧或水肿是脊髓损伤乃至不可逆性坏死的基本机制，如进行有效外固定制动，且内固定手术无法进行时，可在密切监护下，优先进行高压氧治疗。关于高压氧的治疗时机，一般认为伤后 4 ～ 6h 是高压氧治疗的"黄金时间"。有实验研究表明，24h 内的高压氧治疗具有明显对比优势。

高压氧治疗能迅速纠正受损脊髓的缺氧状态。在 0.1MPa 氧压下，脊髓血氧分压为 15 ～ 30mmHg（1mmHg=0.133kPa）；而在 0.3MPa 氧压下，脊髓血氧分压可提高到 300mmHg 以上。

高压氧可能通过下列机制缓解脊髓损伤：①加快血流速度，抑制凝血系统过度激活，防止继发性坏死；②调节微循环功能，减轻脊髓水肿，保护神经细胞，为神经纤维的再生提供必要的营养支持和代谢环境。

常用高压氧治疗疗程：①如无法立即安排手术，0.2～0.25MPa 氧压下吸氧 80～90min，每日 1～2 次，一般 10～15 次为 1 个疗程，治疗 3～4 个疗程；②在第一次高压氧治疗后，再次进行影像学检查，如无须手术，每间隔 8 小时进行 1 次治疗，连续治疗 4 次，然后每间隔 6h 治疗 1 次，连续治疗 4 次；③经过 8 次治疗后对病情重新评估，若病情好转，则可进行下一阶段，即继续治疗 5d，每日 2 次；④若评估结果为完全性脊髓损伤者，则停止高压氧治疗。

四、急性脊髓损伤后加速康复治疗

ERAS 治疗最初是指在腹部外科手术后，强化围手术期管理的一种综合性手段。它强调各个专业组（手术、麻醉、护理、康复）与患方之间的密切配合互动，以期达到快速康复的目的。基于目前能够获得的文献资料，脊髓损伤术后 ERAS 康复治疗原则可归纳为以下内容：

（1）根据 ASIA 分级及脊髓损伤平面制订相应的康复方案。

（2）注意体位摆放及床上转移训练，防止压疮，注意保持踝关节功能位，防止足下垂。

（3）呼吸排痰训练和膀胱功能训练。

（4）下肢被动活动练习，避免因肌肉挛缩造成关节活动受限。鼓励患者进行上肢的主动活动及力量训练，为下地时支撑辅助器械做准备。

（5）佩戴支具进行起床训练，注意循序渐进，避免发生直立性低血压。

（6）增加核心肌群等长收缩练习及下肢渐进性抗阻肌力练习。

（7）选择相应矫形器，逐渐增加站立训练、平衡训练及步行训练，必要时辅以功能性电刺激、减重步行训练。

对于急性脊髓损伤的患者而言，ERAS 治疗的重点则在于术后对呼吸、循环及肢体功能的恢复性训练，以及利用物理治疗降低原发性脊髓损伤造成的继发性系统功能障碍。而专科护士和康复护士团队在 ERAS 康复治疗的具体实施过程当中，扮演了主要的角色。

（朱俊锟　柳世杰）

第三节　脊髓损伤恢复期的康复治疗

对于脊髓损伤的患者而言，急性期与恢复期并没有明显的界限。通常意义上，生命体征平稳，脊柱生物力学稳定，神经损害无明显进展，呼吸功能平稳意味着患者可进入恢复期治疗。与急性期侧重于降低继发性神经损害不同，对于恢复期患者而言，康复训练更强调主动参与和互动，因为脊髓损伤的康复过程是让丧失肢体功能的患者重新获得独立生活能力的过程，所以在治疗目标的设定过程中必须包括患者的主动参与，让患者能够有机会确定自己的治疗目标，只有这样才能确保康复过程是有意义的。脊髓损伤后的神经功能恢复，需要长期艰苦的功能训练，而取得患者的信任，使其长期坚持训练是恢复期治疗需解决的首要问题。

脊髓损伤后患者的心理状态可经历震惊、否定、抑郁或焦虑、对抗独立和适应阶段。

除了医护人员和家属对患者的关注和鼓励，必要时也需要进行药物治疗。使患者逐渐认识到残疾的现实，努力争取恢复生活自理，回归社会，参加部分工作。

各脊髓节段损伤的康复要点：

1. $T_3 \sim T_{12}$ 脊髓完全性损伤　这类患者上肢完全正常，肋间肌亦正常，因而呼吸功能基本正常，躯干部分瘫痪，双下肢完全瘫痪。利用长下肢支具（图 21-11）、双腋拐、助行器或步行双杠可做治疗性步行训练，此种步行训练能给患者站立行走的感觉，使患者产生强大的心理支持。

除以上训练计划，还可做更多的训练，包括：

（1）不同高度和距离的转移。

（2）独立完成穿衣等日常生活行为。

（3）教会患者自我训练，来保持关节的活动范围。

（4）上肢的肌力训练和肌肉量增加训练。

（5）患者长距离移动的轮椅技巧。

（6）使用站立架来进行平衡训练和肌肉张力控制训练。

（7）轮椅定向运动 - 耐力训练。

2. $L_1 \sim L_2$ 脊髓完全性损伤　这类患者上肢完全正常，躯干稳定，呼吸功能完全正常，身体耐力好，下肢大部分肌肉瘫痪。患者的训练内容包括上述所有的训练，以及使用 KAFC 矫形器、拐杖和双杠进行功能性步行训练。使用站立架进行平衡和肌肉控制训练（图 21-12）。训练患者用四点步态行走，这是一种很稳定的步态。练习从轮椅上独自站起，并上下楼梯。

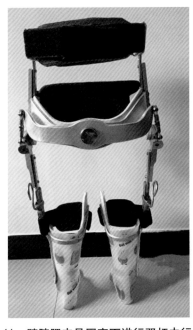

图 21-11　髋膝踝支具固定下进行双杠内行走训练

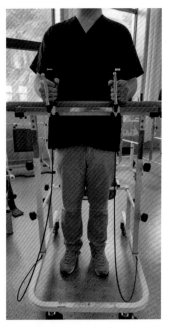

图 21-12　站立架步行训练

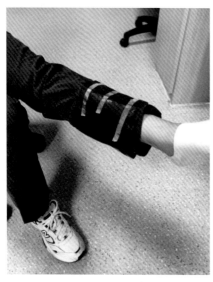

图 21-13　沙袋捆绑下肢进行肌力训练

身体条件优越者应练习安全跌倒和重新爬起，这对借助支具和拐杖行走的患者非常重要，以免跌倒时损伤和倒地后不能自行爬起。其他训练同第 $T_3 \sim T_{12}$ 脊髓节段损伤的患者。

3. $L_3 \sim S_5$ 脊髓完全性损伤　这类患者上肢躯干完全正常，双下肢有部分肌肉瘫痪，用手杖和穿超踝支具托即可自主步行，L_5 节段以下损伤不用任何辅助器具亦可达到自主步行的目的。对患者的训练：可以使用以上的所有技巧。除此之外，因这类患者残疾程度相对较轻，康复训练主要以恢复双下肢残存肌力为主，可利用沙袋等各种强化抗阻方法来提高肌力（图 21-13）。

需要指出的是该节段脊髓如完全损伤，肢体功能训练不再是康复的重点。而膀胱和直肠功能的理疗和训练成为该阶段康复最主要的内容。部分经长期物理治疗和间歇导尿管理仍然无法恢复膀胱功能的患者，需要在尿流动力学的监测下进行肉毒素注射，或进行体外 / 介入骶神经调控治疗。而对于恢复期的神经源性直肠功能障碍，通过药物改变粪便性状，同时结合护理手段，有望得到一定程度的缓解。

（朱俊锟　徐荣健）

第四节　人工智能辅助装备在脊髓损伤康复中的应用

作为早期开发的站立和步态重建设备，膝 - 踝 - 足支具矫形器被提出用于完全性低位损伤或不完全性损伤的患者。随后髋关节 - 膝 - 踝 - 足矫形器和往复式步态矫形器被研发并用于康复治疗（图 21-14）。先前的研究表明，将这些矫形器应用于脊柱损伤患者可以改

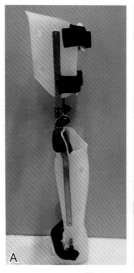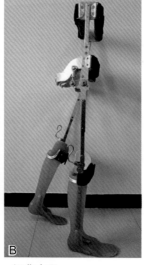

图 21-14　经典支具

A：膝踝支具；B：髋膝踝支具

善他们的行走表现，包括行走速度和运动耐力。然而这些矫形器对于高能量创伤后卧床一段时间，且同时伴有心肺功能障碍的患者来说，几乎不能在早期进行运用。因此，许多新型人工智能辅助装备在这样的背景下逐渐得到研发及运用。

机器人辅助治疗已被证明与物理治疗师辅助下的地面行走一样有效，甚至在步态矫正方面更有优势。保持一定的训练强度对脊髓损伤受试者的运动能力恢复具有积极影响，这更显示了机器人辅助技术的优势，因为它允许更长的训练时间和更少的人力资源。此外，这种方法提供了一个强度标准化的训练环境，并允许客观评估康复过程中发生的变化。随着该技术在临床应用中的经验积累，此类设备对于不完全脊髓损伤患者的治疗价值开始显现。它们需要更少的帮助，更容易与辅助器械相适应，与传统减重跑台相比可获得更为有利的恢复曲线（图 21-15）。

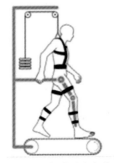 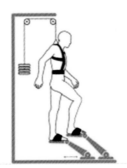 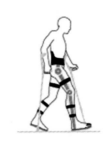

第一代　平板减重跑台式　　　　第二代　减重踏板式　　　　第三代　可穿戴行走式

图 21-15　机器人辅助治疗演变

下肢机器人辅助治疗领域正在向可穿戴动力外骨骼发展。这种改变将原地跑台踩踏模式与在真实行走环境中训练的模式相结合，但同时也带来了挑战。由于目前的神经肌肉功能的信号采集和反馈能力尚无法灵敏地感知患者在训练过程中产生的微妙变化，从而限制了连续适配的程度。随着技术的进步，大脑皮质的神经冲动通过模拟转换信号输入机器人系统，从而提高人机互动的一致性。这种方法可以更好地提升患者个体的适应程度，实现更加契合的动态运动，并延缓中枢及周围神经系统的退行性变化（图 21-16）。

（朱俊锟　沈　霖）

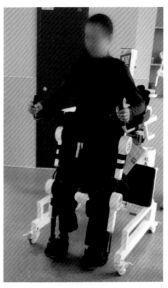

图 21-16　新型外骨骼机器人

第五节　再生医学在脊髓损伤康复治疗中的探索

脊髓损伤后的再生治疗一直是临床上面临的重要问题。不少学者描述了脊髓损伤后以星形胶质细胞活化、反应性增生和胶质瘢痕为特征的慢性病理表现。在脊髓原发性损伤后，伴随血液 - 脊柱屏障破裂的直接机械损伤会在病变部位诱发大量炎症。炎症进一步导致神经元和神经胶质坏死和细胞凋亡，以及初始区域外的轴突瓦勒变性。较多的体内和体外动物实验已报道了在急性和亚急性期中各种可利用的细胞来源，包括神经干细胞/祖细胞（NS/PC）、间充质干细胞（MSC）和嗅鞘细胞（OEC）等，都有治疗效果。很多相关报道阐明了干细胞治疗的作用机制，包括移植细胞介导的神经元置换、髓鞘再生和营养支持，这些机制增强组织保护及神经元可塑性。但是与急性或亚急性期的效应相反，由于慢性期抑制性微环境的形成，脊髓损伤仅对细胞治疗表现出有限的反应。也就是说，如果患者无法得到急性期再生疗法的帮助，则慢性期的干细胞植入很难突破纤维瘢痕屏障。康复训练与细胞移植治疗的组合，作为一种有效的策略，已引起广泛关注。目前已经有一些令人鼓舞的报道，包括功能训练可以促进细胞移植宿主的神经保护，加速诱导植入细胞分化为神经元和少突胶质细胞，以及易化腰髓神经元和轴突再生和回路重组等。但由于标准化的问题，该领域在细胞生长调控和人体应用方面仍有很多问题需要探索。

2010 年，Ambrosio 等首次提出再生康复医学的概念，其内涵在于把细胞生长分化的组织学手段和康复医学训练及物理治疗的方法相结合，研究体内物理刺激诱导的复杂细胞 - 细胞和细胞 - 基质相互作用，以实现再生治疗后的最佳功能修复效果。有学者根据分子和行为机制将脊髓损伤的再生康复分为细胞调节与修复，功能训练和体育锻炼三大内容。但对于各种再生细胞生物学技术的调节修复效果及应用范围，仍存在不少争议。目前已有很多动物运动实验模型被广泛应用在脊髓损伤的再生康复医学研究中，包括减重双足跑步机、主动四足训练器、被动四足肌跑步机训练器、斜四足跑步机训练器、自行车运动器、被动旋转仪、主被动旋转训练仪和胸带损伤模式系统等。

康复训练与物理治疗对移植的细胞和病变区域产生各种有益作用。然而，却没有证据表明这种有益的影响足以使局部神经病理学变化得以逆转。这表明这个组合似乎需要进一步的优化，以加强再生康复治疗的效果。

综上所述，现有的再生康复医学研究尚无法完全解开有关慢性脊髓损伤恢复机制的谜题，期待随着各种促神经修复因子的发现和康复训练手段的更新，该领域有望尽早取得突破性进展。

（朱俊锟　沈　霖）

主要参考文献

励建安, 许光旭, 2013. 实用脊髓损伤康复学 [M]. 北京：人民军医出版社.

Carvalho KA, Cunha RC, Vialle EN, et al, 2008. Functional outcome of bone marrow stem cells(CD45+/CD34 −)after cell therapy in acute spinal cord injury:in exercise training and in sedentary rats[J]. Transplant Proc, 40(3):847-849.

Devillard X, Rimaud D, Roche F, et al, 2007. Effects of training programs for spinal cord injury[J]. Ann Readapt Med Phys, 50(6):490-498.

Dugan EA, Jergova S, Sagen J, 2020. Mutually beneficial effects of intensive exercise and GABAergic neural progenitor cell transplants in reducing neuropathic pain and spinal pathology in rats with spinal cord injury[J].Exp Neurol, 327:113208.

Dugan EA, Shumsky JS, 2015. A combination therapy of neural and glial restricted precursor cells and chronic quipazine treatment paired with passive cycling promotes quipazine-induced stepping in adult spinalized rats[J]. J Spinal Cord Med, 38(6):792-804.

Gerber LH, Deshpande R, Prabhakar S, et al, 2021. Narrative review of clinical practice guidelines for rehabilitation of people with spinal cord injury[J]. Am J Phys Med Rehabil, 100(5):501-512.

Guo M, Wu L, Song Z, et al, 2020. Enhancement of neural stem cell proliferation in rats with spinal cord injury by a combination of repetitive transcranial magnetic stimulation(rTMS)and human umbilical cord blood mesenchymal stem cells(hUCB-MSCs)[J]. Med Sci Monit, 26:e924445 .

Hwang DH, Shin HY, Kwon MJ, et al, 2014. Survival of neural stem cell grafts in the lesioned spinal cord is enhanced by a combination of treadmill locomotor training via insulin-like growth factor-1 signaling[J]. J Neurosci, 34(38):12788-12800.

Keyvan-Fouladi N, Raisman G, Li Y, 2003. Functional repair of the corticospinal tract by delayed transplantation of olfactory ensheathing cells in adult rats[J]. J Neurosci, 23(28):9428-9434.

Kwon BK, Soril LJ, Bacon M, et al, 2013. Demonstrating efficacy in preclinical studies of cellular therapies for spinal cord injury—how much is enough[J]? Exp Neurol, 248:30-44.

Oh SK, Choi KH, Yoo JY, et al, 2016. A phase Ⅲ clinical trial showing limited efficacy of autologous mesenchymal stem cell therapy for spinal cord injury[J]. Neurosurgery, 78(3):436-447.

Prager J, Ito D, Carwardine DR, et al, 2021. Delivery of chondroitinase by canine mucosal olfactory ensheathing cells alongside rehabilitation enhances recovery after spinal cord injury[J]. Exp Neurol, 340:113660.

Sachdeva R, Theisen CC, Ninan V, et al, 2016. Exercise dependent increase in axon regeneration into peripheral nerve grafts by propriospinal but not sensory neurons after spinal cord injury is associated with modulation of regeneration-associated genes[J]. Exp Neurol, 276:72-82.

Sun T, Ye C, Zhang Z, et al, 2013. Cotransplantation of olfactory ensheathing cells and schwann cells combined with treadmill training promotes functional recovery in rats with contused spinal cords[J]. Cell Transplant, 22(1_suppl):S27-S38.

Takeoka A, Jindrich DL, Muñoz-Quiles C, et al, 2011. Axon regeneration can facilitate or suppress hindlimb function after olfactory ensheathing Glia transplantation[J]. J Neurosci, 31(11):4298-4310.

Tashiro S, Nishimura S, Iwai H, et al, 2016. Functional recovery from neural stem/progenitor cell transplantation combined with treadmill training in mice with chronic spinal cord injury[J]. Sci Rep, 6:30898.

Tashiro S, Nishimura S, Shinozaki M, et al, 2018. The amelioration of pain-related behavior in mice with chronic spinal cord injury treated with neural stem/progenitor cell transplantation combined with treadmill training[J]. J Neurotrauma, 35(21):2561-2571.

Tashiro S, Tsuji O, Shinozaki M, et al, 2021. Current progress of rehabilitative strategies in stem cell therapy for spinal cord injury:a review[J]. NPJ Regen Med, 6(1):81.

Theisen CC, Sachdeva R, Austin S, et al, 2017. Exercise and peripheral nerve grafts as a strategy to promote regeneration after acute or chronic spinal cord injury[J]. J Neurotrauma, 34(10):1909-1914.

Thornton MA, Mehta MD, Morad TT, et al, 2018. Evidence of axon connectivity across a spinal cord transection in rats treated with epidural stimulation and motor training combined with olfactory ensheathing cell transplantation[J]. Exp Neurol, 309:119-133.

Wang S, Lu J, Li YA, et al, 2016. Autologous olfactory Lamina propria transplantation for chronic spinal cord injury:three-year follow-up outcomes from a prospective double-blinded clinical trial[J]. Cell Transplant, 25(1):141-157.

Yoshihara H, Shumsky JS, Neuhuber B, et al, 2006. Combining motor training with transplantation of rat bone marrow stromal cells does not improve repair or recovery in rats with thoracic contusion injuries[J]. Brain Res, 1119(1):65-75.

Younsi A, Zheng G, Scherer M, et al, 2020. Treadmill training improves survival and differentiation of transplanted neural precursor cells after cervical spinal cord injury[J]. Stem Cell Res, 45:101812.